重症肌无力

痿证治验全解析

中医临床治验

○主编 谭 峰

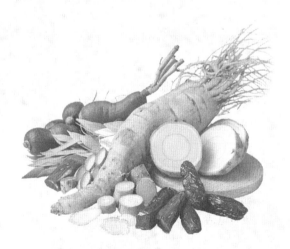

郑州大学出版社

图书在版编目(CIP)数据

重症肌无力中医临床治验 / 谭峰主编. -- 郑州 ：
郑州大学出版社, 2025.4. -- ISBN 978-7-5773-0491-5

Ⅰ. R277.761

中国国家版本馆 CIP 数据核字第 2024672KR2 号

重症肌无力中医临床治验

ZHONGZHENG JIWULI ZHONGYI LINCHUANG ZHIYAN

策划编辑	李龙传		封面设计	曾耀东
责任编辑	刘 莉		版式设计	苏永生
责任校对	杨 鹏		责任监制	朱亚君

出版发行	郑州大学出版社		地 址	河南省郑州市高新技术开发区
出版人	卢纪富			长椿路 11 号(450001)
经 销	全国新华书店		网 址	http://www.zzup.cn
印 刷	河南印之星印务有限公司		发行电话	0371-66966070
开 本	787 mm×1 092 mm 1 / 16			
印 张	16		字 数	256 千字
版 次	2025 年 4 月第 1 版		印 次	2025 年 4 月第 1 次印刷

书 号	ISBN 978-7-5773-0491-5		定 价	69.00 元

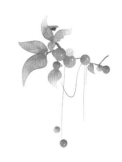

作者名单

主　编　谭　峰

副主编　王学文　杨春梅　刘　娇

编　委（按姓氏笔画排序）

万赛英　马传钰　王从笑　王学文

王振宇　方美凤　刘　宁　刘　娇

刘亚丽　许　青　李天顺　杨春梅

肖　平　沈育盛　陈大宙　陈文霖

陈永强　陈锦泳　练梦洁　柯皓俊

徐丽红　徐慧妍　郭雪宜　黄　强

黄玥琪　黄婷婷　曹冰倩　康佳珺

梁艳桂　屠金康　程南方　谭　峰

霍绮雯

秘　书　曹冰倩

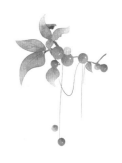

前　言

　　重症肌无力的主要临床特征为受累肌肉极易疲劳，经休息后可部分恢复，具有缓解、复发、恶化的临床特征；全身肌肉均可受累，以眼肌为主，呼吸肌受累则出现肌无力危象，危及患者生命；主要死亡原因包括呼吸衰竭、肺部感染；可发生于任何年龄段，30岁和50岁左右呈现发病双峰，儿童及青少年重症肌无力患病率高达50%，构成第3个发病高峰；流行病学调查显示，我国70~74岁年龄组为高发人群。

　　重症肌无力、上睑下垂在中医古籍中被称为睢目、侵风、睑废；复视在《黄帝内经》中被称为视歧；构音障碍在《黄帝内经》中被称为喑；咀嚼困难在《黄帝内经》中被称为舌痿；吞咽困难在《黄帝内经》中被称为膈、膈塞不通，后世称其为噎膈；颈部无力在《黄帝内经》中被称为头倾；四肢无力在中医古籍中被称为痿证，《黄帝内经》还设有痿论篇，专篇详细论述了五脏痿及五体痿。呼吸困难、肌无力危象则与张锡纯所讲的"大气下陷"甚为一致。他说："此气一虚，呼吸即觉不利，而且肢体酸懒，精神昏愦，脑力心思为之顿减。若其气虚而且陷，或下陷过甚者，其人即呼吸顿停，昏然罔觉。"笔者认为，无论内伤情志、外感湿热、劳倦色欲都能损伤内脏精气，均可导致精脉失养，产生痿证，正如《证治准绳·痿》所说，"若会通八十一篇言，便见五劳五志六淫尽得成五脏之热以为痿也"。如果原有痿病经久不愈，导致脾胃虚弱，则痿病更加严重。《医宗必读·痿》云："阳明者胃也，主纳水谷，化精微以滋养表里，故为五脏六腑之海，而下润宗筋……主束骨而利机关""阳明虚则血气少，不能润养宗筋，故弛纵；宗筋纵则带脉不能收引，故足痿不用"即是造成疾病进展的原因。本病病因主要与外感、湿热、脾虚、肝肾不足密切相关，病位主要在肺、脾、胃、肝、肾等脏。

目前,西医对重症肌无力的治疗以胆碱酯酶抑制剂、糖皮质激素、免疫抑制剂、静脉注射免疫球蛋白、血浆置换及胸腺切除为主。中医药治疗该病具有明显优势,疗效较确切,几乎无毒副作用。现代各家根据临床经验对重症肌无力的治疗有所侧重。根据中医脾胃理论,有人从20世纪50年代开始就用中医药治疗本病,并有个案报道,到20世纪70年代开始有大宗病例报道和理论探讨。邓铁涛教授认为重症肌无力是一种慢性虚损性疾病,主要病机是脾胃虚损,但与五脏相关,治宜补虚益损,健脾升阳,重温补,忌寒凉。强调顽症痼疾要有方有守。陈贯一氏认为该病属脾肾阴虚者不少,若有自汗,往往阴虚盗汗而兼自汗,不能作为阳虚自汗,虽伴纳呆,大多不宜用补中益气汤升举清阳,此方久服可使阴虚症候更甚。上海名医李庚和教授以脾肾学说为指导治疗重症肌无力,吴以岭院士指出"奇阳亏虚,真元颓废,络气虚滞"为本病发病机制。北京尚尔寿教授认为本病的病位主要在肝,与风相关,其病机为肝风内动。国医大师张静生认为重症肌无力根在脾肾,脾气虚则无力以运动,肾气虚则精虚不能灌溉,此谓"脾阳根于肾阳"。重症肌无力诸临床表现皆源于脾肾不足,而脾肾不足又可致五脏六腑功能失调,继发相应症状。因此脾肾虚损是贯穿重症肌无力病程始终的基本病机。各家所言均强调辨证论治当丝丝入扣的重要性。

弘扬中医国学,传承中医精髓,师古而不泥古,博古而通今。笔者研究团队对重症肌无力进行了一些临床探索,总结出治疗重症肌无力三法:补益脾胃贯穿治疗始末,但早期必以健脾祛湿为先,中期当以补益肝肾为主,晚期以益气活血为主;同时查阅了古今中医医典,将历代医家对重症肌无力的相关中医各种认识和治疗手段加以整理,旨在突出中医学在重症肌无力防治方面的适宜性、实用性和科学性。希冀为同仁、患者及家属进一步深入认识重症肌无力、预防和治疗重症肌无力提供参考。书中如有不足之处,恳请广大读者雅正。

编　者
2024年7月

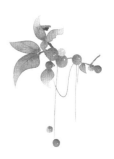

目　录

第一章 病 名

一、重症肌无力

重症肌无力(myasthenia gravis,MG)是神经肌肉疾病之一,全球患病率为(150~250)/100万,其中15%~20%的重症肌无力患者会发生危象,若不及时治疗,患者会死亡。重症肌无力发病机制尚未完全明确,多数学者认为是自身免疫病,发病机制涉及多个环节:乙酰胆碱受体抗体(AChR-Ab)介导下伴有细胞免疫依赖及补体参与,最终累及神经肌肉接头,引起传导障碍。

重症肌无力是一种横纹肌神经肌肉接头处传导障碍的自身免疫病,以肌肉易疲劳、晨轻暮重、休息或用胆碱酯酶抑制药后减轻为特点。常累及眼外肌、咀嚼肌、吞咽肌和呼吸肌。严重者可发生延髓麻痹。受累肌肉的分布因人、因时而异,而并非某一神经受损时出现的麻痹表现。本病应称为获得性自身免疫性重症肌无力,是自身抗体所致的免疫性疾病,为神经肌肉接头处传导障碍而引起的慢性病。临床表现为受累横纹肌异常疲乏无力,极易疲劳,不能随意运动,经休息或服用胆碱酯酶抑制药治疗后症状暂时减轻或消失。重症肌无力患者胸腺改变的可能性大大提高,胸腺增生占70%~80%,胸腺瘤占10%~20%,胸腺萎缩所占比例较小。Deenen等针对2014年之前的24年的部分研究进行分析,结果显示重症肌无力年患病率为(54~350)/100万,发病率为(3~28)/100万。目前,该病的治疗属于世界难题,西医治疗常用药物和方法主要有肾上腺皮质激素、胆碱酯酶抑制药、免疫抑制剂、免疫球蛋白、血浆置换、放射治疗及手术切除等,西医治疗措施虽然可暂时缓解病情,但存在不良反应大、易复发、易产生依赖性、并发症发生率高的缺点。

所以近十几年来,随着对重症肌无力这个病的认识逐渐深入,传统中医药在该疾病的临床治疗上得到了广泛的研究和应用。

二、痿证

中医文献有关痿证的记载非常丰富,不同著作、不同年代病名有异有同,有时对于症状的描述也不完全一致。从古至今,痿证的名称繁多,如"痿躄""痿厥""痿痹""瘫痪""痉"等,也有列在风门记载"缓风""冷麻风""骨软风"及民间的"风瘫""瘫痪"等。本章将对古代痿证的病名和分类进行整理论述。

痿之为言,萎也。萎者,本作委,象木之梢杪之萎垂形,而义谓木萎及草萎。盖人病筋肉弛缓枯细、肢体无力运动者,似此木死枯萎、枝杪下垂之状貌。故古人即初以萎而称之,后又冠以"疒"符而字作痿矣。

《素问·生气通天论》云:"因于湿,首如裹,湿热不攘,大筋缀短,小筋弛长,缀短为拘,弛长为痿。"

《素问·痿论》云,"黄帝问曰:五脏使人痿,何也?岐伯对曰:肺主身之皮毛,心主身之血脉,肝主身之筋膜,脾主身之肌肉,肾主身之骨髓。故肺热叶焦,则皮毛虚弱急薄,著则生痿躄也。心气热,则下脉厥而上,上则下脉虚,虚则生脉痿,枢折挈,胫纵而不任地也。肝气热,则胆泄口苦,筋膜干,筋膜干则筋急而挛,发为筋痿。脾气热,则胃干而渴,肌肉不仁,发为肉痿。肾气热,则腰脊不举,骨枯而髓减,发为骨痿"。

"帝曰:何以得之?岐伯曰:肺者,脏之长也,为心之盖也,有所失亡,所求不得,则发肺鸣,鸣则肺热叶焦。故曰:五脏因肺热叶焦,发为痿躄,此之谓也。悲哀太甚,则胞络绝,胞络绝,则阳气内动,发则心下崩,数溲血也。故《本病》曰:大经空虚,发为肌痹,传为脉痿。思想无穷,所愿不得,意淫于外,入房太甚,宗筋弛纵,发为筋痿,及为白淫。故《下经》曰:筋痿者,生于肝使内也。有渐于湿,以水为事,若有所留,居处相湿,肌肉濡渍,痹而不仁,发为肉痿。故《下经》曰:肉痿者,得之湿地也。有所远行劳倦,逢大热而渴,渴则阳气内伐,内伐则热合于肾,肾者水脏也,今水不胜火,则骨枯而髓虚,故足不任身,发为骨痿。故《下经》曰:骨痿者,生于大热也。"

《证治准绳·杂病》曰:"夫其外淫而生五脏痿病者如此。然有不言邪,止从经脏之虚而论者,谓脾病者,身重肌肉痿,足痿不收,行善瘛。谓肾虚者,为跛为痹。谓三阳有余,三阴不足为偏枯。谓足少阳之别,虚则痿,坐不能起。足阳明之别,虚则足不收,胫枯。又有饮食所伤,味过于咸,则大骨气劳。味过于辛,则筋脉沮弛。与夫膏粱之人,病偏枯痿厥。以上所陈,止就本条足痿不用者言耳。至若五脏尽热,神昏仆倒,手足俱不用,世俗所谓瘫痪者,岂非亦是痿之大者也。又若下条肺痿之为脏病者,而经又有心气痿者死,则是五脏尽有其痿,盖可知矣。"

《灵枢·邪气藏府病形》曰:"肺脉微缓为痿偏风。脾脉缓甚为痿厥,微缓为风痿,四肢不用,心慧然若无病。肾脉微滑为骨痿,坐不能起,起则目无所见。"

《灵枢·本神》曰:"精伤则骨酸痿厥,精时自下。"

《医林改错》曰,"或曰:元气归并左右,病半身不遂,有归并上下之症乎?余曰:元气亏五成,下剩五成,周流一身,必见气亏诸态。若忽然归并于上半身,不能行于下,则病两腿瘫痿"。

考《黄帝内经》全书,痿证统称痿、痿躄或痿痹。根据发病部位不同有筋痿、筋躄、骨痿、脉痿、肉痿、足痿之名,根据症状差异有痪易、风痿之称,根据兼症特点又称作痿厥、痿痹、痹躄。虽然后代医家关于痿证的名称多有不同称谓,如《医钞类编》中称厥痿,《医林改错》中称瘫痿,《见智录续编》中称缓风,《徐洄溪医案》中称冷麻风,《赤水玄珠》中称骨软风。目前关于痿证的分类没有统一的规范。《素问·痿论》根据受病脏腑和五体相应的关系提出:心气热生脉痿,肝气热生筋痿,脾气热生肉痿,肾气热生骨痿,肺热叶焦发为痿躄。后代医家据此将痿证分为"五痿",即皮痿、脉痿、筋痿、骨痿、肉痿,并以此作为痿证的命名与分类之依据。但也有医家提出与此不同的观点:元·朱震亨在《脉因证治》中称痿为软风;明·方隅在《医林绳墨》中提出了风痿、湿痿和热痿的概念;清·李用粹在《证治汇补》中进一步发挥了方隅的观点,将痿证分成湿热痿、湿痰痿、气虚痿、血虚痿、阴虚痿、血瘀痿、食积痿和痢后痿,也是现存古医籍中依据痿证病因、病机和病理特征对痿证进行最细致的分类;清·秦皇士在《症因脉治》中首次提出了外感痿和内伤痿的概念,从而使痿证的分类较之前人更全面。中西医汇通学派对痿证理论有突出的贡献。

张锡纯在《医学衷中参西录》中设有"肢体痿废方"专论。他根据主要症状将痿证分为3类：①肌肉痹木，抑搔不知疼痒者；②因身之筋拘挛，而不能伸者；③骨软不能履地者。李用粹在《证治汇补》中提出了痿与柔风、脚气相似，但痿属内虚而不痛，"痿症亦有作痛者，必挟火、挟痰、挟湿、挟瘀而起，切不可混同风治"。

痿证，今又称痿病。《黄帝内经》开历代中医之先河，对痿证进行了专篇讨论。但由于《黄帝内经》时期"证"的概念尚未成熟，书中并未提出"痿证"这一名词，而是将该证统称为痿或痿疾。如《素问·痿论》中"治痿者，独取阳明何也？"是以"痿"统称所有痿证；《灵枢·根结》中"故痿疾者，取之阳明"，则是以"痿疾"称之。以"痿疾"称之痿躄有两种含义。其一，即肺所合为病，系与脉痿、筋痿、骨痿、肉痿相并列的五体痿证之一，因此后世又称作皮痿。主要表现有肢体活动不利，常伴肤色苍白、皮肤虚弱嫩薄甚至干枯不荣、毛发稀疏、憔悴等兼症。如《素问·痿论》云，痿"皮毛虚弱急薄著""色白而毛败"。其二，泛指所有痿证，如《素问·痿论》云"五脏因肺热叶焦，发为痿躄"。具体而言，《黄帝内经》中的痿证又有着狭义和广义之分。

1. 狭义痿证 中华人民共和国中医药行业标准《中医病证诊断疗效标准》将"痿证"定义如下："痿证是由邪热伤津，或气阴不足，而致经脉失养，以肢体软弱无力、经脉弛缓，甚则肌肉萎缩或瘫痪为主要表现的肢体病证。"其病位涉及四肢筋肉，个别患者还可发于身体某一局部，如眼部（眼肌型重症肌无力）等。而《素问·阴阳别论》中"三阳三阴发病，为偏枯痿易，四肢不举"，把痿证和"四肢不举"看成两种不同的病证。《素问·痿论》列举了皮痿、脉痿、筋痿、肉痿、骨痿5种不同的痿证，但其共同的症状都是下肢不利，甚或不用。如脉痿"枢折挈，胫纵而不任地"（《素问·痿论》）；骨痿"坐不能起"（《灵枢·邪气藏府病形》）；筋痿"不能久立"（《素问·五常政大论》）等，皆属身半以下痿废不用之症。由此可见，《黄帝内经》时代狭义痿证指足痿。《黄帝内经》中的足痿可分为松弛和紧张两种类型。①松弛型，主要表现为肢体筋脉松弛、肌肉萎软无力，即《素问·痿论》所说"枢折挈，胫纵而不任地"，和今天痿证"肌肉痿软无力，弛缓不收"的表现接近，用西医术语来说，类似于今之下运动神经元病变，即软瘫；②紧张型，临床主要表现为肌张力高，筋脉拘挛不得屈伸，即《素问·痿论》所说"筋急而挛"，类似西医上运动神经元病变，即痉挛性瘫痪（硬瘫）。今人对紧张型痿证的解释尚不多见，《实用中西医结合神经病学》则将肌张力高的肢体疾患归入"痉证"范畴。今考《黄帝内经》原文，《黄帝内经》之痿证包含硬瘫。

2. 广义痿证　痿与委、萎同。《广韵》中"萎，蔫也"，提示古代痿证患者可有组织器官萎缩枯槁的表现；又《广雅疏证》卷一"委，弃也"，委含有功能衰退或不用的意思。因此广义地讲，古代痿证可泛指人体组织器官枯萎、萎缩或功能衰退甚至废弃不用的一大类疾病。就《黄帝内经》而言，其广义的痿证包含了足痿和阴痿。《黄帝内经》多次提到阴痿（即今阳痿）之名。《灵枢·经筋》曰："经筋之病……热则筋弛纵不收，阴痿不用。"《素问·痿论》曰："思想无穷，所愿不得，意淫于外，入房太甚，宗筋弛纵……故《下经》曰，筋痿者，生于肝，使内也。"提示了痿证和阴痿的关系。首先，筋痿是痿证的一种，以房事过度为病因，"宗筋弛纵"为主要临床表现。其次，结合《素问·厥论》"前阴者，宗筋之所聚"，知阴痿即筋痿。因此阴痿属痿证范畴。不过，《黄帝内经》明确把痿证和偏瘫视为相互独立的病证，如《灵枢·九宫八风》解释痿证成因，"此八风皆从其虚之乡来，乃能病人……犯其雨湿之地，则为痿"；同一段又解释"其有三虚而偏中于邪风，则为击仆偏枯矣"，显然二者是病因各异的不同疾病。可见，《黄帝内经》之痿不包含偏瘫。

综上所述，《黄帝内经》作为最早对痿证进行专篇讨论的中医文献，保存了很多于当今临床仍有启发意义的理论经验，同时《黄帝内经》之痿与今痿有着一定的差别。《黄帝内经》之痿的含义主要分两层：一是广义的痿，包含足痿、阳痿；二是狭义的痿，指足痿。后者就发病部位讲，窄于今之痿证，但就临床特点而言又包含了今之痿证之外的硬瘫。古代痿证和今之痿证虽有相似之处，却有概念上的区别，二者绝不可混为一谈；古今虽都有"痿证"一词，但其内涵、外延皆有差别。因此，一方面，我们应遵从传统的中医"痿证"的有关理论，在争论痿证总病机是"阳明虚"还是"肺热叶焦"的时候，或许应当注意一下古人所指的"痿"和今天我们叫作"痿病"的那些疾病之间可能存在的不同。另一方面，虽说此病已非彼病，但是这些古文献的记载对我们现在一些相关疾病的临床诊治具有重要的指导意义和研究价值。

痿证是指肢体筋脉弛缓,软弱无力,不能随意运动或伴有肌肉萎缩的一种病证,临床上以下肢痿弱较常见,亦称痿躄。"痿"是指机体痿弱不用。"躄"是指下肢软弱无力,不能步履之意。临床表现多呈慢性进行性发展,病程较长,缠绵难愈,治疗乏效。西医学的多发性神经炎、急性脊髓炎、运动神经元病、重症肌无力、周期性瘫痪、肌营养不良和其他中枢神经系统疾病并发软瘫的后遗症等,根据临床表现均可归于痿证范畴。

三、不同病名的阐释

重症肌无力与中医的痿证息息相关,该病的临床表现相当于中医痿证的不同病证,如眼睑无力下垂为主属于中医学中的"睑废"或"胞垂";看物重影则为"视歧";抬头无力则属"头倾";四肢痿软无力则属痿证;呼吸困难、肌无力危象则属痿证中"大气下陷证"等病证。但是重症肌无力的临床表现不管是眼睑下垂还是抬头无力、四肢痿软无力,病变部位均在筋脉肌肉,与痿证的病变部位是一致的。因此历代医家对痿证的文献记载中就包含了重症肌无力这一疾病。

战国时期即有相关论述。"痿"之病名首见于《素问》,该书认为本病的主要病机是"肺热叶焦",同时《素问·痿论》提出"治痿独取阳明"的治疗思想,沿用至今,指导临床;《素问·生气通天论》中的"因于湿,首如裹,湿热不攘,大筋缒短,小筋弛长,缒短为拘,弛长为痿",体现了痿证与湿热的关系。《难经》在"损脉"的论述中提到"五损",从皮毛损伤、血脉损伤、肌肉损伤的"肌肉消瘦,饮食不能为肌肤"、筋损伤的"筋缓不能自收持",终致骨损,形成"骨痿""不能起于床"。《临证指南医案》认为痿证为"肝肾肺卫四经之病",进一步扩大了病位范围;而《三因极一病证方论》指出"五痿",认为因"随情妄用,喜怒不节,劳佚兼并"致五脏虚损,皆可致"皮血、筋骨、肌肉痿弱,无力以运动,故致痿躄"。上述古文献提到的痿躄与重症肌无力的临床表现相当接近,因此现代医家均把重症肌无力纳入痿证范畴,结合痿证的病因病机及重症肌无力的临床表现,分别提出了与脏腑虚损相关的"脾胃虚损,五脏相关""脾肾虚损""肝血亏少、肝失疏泄""肝肾虚损"的病因病机学说。此外,还有气血津液说、湿热湿寒说、情志致病说、经络致病说等重症肌无力的病因病机相关学说。历代有关痿证的古文献资料在人们对重症肌无力在中医方面的认识和临床实践中起着重要的指导作用。

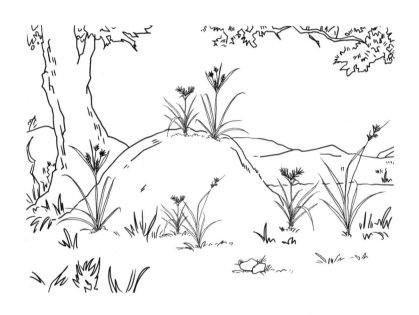

第二章　病因病机

《黄帝内经》中早就有关于痿证的病因病机、证候分类的详细描述。随着时代的变迁,各大医家对痿证病因病机的认识逐渐深入,同时也提出了不同的观点。本章将对古文献中痿证病因病机的论述进行整理。

一、古文献中痿证的病因病机

对于痿证的发病病因,《黄帝内经》主要提及了六淫、七情、饮食、劳逸、误伤五大病因,并阐述了脏腑内伤、精伤、卫气虚、经络病、寒热相交五大病机。其中尤其突出的是该书对于六淫致痿及脏腑内伤、经络病变导致痿证的认识。

《素问》云:"诸痿喘呕,皆属于上。"《素问·生气通天论》云:"因于湿,首如裹,湿热不攘,大筋短,小筋弛长,短为拘,弛长为痿。"提出湿热是痿证的病因。《素问·痿论》曰:"肺热叶焦……著则生痿躄也。心气热……虚则生脉痿。肝气热……发为筋痿。脾气热……发为肉痿。肾气热……发为骨痿。"指出了本病的主要病机是"肺热叶焦",肺燥不能输精于五脏,因而五体失养,肢体痿软。在发病原因上,《素问·痿论》指出了热伤五脏、思想无穷、焦虑太过、有渐于湿及远行劳倦、房劳太过等病因。

《灵枢·口问》认为痿厥形成的原因是"奇邪之走空窍",即正气不足,邪气居之,其中以湿邪致痿的记载尤为多见。《灵枢·九宫八风》"犯其雨湿之地,则为痿",《素问·六元正纪大论》"民病寒湿,足痿不收"等多处提到湿邪夹寒或夹热致痿。此外,《素问·痿论》中"逢大热而渴……发为骨痿",提示热邪亦可致痿。《素问·气交变大论》中"岁火不及,寒乃大行……暴挛痿痹,足不任身",记载了寒邪致痿现象;《素问·五常政大论》中"厥阴司天,风气下临……体重肌肉萎",是风邪致痿;"阳明司天,燥气下临……筋痿不能久立",则是燥邪致痿。可见,《黄帝内经》不但提到了外感六淫致痿现象,而且认识得比较全面,并没有片面强调湿热之邪是痿证的唯一病因。此外,《素问·疏五过论》提到社会地位急速变化,人的情志不畅致痿,"始富后贫,虽不伤邪,皮焦筋屈,痿躄为挛";《素问·通评虚实论》则认为痿证系饮食长期偏于膏粱厚味所致,"凡治……偏枯痿厥,气满发逆,甘肥贵人,则膏粱之疾也";《素问·痿论》认为过劳致痿,如"有所远行劳倦……发为骨痿""入房太甚,宗筋弛纵,发为筋痿"等;而《素问·刺禁论》中"刺脊间,中髓为伛"系误刺损伤神经致痿的最早记载,伛为筋脉拘急,属痿之表现之一。

《黄帝内经》对痿证病机的论述,以脏腑内伤论述最多。如《素问·痿论》详细阐述了五脏内热致痿的机制,"心气热……虚则生脉痿;肝气热……发为筋痿;脾气热……发为肉痿;肾气热……发为骨痿"。此外,《素问·藏气法时论》还记载了脾病肌肉痿,《灵枢·经脉》记述了"肾所生病"致骨痿等,提示《黄帝内经》时代脏腑辨证在痿证临床应用较多。经络病变致痿在《黄帝内经》论述中亦不鲜见。《素问·阴阳别论》提及太阳为病致痿,"三阳为病发寒热……及为痿厥";太阴太阳为病致痿,"三阳三阴发病,为偏枯痿易,四肢不举"。《灵枢·经脉》提及光明虚致痿,"足少阳之别,名曰光明……虚则痿躄"。《灵枢·根结》提及阳明受伤致痿,"阳明为合……合折则气无所止息而痿疾起矣"。《素问·痿论》提及奇经失常致痿,"带脉不引,故足痿不用也",揭示经脉与痿证有密切关系。此外,《灵枢·本神》云精伤可致痿厥,"精伤则骨酸痿厥,精时自下"。《素问·逆调论》指出卫气虚致痿,"荣气虚则不仁,卫气虚则不用"。另外,《素问·玉版论要》对脉的描述则揭示了躄是寒热相交所致的病变,"搏脉痹躄,寒热之交"。

五痿绪论云:夫人身之有皮毛、血脉、筋膜、肌肉、骨髓以成形,内则有肝、心、脾、肺、肾以主之。若随情妄用,喜怒不节,劳佚兼并,致内脏精血虚耗,荣卫失度,发为寒热,使皮血、筋骨、肌肉痿弱,无力以运动,故致痿躄。状与柔风脚弱皆相类,以脉证并所因别之,不可混滥。柔风脚气,皆外所因;痿躄则属内,脏气不足之所为也,审之。(《三因极一病证方论》)

病由肺热。大抵肺主气,气为阳,阳主轻清而升,故肺居上部。病则其气满奔迫,不能上升,至于手足痿弱,不能收持。由肺金本燥,燥之为病,血液衰少,不能营养百骸故也。经曰:手指得血而能摄,掌得血而能握,足得血而能步。故秋金旺则雾气蒙郁而草木萎落,病之象也,痿犹萎也。(《素问玄机原病式》)

痿之为状,两足痿弱,不能行用。由肾水不能生心火,心火上烁肺金,肺金受火制,六叶皆焦,皮毛虚弱,急而薄着,则生痿。痿者,足不能伸而行也……大抵痿之为病,皆因客热而成,好欲贪色,强力过度极,渐成痿疾。故痿属肺,脉痿属心,筋痿属肝,肉痿属脾,骨痿属肾。总由肺受火热叶焦之故,相传于四脏,痿证成矣,直断曰痿证无寒。故病痿之人,其人脉必浮而大。(《儒门事亲》)

若痿则不然,当其发也。非有风寒湿之三气为患,而唯一本于肺热,又不独一肺热,而心肝脾胃四脏之气,亦皆热而上熏于肺。肺由是叶焦而生痿,原其由来,皆因于思想无穷,所求不得,或入房太甚,宗筋弛纵,或远行劳役、坐卧湿地,种种侵犯。五脏之阴日耗,五脏之热日炽,于是而为脉痿,为筋痿,为肉痿骨痿,而肺失治节之令矣。(《古今医彻》)

肺伤则不能管摄一身,脾伤则四肢不能为用,而诸痿作矣,运气痿厥皆属水虚。经云:水不及曰涸流,涸流之纪,其病痿厥坚下是也。(《丹溪心法》)

丹溪曰:《内经》谓诸痿起于肺热,又谓治痿独取阳明一经。盖肺金体燥居上而主气,畏火者也。脾土性湿居中而主四肢,畏木者也。火性炎上,若嗜欲无节,则水失所养,火寡于畏而侮所胜,肺得火邪而热矣。木性刚急,肺受热则金失所养,木寡于畏而侮所胜,脾得木邪而伤矣。肺热则不能管摄一身,脾伤则四肢不能为用而诸痿作矣。泻南方则肺金清而东方不实,何脾伤之有,补北方则心火降而西方不虚,何肺热之有,故阳明实则宗筋润,能束骨而利机关矣。治痿之法,无出于此。虽然天产作阳,浓味发热,凡病痿者,若不淡薄食味,吾知必不能保其安全也。又曰:内经论风论痿,各有篇目,源流不同,治法迥异,局方乃以治风之药通治诸痿,何其谬哉。按丹溪此论一出,扫尽千古之弊,叮咛告诫,极其明白,学人睨而不视,则为聩者之雷霆,瞽者之日月耳。夫医者为人之司命,其可不尽心于此乎。

病由湿热(大筋缎短,小筋弛长)。痿之一症,全在湿热。由乎酒色太过,气血空虚,反加劳碌,筋骨有损,由是湿热乘之,热伤于气,不能舒畅其筋,故缬短而为拘挛者矣。湿伤其血,则血不养筋而筋不束骨,故小筋弛长而为痿弱者矣。(《医林绳墨》)

经曰:湿热不攘,则大筋缬短,小筋弛长,缬短为拘,弛长为痿。此《内经》言筋病之概,乃举隅之谈,以启人之自反耳,非谓大筋必无弛长,小筋必无缬短也。即如痿弱必由于弛长,岂大筋果无涉乎? 此经言之意,从可知矣。故于痿证之外,凡遇瘛疭等病,当知拘挛者必由缬短,瘫弱者必由弛长,斯得《内经》之意,而于寒热燥湿之辨,亦可得其据矣。(《景岳全书》)

痿证,脏腑病因虽曰不一,大都起于阳明湿热,内蕴不清,则肺受热乘而日槁,脾受湿淫而日溢,故成上枯下湿之候。举世靡不以肾虚为事,阳明湿热,从无齿及之者。(《张氏医通》)

痿者,手足软弱,纵缓不收也(即俗所谓手摊脚软之意),盖热而兼湿使然。观物之寒而干者,必坚硬收引;热而湿者,必柔软弛长可见。湿属土,胃为水谷之海,主润筋脉。胃病则不能运化水谷,湿停筋脉中,不为润而为涝,与热相合,故治痿独取阳明也。五脏皆有热,热者,火也,火属心,而伤肺。又制火者水,金为水之源,源伤则流绝,重其源之伤,故总归于肺热也。然此证之有热无寒则然矣,其有湿与否,则须细辨。若无湿而概用燥药以利水,则火益燥烈,筋脉反致枯干挛缩,求为弛长缓纵而不可得矣,治者审之。(《医碥》)

病非尽为火证。痿证之义,《内经》言之详矣。观所列五脏之证,皆言为热,而五脏之证,又总于肺热叶焦,以致金燥水亏,乃成痿证,如丹溪之论治,诚得之矣。然细察经文,又曰悲哀太甚则胞络绝,传为脉痿;思想无穷,所愿不得,发为筋痿;有渐于湿,以水为事,发为肉痿之类,则又非尽为火证,此其有余不尽之意,犹有可知。故因此而生火者有之,因此而败伤元气者亦有之,元气败伤则精虚不能灌溉,血虚不能营养者亦不少矣。若概从火论,则恐真阳亏败,及土衰水涸者,有不能堪,故当酌寒热之浅深,审虚实之缓急,以施治疗,庶得治痿之全矣。(《景岳全书》)

所挟有等。内热成痿,此论病之本也。若有感发,必因所挟而致。有湿热者,有湿痰者,有气虚者,有血虚者,有阴虚者,有死血者,有食积妨碍升降道路者(按:此七句本于丹溪),当明辨之。湿热痿者,雨湿浸淫,邪气蒸脾,流于四肢,自觉足胫热气上腾,或四肢酸软肿痛,或足指麻木顽痒,小便赤涩,脉来沉濡而数,此皆湿热在下之故,所谓湿热不攘,大筋缓短,小筋弛长,缓短为拘,弛长为痿也。宜升阳燥湿,禁用填补之剂。湿痰痿者,肥盛之人,元气不能运动其痰,致湿痰内停,客于经脉,使腰膝麻痹,四肢痿弱,脉来沉滑,此膏粱酒湿之故,所谓土太过,令人四肢不举是也(按:此本于《六要》),宜燥脾行痰。气虚痿者,因饥饿劳倦,胃气一虚,肺气先绝,百骸谿谷皆失所养,故宗筋弛纵,骨节空虚。凡人病后手足痿弱者,皆属气虚,所谓脾既病,不能为胃行其津液,四肢不得禀水谷气而不用也,宜补中益气。血虚痿者,凡产后失血后,面色萎黄,手足无力,不能行动者也,宜滋养荣血。然血生于脾,往往用养血药而痿如故者,脾虚不能生血也,能补其脾,则血自旺而痿自愈矣。阴虚痿者,酒色过度,下焦肝肾之火,燔灼筋骨,自觉两足极热,上冲腿膝(《简明医彀》曰:足常热者,火起涌泉穴,防痿证),酸弱痿软,行步艰难,不能久立,脉来涩弱,或左脉虽大,按之无力,宜峻补精血以扶肝肾。血瘀痿者,产后恶露未尽,流于腰膝,或跌扑损伤,积血不消,四肢痛而不能运动,致脉涩而芤者,宜养血行瘀。食积痿者,饮食太过,妨碍道路,升降失常,脾气不得运于四肢,手足软弱,或腹膨胀痛,或恶心嗳气,右手脉洪弦滑者,宜运脾消导,从食积治,俟食消积化,然后补脾。(《本草纲目》引丹溪云:痿证,食积妨碍不得降者,亦有死血者,俱宜下之。)痢后脚软胫疼,或膝肿者,此下多亡阴所致,宜补脾兼升举之剂,若作风治,则反燥其阴而痿难愈。间有痢后兜涩太早,积瘀不清,下注隧道经络而成痿者,此又当行气逐瘀,与前证迥异矣。(《证治汇补》)

隋唐至北宋时期,将痿列入风门,较少进行专题讨论。直至金元,张子和《儒门事亲·风痹痿厥近世差互说》把风、痹、厥、痿进行鉴别,强调"痿证无寒",认为痿证的病机是"由肾水不能胜心火,心火上砾肺金。肺金受火制,六叶皆焦,皮毛虚弱,急而薄者,则生痿躄"。明清以后对痿证的辨证论治日趋完善。

《景岳全书·痿论》指出痿证实际上并非尽是阴虚火旺,认为"元气败伤则精虚不能灌溉,血虚不能营养者,亦不少矣,若概从火论,则恐真阳衰败,及土衰水涸者有不能堪,故当酌寒热之浅深,审虚实之缓急,以施治疗,庶得治痿之全"。

《临证指南医案·痿》指出本病为"肝肾肺胃四经之病"。清·李用粹在《证治汇补》中,将痿证病因病机和病理特征归纳为湿热、湿痰、气虚、血虚、阴虚、血瘀、食积和痢后此八类,是现存古医籍中对痿证病因病机和病理特征最细致的论述。

清·秦皇士在《症因脉治》中首次提出了痿证的病因有外感和内伤两大类,从而使痿证的病因病机较之前人更为全面。

清·吴谦在《医宗金鉴》中所说"五痿皆由肺热生,阳明无病不能成"就是此病病因病机的简要概括。

《医学纲目》论痿厥有二:一属肾膀胱。经云:恐惧不解则伤精,精伤则骨酸痿厥,精时自下,是肾伤精脱也。又云:三阳为病,发寒热,下为痈肿,及为痿厥,是膀胱在下发病也。二属肾脾,湿伤肾。经云:凡治痿厥发逆,肥贵人则膏粱之疾。又云:秋伤于湿,上逆而咳,发为痿厥是也。

古人对痿证的认识,如有关其病因病机的认识,在当前痿证研究中仍有重要参考价值。综合历代文献记载,痿证的形成原因虽然颇为复杂,但是目前形成的统一认识归根结底:痿证病因不外乎有外感与内伤两类。外感多由温热毒邪或湿热浸淫,耗伤肺胃津液而成,内伤多为饮食劳倦、内伤情志、先天不足、房事不节、跌打损伤及接触神经毒性药物均可致使五脏受损,精津不足,气血亏耗,肌肉筋脉失养而发为痿证。

二、《中医病证诊断疗效标准》中痿证的病因病机

1. 感受温毒　温热毒邪内侵,或病后余邪未尽,低热不解,或温病高热不退,皆令内热燔灼,伤津耗气,肺热叶焦,津液失布,不能润泽五脏,五体失养而痿弱不用。

2. 湿热浸淫　久处湿地或涉水冒雨,感受外来湿邪,湿热浸淫经脉,营卫运行受阻,或郁遏生热,或痰热内停,蕴湿积热,导致湿热相蒸,浸淫筋脉,气血运行不畅,导致筋脉失于濡养而成痿。正如《素问·痿论》所言,"有渐于湿。以水为事,若有所留,居处相湿,肌肉濡渍,痹而不仁,发为肉痿"。

3. **饮食毒物所伤** 素体脾胃虚弱或饮食不节,劳倦思虑过度,或久病致虚,中气受损,脾胃受纳。运化、输布水谷精微的功能失常,气、血、津液生化之源不足,无以濡养五脏,以致筋脉肌肉失养;脾胃虚弱,不能运化水湿,聚湿成痰,痰湿内停,客于经脉;或饮食不节,过食肥甘,嗜酒辛辣,损伤脾胃,运化失职,湿热内生,均可致痿,此外服用或接触毒性药物,损害气血经脉。精气运行不利,脉道失畅,亦可致痿。

4. **久病房劳** 先天不足,或久病体虚或房劳太过,伤及肝肾,精损难复,或劳役太过而伤肾,耗损阴精,肾水亏虚,筋脉失于灌溉濡养。

5. **跌扑瘀阻** 跌扑损伤,瘀血阻络,新血不生,经气运行不利,脑失神明之用,发为痿证;或产后恶露未尽,瘀血流注于腰膝,以至于气血瘀阻不畅,脉道不利,四肢失其濡润滋养。

《中医病证诊断疗效标准》所述病机:病变部位在筋脉肌肉,但根本在于五脏虚损。肺主皮毛劳倦等因素,损及脏腑,导致脾胃虚热、肝肾亏损。本病以虚为本。脾主肌肉,肝主筋,肾主骨,心主血脉,五脏病变皆能致痿,根据五脏所主,提出了皮痿、脉痿、筋痿、肉痿、骨痿的命名和分类,加之各种致病因素,耗伤五脏精气,致使精血津液受损。而五脏受损,功能失调,生化乏源,又加重了精血津液的不足,筋脉肌肉因之失养而弛纵,不能束骨而利关节,以致肌肉软弱无力,消瘦枯萎。如《内经》中所述,"阳明虚,则宗筋纵,带脉不引,故足痿不用也"。

三、重症肌无力病因病理学说

(一)西医重症肌无力病因病理学说

1. 病因

(1)突触后膜乙酰胆碱受体的改变:正常神经肌肉接头处的兴奋传递如下。①运动神经终板末端内合成乙酰胆碱(ACh),并贮存于突触小泡中;②当神经兴奋传达到末梢时,引起数百个突触小泡的 ACh 同时进入突触间隙,弥散到突触后膜;③2 个分子 ACh 与突触后膜上 1 个乙酰胆碱受体(AChR)结合,AChR 通道开放,钠离子快速内流,引起肌纤维终板区的去极化,膜电位产生,数百个小终板电位叠加形成终板电位和动作电位即完成肌肉收缩。上述传递过程中任何部位出现障碍,即可引起肌无力。重症肌无力的电生理改变是小终板电位振幅降低,低频极限重复电刺激时出现逐步衰减现象,终板电位的振幅与每个分子释放的 ACh 量,以及突触后膜上的 AChR 密度和敏感性有关。研究发现重症肌无力患者的突触囊泡内所含的 ACh 量及每次神经冲动引起的 ACh 释放量等均正常。所以,终板电位振幅减弱是因突触后膜上 AChR 密度降低所致;病理观察已证实重症肌无力患者突触后膜上的 AChR 数目减少。

（2）自身免疫:早在 1960 年,Simpson 等在总结大量临床资料的基础上,发现本病与其他自身免疫病伴存者发病机会较高,首次提出重症肌无力可能是一种自身免疫病。以后又在重症肌无力患者血清中检测到 AChR 抗体(AChR-Ab),并将此抗体注入实验性动物中,产生了实验性重症肌无力动物模型。

（3）遗传因素:重症肌无力的发病与遗传因素目前正受到人们的重视,重症肌无力有一定的家族再发性。早在 1898 年 Oppenheim 首先报道家族性重症肌无力以来,又有许多家族性重症肌无力病例报道,说明遗传因素在重症肌无力的发病机制中有一定的作用,重症肌无力有一定的遗传易感性,但至今尚未发现该病确切的遗传方式。

（4）内分泌功能紊乱:临床观察发现,重症肌无力患者与内分泌功能紊乱有一定关系。女性重症肌无力患者常在月经期症状加重,闭经和妊娠时症状减轻,分娩或产后则症状又加重。研究认为,卵泡刺激素能促进 ACh 的合成,孕二酮类雌激素对某些重症肌无力患者有效;在重症肌无力患者中,2.1%～18.0% 的患者合并甲状腺功能亢进症,甲状腺功能亢进时血清胆碱酯酶水平显著升高,肌无力症状加重。

综上所述,重症肌无力是一种多病因疾病,自身免疫反应在重症肌无力发病中起主要作用。除 AChR-Ab 外,可能尚有其他非直接作用于 AChR-Ab 的因素参与致病,如遗传、内分泌等因素可能是参与致病的重要因素,这些都值得进一步研究。

2.病理　重症肌无力是一种自身免疫病,其病理改变是全身性,重点是骨骼肌、神经肌肉接头处与胸腺。肉眼观察:早期肌肉无明显改变,晚期有肌肉萎缩。镜下可见肌纤维凝固、坏死、肿胀,肌横纹及肌纤维消失,吞噬细胞浸润,肌纤维间和小血管周围可见淋巴细胞浸润,称为淋巴漏;突触间隙加宽,突触后膜皱襞稀少、变浅,神经终末膨大部缩小;约80%的重症肌无力患者有胸腺增生,镜下见淋巴小结发生中心增生;10%~20%的患者伴胸腺瘤。胸腺瘤病理形态中常有淋巴细胞型、上皮细胞型和混合型,后两种类型常伴有重症肌无力。

(二)中医重症肌无力的病机

现代医家在重症肌无力病机认识上基本有以下4种类型。①脾胃虚弱:脾为后天之本,津液气血生化之源。如素体脾胃虚弱,或久病脾胃致虚,或劳倦过度损及脾胃,脾胃受纳运化功能失常,津液气血生化之源不足,则气血两虚,肌肉筋脉失养,故肌肉无力、眼睑下垂或四肢乏力,或呼吸困难等。②脾肾阳虚:肾为先天之本,藏精生髓,脾为后天之源,运化水谷之精微;先天禀赋不足,肾阳虚亏,不能温煦脾阳,脾虚不能运化水谷之精微,濡润肌肉筋脉,故四肢肌肉痿软无力。③肝肾阴虚:肝藏血,主筋;肾藏精,主骨;精血充盛,则筋骨坚强、活动正常。久病体虚,伤及肝肾,则阴精亏损;又因阴虚内热,更灼液伤津,精血亏损不能灌溉荣养筋肉则致痿软无力。④气血两虚:血为阴液,具有滋润、荣养功效;气为血之帅,气行则血行,人体津液的运动无不与气的推动有密切关系,气虚不能推动血脉,气血不足,不能荣养肌肉筋脉,则致痿。

邓铁涛教授带领的广州中医药大学研究团队,以五脏相关理论中"脾胃虚损,五脏相关"理论指导重症肌无力中医药治疗,取得了较好的临床效果。中医五脏相关学说是邓铁涛教授打破传统的中医五行学说的局限性而提出的关于人体五脏系统生理功能、病理变化特点及系统之间相互关联的理论学说;是基于中医临床实践形成的学说,是中医临床诊治的一种思维模式,也是名老中医对复杂临床现象的高度理论概括。五脏相关学说是运用现代语言表述古代中医五行学说的一种方式,可以认为五脏相关学说是不断发展的传统五行学说的现代版;五脏相关能够更准确地表达五脏的关系,从五行到五脏相关适应了现代科学发展观念和中医临床实践发展的变革。本理论以重症肌无力为切入点,运用数据挖掘技术中的粗糙集理论和关联规则理论分析重症肌无力的五脏病机,构建五脏相关的数据挖掘模型,寻找五脏之间的关联度,因而从数学角度创建对五脏相关理论进行研究的方法。结论:①运用数学方法分析中医病机,由演绎推理转换为归纳推理,增强理论的可推导性和科学性。②首次运用粗糙集理论改进的基于信息熵的属性约简算法,有效地约简属性集合,得出各脏的核心症状集合,结果与中医临床实际相符,说明粗糙集算法的可行性。③首次运用关联规则进行五脏相关性的研究,发现重症肌无力以脾脏受累为主,依次与肾、肝、肺、心相关;随病情发展,出现脾肾同病、脾肝同病、脾肾肺同病、脾肾心同病、肺脾心同病等,与重症肌无力的基本病机"脾胃虚损,五脏相关"相符合。④运用粗糙集和关联规则算法比较清晰地表达了五脏相关理论从辨脏到寻求脏–脏关系的过程,所得结果较符合临床实际且简单明了、易于理解,证明了这两种方法用于五脏相关数学研究的适合性。

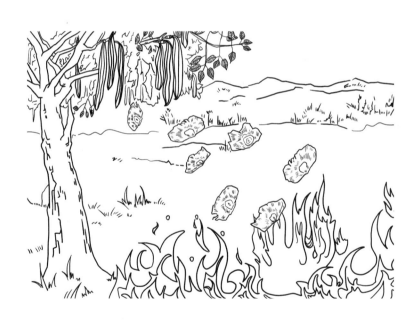

第三章 主症及兼症

《黄帝内经》一书是中医理论的奠基之作，内含很多中医的原创思维模型，对后世的影响巨大。其对痿证的论述，除设立《素问·痿论》专篇进行详论外，还散见各篇，对痿证的中医诊治影响颇深。本章对痿证的主症和兼症的文献记载进行整理论述。

一、痿证的主症

《黄帝内经》创立了痿的概念。痿的含义主要包括两个方面：一是作为病名之痿；二是作为症状之痿。

1. 病名之痿　多以"痿""痿疾"等出现。《灵枢·根节》曰："太阳为开，阳明为阖，少阳为枢，阖折则气无所止息而痿疾起矣，故痿疾者，取之阳明。"《灵枢·九宫八风》载："犯其雨湿之地，则为痿。"《素问·至真要大论》云："诸痿喘呕，皆属于上。"《素问·痿论》说："论言治痿者独取阳明，何也？"上述均为病名之痿。

2. 症状之痿　《素问玄机原病式》曰："手指得血而能摄，掌得血而能握，足得血而能步。故秋金旺则雾气蒙郁而草木萎落，病之象也，萎，犹痿也。"《素问次注》名义痿谓痿弱，无力以运动。多与筋、脉、肉、骨、足等相连而用，除指肢体无力，或筋脉拘急，活动不利，或二者同时并存外，还指局部器官的痿废不用。其症状分如下几种。

（1）肢体无力：指肢体的筋脉弛缓无力，《黄帝内经》中记载较多。《素问·六元正纪大论》曰："太阳司天之政，民病寒湿，发肌肉萎，足痿不收。"《素问·痿论》云："心气热则生脉痿，枢折挈，胫纵而不任地也""肾气热，则腰脊不举,骨枯而髓减,发为骨痿"。而"骨痿"的症状除本篇记述的"腰脊不举""足不任身"外,还有《灵枢·邪气藏府病形》之"坐不能起"。痿证兼见气血厥逆,以足痿弱不收为主症。《灵枢·邪气藏府病形》曰:"脾脉……缓甚为痿厥。"《张氏医通》卷六曰:"足痿弱不收为痿厥。"

"凡人自觉两足热如火炙,自足踝下上冲膝腿,且痿弱软痛,能行而不能久立,脉濡而数。"《证治准绳》曰:"足痿软不收为痿厥。"《儒门事亲》曰:"痿之为状,两足痿弱。"《心统》曰:"痿者,形气憔悴,手足不举是也。""不能行用"此种症状多为软瘫,与现代医学所说的下运动神经元损害引起的肢体无力有相似之处,如吉兰-巴雷综合征、脊肌萎缩症、重症肌无力等。

(2)筋脉拘挛:《素问·痿论》中提到,"肝气热,则胆泄口苦、筋膜干,筋膜干则筋急而挛,发为筋痿"。邪热伤肝,耗损阴血,筋失濡养,而成筋痿。《素问·六元正纪大论》中"太阴司天之政,风湿相薄,雨乃后,民病血溢,筋络拘强,关节不利,身重筋痿",为气候变化致痿。再如《素问·气交变大论》的论述,"岁火不及,寒乃大行,复则埃郁,病,暴挛痿痹,足不任身"。症状的描述多为硬瘫,与上运动神经元损害所形成的肌张力增高有相似之处,如原发性侧索硬化。

(3)无力与拘挛同见:湿热伤及筋脉,可致肢体无力与筋脉拘挛并见。《素问·生气通天论》中的"因于湿,首如裹,湿热不攘,大筋缛短,小筋弛长,缛短为拘,弛长为痿",相当于现代医学认为的上、下运动神经元同时受累,如肌萎缩侧索硬化。

(4)器官的痿废不用:《素问·痿论》载,"思想无穷,所愿不得,意淫于外,入房太甚,宗筋弛纵,发为筋痿,及为白淫。故《下经》曰:'筋痿者,生于肝,使内也'"。结合《素问·厥论》之"前阴者,宗筋之所聚",《灵枢·经筋》之"经筋之病,热则筋弛纵不收,阴痿不用",提示"阴痿"(现在称"阳痿")是筋痿的一种。

二、痿证的兼症

关于痿证的兼症论述最早见于《素问·痿论》，并以兼症为依据进行五脏痿的分类，同时与表现同为四肢不收的"痹""风证""偏枯"相鉴别。清·李用粹在《证治汇补》中进一步根据兼症不同，将痿证分成湿热痿、湿痰痿、气虚痿、血虚痿、阴虚痿、血瘀痿、食积痿和痢后痿。

《素问》列痿论篇对五脏痿进行了论述，在痿论篇中对痿证也做了相应的鉴别，其鉴别点主要在痿证的兼症，即"五色""五体"的临床表现不同。肺热发痿躄者"色白而毛败"；心热发脉痿者"色赤而络脉溢"；肝热发筋痿者"色苍而爪枯"；脾热发肉痿者"色黄而肉蠕动"；肾热发骨痿者"色黑而齿槁"。根据形成痿证的兼症进行五脏痿的鉴别。之所以按五脏分类，可能与中医学的形成是以五脏为中心的整体观有关。因本篇开篇即言"五藏使人痿""痿者，手足痿软而无力，百节缓纵而不收也。圣人以痿证在诸证为切要，故特著篇目，分五脏之热，名病其所属皮、脉、筋、肉、骨之痿。致足不任于地，及叙五脏得热之邪，则以一脏因一邪所伤"，故后世将上述记载归结为五脏痿，并以此作为痿证的分类根据之一。如张景岳言："故五脏之痿，皆因于肺气热，则五脏之阴皆不足，此痿躄之生于肺也。"

此外，根据兼症有无神志障碍的表现，痿证与表现同为四肢不收的"痱"相鉴别，痿论篇中的痿均未言有神志改变，《灵枢·邪气藏府病形》更明示四肢不用的"风痿"，其"心慧然若无病"。而痱则伴有神志病变，如《灵枢·热病》云："痱之为病也，身无痛者，四肢不收，智乱不甚，其言微知，可治，甚则不能言，不可治也。"是否有神志障碍，可作为痿与痱的鉴别点。

根据兼症有无疼痛的症状，痿证与风证相鉴别，例如《文堂集验方》中记载：痿症之状，四肢难举，不能伸缩转动，状若瘫痪，而不痛者，乃因气血不足，属虚，勿以风治，误用热燥攻风之药，宜当归、白芍、杜仲、牛膝、黄芪、炒白术各一钱，熟地黄各二三钱，知母、黄柏各八分（二三风痹之症，即今人所谓痛风也，盖痹者闭也，以血气为邪所闭，不得通行而病也，故宜行血养血药治之）。

金·张元素所著《保命集》曰："四肢不举，俗曰瘫痪。"

明·王肯堂在《证治准绳》中提出同样表现为痿的是脾病还是肾虚,是足少阳虚还是足阳明之别的鉴别要点。"谓脾病者,身重肌肉痿,足痿不收,行善瘛。谓肾虚者,为跛为痹。谓三阳有余,三阴不足为偏枯。谓足少阳之别,虚则痿,坐不能起。足阳明之别,虚则足不收,胫枯。"

清·李用粹在《证治汇补》中根据临床病因不同提出了湿热痿、湿痰痿、气虚痿、血虚痿、阴虚痿、死血痿、食积痿,并详细记载了各种痿的相关主症与兼症,具体如下:①湿热痿者症状为"自觉足热上腾,或四肢酸,或足指麻木,小便赤涩,脉来沉濡而数";②湿痰痿者症状为"腰膝麻痹,四肢痿弱,脉来沉滑,四肢不举";③气虚痿者症状为"病后手足痿弱者";④血虚痿者症状为"凡产后及诸失血后,面色萎黄,手足无力,不能行动者是也";⑤阴虚痿者症状为"腿膝痿,行步艰难,脉来涩弱,或左大无力";⑥血瘀痿者症状为"或产后恶露流于腰膝,或跌扑损伤,积血不消,四肢因而不运,脉涩而芤";⑦食积痿者症状为"手足痿弱,或腹膨胀痛,恶心嗳气,右脉沉滑。"

清·冯楚瞻在《冯氏锦囊》中提出同属于痿证的"瘫"与"痪"的临床表现不同,"气顺血涩则为瘫,筋脉拘急也;血顺气虚则为痪,抬动不能也。瘫者坦也,筋脉弛纵,坦然不举;痪者涣也,血气散漫,涣然不收。本皆血气不足,不必以左右分,而以湿痰、死血论"。可见现在俗称的瘫痪也包含筋脉拘急和肢体无力两种不同的表现。

三、重症肌无力的主症及其兼症

重症肌无力发病初期患者往往感到眼或肢体酸胀不适,或视物模糊,容易疲劳,天气炎热或月经来潮时疲乏加重。随着病情发展,骨骼肌明显疲乏无力,显著特点是肌无力于下午或傍晚劳累后加重,晨起或休息后减轻,此种现象称为"晨轻暮重"。

1. 重症肌无力患者全身骨骼肌均可受累

(1)眼睑下垂、视力模糊、复视、斜视、眼球转动不灵活。

(2)表情淡漠、苦笑面容、讲话大舌头、构音困难,常伴鼻音。

(3)咀嚼无力、饮水呛咳、吞咽困难。

（4）颈软,抬头困难,转颈、耸肩无力。

（5）抬臂、梳头、上楼梯、下蹲、上车困难。

2.重症肌无力常见的首发症状

（1）眼睑下垂:眼肌型重症肌无力为重症肌无力的Ⅰ型,只有眼部症状和体征,即仅有眼外肌的受累,以眼外肌麻痹、无力为主,可出现波动性的上睑下垂、斜视、复视等,发生率最高的症状是上睑下垂和复视。据对3100例重症肌无力患者的分析发现,以眼睑下垂为首发症状者高达73%。可见于任何年龄,尤以儿童多见。早期多为一侧,晚期多为两侧,还有不少患者一侧的眼睑上提后,另一侧的眼睑下垂,即出现左右交替的眼睑下垂现象。

（2）复视:即视物重影。用两只眼一起看,一个东西看成两个;若遮住一只眼,则看到的是一个。年龄很小的幼儿对复视不会描述,常常代偿性地歪头、斜颈,以便使复视消失而看得清楚,严重者还可表现为斜视。

（3）全身无力:从外表来看皮肤肌肉完好,也没有肌肉萎缩,好像没病一样;但患者常感到严重的全身无力,肩不能抬,手不能提,蹲下去站不起来,甚至连洗脸和梳头都要靠别人帮忙。患者休息一会儿后肌无力症状明显好转,但干一点活肌无力症状又会显著加重,好像是装出来似的。这种患者大多同时伴有眼睑下垂、复视等症状。

（4）咀嚼无力:牙齿好好的,但咬东西没劲,连咬馒头也感到费力。头几口还可以,可越咬越咬不动。吃煎饼、啃烤肉就更难了。

（5）吞咽困难:没有消化道疾病,食欲也挺好,但却咽不下食物,甚至连水也咽不下。喝水时水不是呛入气管引起咳嗽,就是从鼻孔流出来。有的患者由于严重的吞咽困难而必须依靠鼻饲管进食。

（6）面肌无力:由于整个面部的表情肌无力,患者睡眠时常常闭不上眼。平时表情淡漠,笑起来很不自然,就像哭一样,又称"哭笑面容"。

（7）说话有鼻音,声音嘶哑,就像患了伤风感冒似的:有的患者开会发言或读报时,头几分钟声音还可以,时间稍长,声音就变得嘶哑、低沉,最后完全发不出声音了。打电话时一开始还可以,时间一长别人就听不清他说的是什么。这是由咽喉肌无力所致。

（8）呼吸困难:这是重症肌无力最严重的一个症状,在短时间内可以让患者死亡,故又称其为重症肌无力危象。这是由呼吸肌严重无力所致。患者感到喘气很困难,夜里不能躺平睡,只能坐着喘。有痰咳不出,既不像心脏病,也不像哮喘,更不像肺部肿瘤所致。有这种呼吸困难的患者大多同时伴有吞咽困难、四肢无力或眼睑下垂等。

(9)颈肌无力:严重的颈肌无力表现比较突出,患者坐位时有垂头现象,用手顶着下颌才能把头挺起来,若让患者仰卧(不枕枕头),他不能屈颈抬头。

并不是每一个重症肌无力患者都同时具备上述九大症状,有的患者只有一种或几种表现。

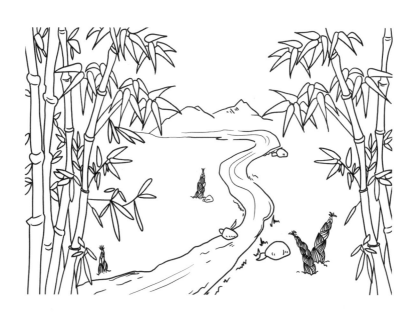

第四章　证候分型

　　证候是中医学的专用术语,概括为一系列有相互关联的症状总称,即通过望、闻、问、切四诊所获知的疾病过程中表现在整体层次上的机体反应状态及其运动、变化,简称证或者候。也有人认为证候是证的外候,即疾病过程中一定阶段的病位、病因、病性、病势及机体抗病能力等本质有机联系的反应状态,表现为临床可被观察到的症状等。人体是一个统一的有机整体,其内部始终处于一种相对的动态平衡状态之中,这种平衡的实现是脏腑之间相互生克、相互制约的结果。平衡是暂时的、相对的,生克制约运动却是永恒的、绝对的。证候也是动态变化的。临床上常常借用证候的运动特性,既能指导临床防治,又可研究疾病传变、转化和转归的规律,同时也可以提醒我们在诊断思维过程中要树立辨证的观念。辨证即是认证、识证的过程。证是对机体在疾病发展过程中某一阶段病理反应的概括,包括病变的部位、原因、性质及邪正关系,反映这一阶段病理变化的本质。因而,证比症状更全面、更深刻、更正确地揭示疾病的本质。所谓辨证,就是根据四诊所收集的资料,通过分析、综合,辨清疾病的病因、性质、部位,以及邪正之间的关系,概括、判断为某种性质的证。证型分类是在中医辨证理论指导下,将疾病过程中某一阶段表现的相对稳定的证候给予定型分类的方法。如按八纲辨证可分为阴证、阳证、表证、里证、寒证、热证、虚证、实证;按气血辨证可分为气虚证、气滞证、气逆证、气陷证、血虚证、血热证、血瘀证;按六经辨证可分为太阳中风证、太阳伤寒证、太阳蓄水证、太阳病变证、阳明经证、阳明腑证、少阳证、少阳兼证、太阴表证、太阴里实证、寒湿发黄证,少阴寒化证、少阴热化证、少阴病表证、少阴急下证、厥阴热证、厥阴寒证、上热下寒证、厥证;按卫气营血辨证可分为卫分证、气分证、营分证、血分证;按三焦辨证可分为上焦病证、中焦病证、下焦病证。

证候类型的规范表述可以参考《中医临床诊疗术语国家标准 证候部分》(GB/T 16751.2—1997)。

一、痿证的中医辨证

1. 辨虚实 凡起病急,发展较快,肢体力弱,或拘急麻木,肌肉萎缩尚不明显,属实证;而起病缓慢,渐进加重,病程长,肢体弛缓,肌肉萎缩明显者,多属虚证。

2. 辨脏腑 发生于热病过程中,或热病之后,伴咽干咳嗽者,病变在肺;若面色萎黄不华,食少便溏者,病变在脾胃;起病缓慢,腰脊酸软,遗精耳鸣,月经不调,病变在肝肾。

二、痿证的一般证候分型

1. 肺热津伤型 症状为病起发热之时,或热退后突然肢体软弱无力,皮肤枯燥,心烦口渴,咽干咳呛少痰,小便短少,大便秘结,舌红苔黄,脉细数。

2. 湿热浸淫型 症状为四肢痿软,肢体困重,或微肿麻木,尤多见于下肢,或足胫热蒸,或发热,胸脘痞闷,小便赤涩,舌红苔黄腻,脉细数而濡。

3. 脾胃亏虚型 症状为肢体痿软无力日重,食少纳呆,腹胀便溏,面浮不华,神疲乏力,舌淡,舌体胖,苔薄白,脉沉细或沉弱。

4. 肝肾亏损型 症状为起病缓慢,四肢痿弱无力,腰脊酸软,不能久立,或伴眩晕、耳鸣、遗精、早泄,或月经不调,甚至步履全废,腿胫大肉渐脱,舌红少苔,脉沉细数。

5. 脉络瘀阻型 症状为久病体虚,四肢痿弱,肌肉瘦削,手足麻木不仁,四肢青筋显露,可伴有肌肉活动时隐痛不适。舌痿不能伸缩,舌质暗淡或有瘀斑、瘀点,脉细涩。

三、重症肌无力的临床分型

对重症肌无力的分型多依据 Osserman 氏分类法。

(一)成年重症肌无力

1. Ⅰ型 为单纯眼肌型,即单纯眼外肌受累,无其他肌群受累的临床和电生理改变,对肾上腺皮质激素治疗反应好,预后佳。

2. Ⅱ型 为全身肌无力型。ⅡA型为轻度全身型,此型四肢肌群轻度受累,常伴有眼外肌受累,不伴有延髓肌麻痹者生活可自理,对药物治疗反应及预后一般。ⅡB型为中度全身型,此型四肢肌群中度受累,常伴有眼外肌受累,一般有咀嚼、吞咽、构音困难等延髓肌麻痹者生活自理有困难,对药物治疗反应一般。

3. Ⅲ型 为急性进展型,病情进展较快,多数于起病数周或数月内出现延髓麻痹,常伴有眼外肌受累,生活不能自理,多于半年内出现呼吸肌麻痹,对药物治疗反应差,预后不好。

4. Ⅳ型 为晚发型全身肌无力型,是由上述Ⅰ、ⅡA、ⅡB发展而来,对药物治疗反应差,预后不好。

5. Ⅴ型 为肌萎缩型,此型患者于起病后半年内即出现肌萎缩。

(二)儿童重症肌无力

1. 新生儿重症肌无力 在出生后的第1天即出现肌无力,表现为吸吮困难、哭声低沉。

2. 先天性重症肌无力 指出生或生后短期内出现婴儿肌无力,并持续存在眼外肌麻痹。

3. 少年型重症肌无力 指14~18岁起病的重症肌无力,单纯眼睑下垂或斜视、复视等多见,吞咽困难或全身肌无力较儿童肌无力多见,亦有仅表现为脊髓肌无力者。

此外,重症肌无力危象、重症肌无力患者因呼吸困难、吞咽困难而不能维持基本生活及生命时,称为肌无力危象。肌无力危象发病人数占重症肌无力患者数的9.8%~26.7%。临床上肌无力危象发生的原因有3种。①肌无力性危象:由疾病发展或抗胆碱酯酶药不足引起,临床表现为吞咽、咳嗽不能,呼吸窘迫、困难乃至停止的严重状况。体检可见瞳孔扩大、周身汗出、腹胀,注射新斯的明后症状好转。②胆碱能危象:由抗胆碱酯酶药过量引起,除重症肌无力的共同特点外,患者瞳孔缩小,肌肉跳动,肠鸣音亢进,静脉注射依氯氯铵(腾喜龙)后症状加重。③反拗性危象:由感染、中毒、电解质紊乱等引起,应用抗胆碱酯酶药后症状变化不明显。

临床还以受累肌群范围进行分类:单纯性眼肌型、延髓肌型、脊髓肌型、全身肌型、肌萎缩型。临床上不管哪种类型重症肌无力,一般将其临床经过划分为3个时期。①波动期:发病后在5年之内,特别是最初1~2年,病情有较大的波动,且易发生肌无力危象,病死率高。②稳定期:病程在10年以内。③慢性期:病程在10年以上。后两期患者病情稳定,极少发生肌无力危象,预后较好。

四、近代医家对重症肌无力的辨证分型

(一)脾胃亏虚型(多见于眼肌型及全身型肌无力轻者)

【证候】眼睑下垂,早轻晚重,肢软无力,抬头困难,咀嚼无力,食少便溏,少气懒言,舌质淡,舌体胖且边有齿痕,苔薄白,脉细弱。

【证候分析】久病致脾胃虚弱,或素体脾气虚,则运化无权,气血生化之源不足,水谷之精微不能上荣头面,故眼睑下垂,咀嚼无力,头抬不起;脾主四肢,脾失健运,筋脉失养,故肢软无力;脾虚不能运化水湿,故面浮;脾胃弱故少食便溏;少气懒言,舌质淡,苔薄白,脉细弱,均为脾胃气虚之征象。

【治则】补中益气,健运升清。

【方药】中益气汤加减。

(二)脾肾两虚型(多见于全身型及延髓型)

【证候】眼睑下垂,早轻晚重,肢软无力,抬头困难,咀嚼无力,食少便溏,少气懒言,腰膝无力,舌质淡,舌体胖且边有齿痕,苔薄白,脉细弱。

【证候分析】气血亏虚,肾精不足,髓海失养,故见腰膝酸软;脾虚运化功能失司,故见大便溏薄;舌质淡,苔白,脉沉细为脾肾两虚之象。

【治则】益气养阴。

【方药】脾肾两助丸加减。

(三)脾肾阳虚型(多见于全身型)

【证候】眼睑下垂,眼球运动受限,四肢无力,腰酸自汗,形寒肢冷,面色㿠

白,吞咽困难,纳少便溏,小便清长,舌质淡,舌体胖,苔薄白,脉沉细。

【证候分析】久病损及脾肾两脏,或平素肾阳虚,脾阳要靠肾阳温煦,肾阳不足则脾阳虚,脾主运化,脾虚运化失司,则气血生化之源不足,水谷之精微不荣养头面,故眼睑下垂,吞咽困难;脾主四肢、主肌肉,脾虚则四肢痿软;脾虚运化不能,故食少纳呆,大便溏稀;肾阳虚则形寒肢冷,腰酸自汗,舌质淡,舌体胖且边有齿痕,苔薄白,脉沉细,为脾肾阳虚之征。

【治则】健脾益气,补肾壮阳。

【方药】右归丸加减。

(四)肝肾不足型(多见于全身型及眼肌型)

【证候】两睑下垂,吞咽困难,咀嚼无力,朝轻暮重,四肢无力,腰膝酸软,头晕耳鸣,少寐多梦,目干而涩,五心烦热,舌红少苔,脉细数。

【证候分析】久病肝肾亏损,或素体阴虚,肝肾阴虚,精血亏损,肌肉失养,则软弱无力,两睑下垂,吞咽困难,咀嚼无力;肝肾阴虚,脑失所养则头晕耳鸣,少寐多梦;肝阴虚,目失所养则目干而涩;腰为肾之府,肾阴虚故腰膝酸软,五心烦热,舌红少苔,脉细数,均为肝肾阴虚内热之征。

【治则】滋阴补肾,平肝息风。

【方药】六味地黄汤加减。

(五)气虚血瘀型(多见于全身型久病者)

【证候】神疲乏力,心悸气短,少气懒言,面色㿠白,眼睑无力,咀嚼困难,肌萎无力,自汗,舌色紫暗,舌体胖嫩且边有齿痕,苔薄白,脉沉细。

【证候分析】气血不足,脑失所养,故神疲乏力,眼睑无力,咀嚼困难,面色㿠白;心血不足,则心悸气短,脾主肌肉,脾主运化,脾气虚运化失司,则水谷之精微不能濡养四肢肌肉,故肌肉萎缩;舌暗且边有瘀斑,舌体胖嫩且边有齿痕,苔薄白,脉沉细,均为气虚血瘀之征象。

【治则】补气益血,活血通络。

【方药】四君子汤合桃红四物汤加减。

(六)大气下陷型(多见于重症肌无力危象)

【证候】气短不足以息,或努力呼吸,又似乎喘,危在顷刻。其兼症,或寒

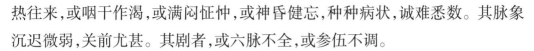

热往来,或咽干作渴,或满闷怔忡,或神昏健忘,种种病状,诚难悉数。其脉象沉迟微弱,关前尤甚。其剧者,或六脉不全,或参伍不调。

【治则】扶正纳气。

【方药】参附汤合黑锡丹加减。

国医大师邓铁涛教授通过临床大数据关联规则分析研究发现:重症肌无力Ⅰ型以脾受累为主,可累及肝;ⅡA型以脾受累为主,可累及肾;ⅡB型以脾、肾受累为主,可累及肺;Ⅲ型以脾、肺、肾受累为主,可累及心;Ⅳ型以脾、肺、肾受累为主,可累及心。

重症肌无力以脾受累贯穿始终,其他四脏也有受累。提示重症肌无力本在脾虚,与其他四脏皆有关联,但四脏相关性并不完全相同。数据挖掘表明,除脾外,重症肌无力病变脏腑中重要性排序为肾、肺、心。提示四脏当中,重症肌无力发病与肾的关系最密切。肾主精,藏元真元阳之气,为生命之根,脾气有赖肾气温煦,才能更好发挥作用。李东垣曰:"脾病则下流乘肾,土克水则骨乏无力。"重症肌无力病情缠绵,经久难愈,穷必及肾。脾虚及肾是重症肌无力中医病机的重要转变和发展,提示着疾病的严重和深入,故四脏中肾与重症肌无力的关系最密切。肺主气,司呼吸,谷气生于脾,清气摄于肺,共同化生宗气,为后天之气的源泉。若化源不足,水谷精微不能上荣于肺,肺气日虚,肺气虚弱,吸入清气不足,宗气生成衰少,久之脾气亦虚。肺气失养,宗气生成不足,司呼吸功能减退,则气短不足以息。若累及肾,肾失摄纳,气浮于上,致肺不主气,肾不纳气,则呼吸困难,易致危象发生,故四脏中,肺与重症肌无力的发病也较密切。此外,重症肌无力部分患者尚有心悸、失眠、胸闷诸症,乃因久病体虚,脾失健运,水谷精微不能化生营血,心血亏虚,心气不足,心失所养所致。故重症肌无力发病也可累及心。肝主筋,脾虚精微不布,四肢筋肉失养,当为肝脾同病。脾胃虚弱、肾精亏损,化源不足均可致肝血不足。肝开窍于目,肝血不足,肾精亏损,精明失养,可见复视、斜视等症。另外,重症肌无力常合并甲状腺功能亢进症,中医认为甲状腺功能亢进症乃肝郁痰结而致。故肝在重症肌无力发病中相关性偏低,乃因病情相对较轻,不能说全无相关。

重症肌无力以脾受累为主,与肾、肺密切相关,也可累及心、肝。重症肌无力以脾病为主,脾病可以传及四脏。同样,四脏有病亦可传及脾,从而形成多脏同病的局面。其五脏相关病机模式包括:①脾肝同病。重症肌无力Ⅰ型单纯眼肌受累,症见眼睑下垂,或复视、斜视、眼球活动受限、眼睑闭合不全,病位主要在脾肝。上睑部位属脾,肝开窍于目,脾为生血之源,肝为藏血之脏,肝藏血赖脾之生化以供养,使肝有所藏,脾运化赖肝之疏泄以畅通。脾气既虚,气、血、津液生成受阻,不能滋养资助肝气肝血,肝无所藏,则可见肝血虚。肝血虚致肝气虚,肝气不足则肝之升发不及,疏泄失常,复又影响脾胃,形成恶性循环。②脾肾同病。重症肌无力ⅡA型、ⅡB型,躯干四肢无力,颈软无力,眼睑疲劳,身体倦怠,呼吸气短,咀嚼吞咽无力甚至困难,病位以脾肾为主。脾为后天之本,肾为先天之本。肾主藏精,赖脾运化水谷精微的滋养;脾主运化,须借助于肾阳的温煦。此谓后天养先天,先天生后天。若后天脾失健运,谷精不化,不能输精于肾,则肾失所养而精亏。若先天肾精亏虚,脾失其温,则后天之精不生。脾肾两虚,气血化生不足,肌肉失养,而致肌痿无力。脾肾两虚,阳气衰微,而见下利清谷、四肢失煦、疲乏无力。肾主骨髓,脑为髓海,延髓支配肌肉受累,需要补益脾肾。③脾肾肝同病。重症肌无力常伴有甲状腺疾病、类风湿关节炎、系统性红斑狼疮和多发性肌炎等自身免疫病。颈部甲状腺位置为足厥阴肝经脉所过,肝主疏泄,郁结则成瘿气。重症肌无力病情反复、病程长常使患者精神抑郁,其病位在肝。免疫性疾病与肾关系密切。肝主疏泄,脾主运化,思虑伤脾,脾气虚弱,运化失常,则气机壅滞。情志不遂,肝失疏泄,气机不畅,进而乘克脾土,脾失健运,可见肝脾不和。肝藏血,肾藏精,精能生血,血能化精,精血互生互化,称为精血同源。若久病营阴内耗,肝阴不足,下及肾阴,即血不化精而使肾阴亏虚。或肾精亏损,精不生血,水不涵木,亦使肝阴不足,终成肝肾阴虚。肝血不足,肾精亏损,血不养筋,则宗筋弛纵而不能耐劳。④脾肾肺同病。脾为生痰之源,肺为储痰之器,肾为先天之本,主纳气,为气之根,表现为气喘、咳痰无力,肺主治节,主通调水道,故出现水液代谢障碍,出现肢体浮肿等表现。

第五章 辨证论治

辨证论治是中医临床的灵魂,《黄帝内经》明确提出了"治痿独取阳明"的治则,历代医家非常重视痿证的辨证论治。古文献对痿证的辨证论治有丰富的记载,如《崔氏脉诀》"尺脉虚弱,缓涩而紧,病为足痛,或者痿证",《四言举要》"痿证肺虚,脉多微缓,或涩或紧,或细或濡",均提到了痿之脉诊。有些古文献特别提出了痿与痹的不同,不可混治。本章将对古文献中关于痿证的辨证论治进行整理论述。

一、古文献记载的痿证

帝曰:如夫子言可矣。论言治痿者,独取阳明,何也?(《素问·痿论》)

气虚痿者,因饥饿劳倦,胃气一虚,肺气先绝,百骸谿谷皆失所养,故宗筋弛纵,骨节空虚,凡人病后手足痿弱者,皆属气虚。所谓脾既病,不能为胃行其津液,四肢不得禀水谷气而不用也,宜补中益气。治痿独取阳明,此为气虚者立法也。(《针灸逢源·痿躄》卷六)

肺金体燥居上而主气,畏火者也。脾土性湿居中而主四肢,畏木者也。火性炎上,若嗜欲无节,则水失所养,火寡于畏,而侮所胜,肺得火邪而热矣。木性刚急,肺受热邪则金失所养,木寡于畏而侮所胜,脾得木邪而伤矣。肺热则不能管摄一身,脾伤则四肢不能为用,而诸痿作矣。泻南方,则肺金清而东方不实,何脾伤之有。补北方,则心火降而西方不虚,何肺热之有。故阳明实则宗筋润,能束骨而利机关矣。治痿之法,无出于此。(《丹溪心法》)

治痿独取阳明,出自《素问·痿论》。关于痿证与阳明之间的关系,《灵枢·根结》论曰:"阳明为阖……阖折则气无所止息而痿疾起矣,故痿疾者取之阳明,视有余不足。无所止息者,真气稽留,邪气居之也。"杨上善注曰:"阳明主肉主气,故肉气折损,则正气不能禁用,即身痿厥,痿而不收,则知阳明阖折也。""能止气不泄,能行气滋息者,真气之要也。阳明阖折,则真气稽留不用,故邪气居之,痿疾起也。"(《太素·经脉根结》卷十)即阳明经多气多血,在体合肉。若阳明衰败,土气不行,气血痹阻,肌体失养,即可导致痿证。《素问·痿论》篇则更详尽地阐释了痿证病机:"阳明者,五脏六腑之海,主润宗筋,宗筋主束骨而利机关也。冲脉者,经脉之海也,主渗灌谿谷,与阳明合于宗筋,阴阳揔宗筋之会,会于气街,而阳明为之长,皆属于带脉,而络于督脉。故阳明虚则宗筋纵,带脉不引,故足痿不用也。"可见,"足痿不用"的直接原因是"带脉不引",带脉不引又是因"宗筋纵"无法正常的"束骨而利机关",而导致宗筋纵的根本原因则在于"阳明虚"。张介宾认为:"阳明虚则血气少,不能润养宗筋,故至弛纵,宗筋纵则带脉不能收引,故足痿不为用。此所以当治阳明也。"(《类经》卷十七)虽然"治痿独取阳明"由《内经》明言,但如何"取"法,后世医家却是众说纷纭。其中影响最大的,当属朱丹溪(《局方发挥》)。通过繁复的五行生克推衍,朱丹溪将《难经·七十五难》中"东方实,西方虚,泻南方,补北方"之论用于解释痿证的治法。以此度之,则取阳明之义当在清心滋肾,从而间接达到"实阳明"的目的。此说一出,备受医家推崇,虞抟、楼英、王肯堂等众多医家皆宗之。不过,也有不少医家提出各自的见解。如张介宾认为:"治痿独取阳明者,非补阳明也,治阳明之火邪,毋使干于气血之中,则湿热清而筋骨强,筋骨强而足痿以起。"(《质疑录》)叶天士云:"《内经》论治痿独取阳明,无非流通胃气。"(《临证指南医案》卷七)李学川从补气论:"治痿独取阳明,此为气虚者立法也。"(《针灸逢源》卷六)唐容川从滋阴论:"欲热之退,莫如滋阴。欲阴之生,莫如独取阳明。"(《血证论》卷六)

痿证若草木失于培植,枝叶枯槁,根本犹未大伤。以其不咳嗽,不吐血,不发寒热,为异于虚劳耳。故久沾床褥而形色绝无病状,亦无痛楚麻木。盖痹证由于三气外伤,病在经络、血脉之中,气血闭涩者也,尚可作有余治。痿证由于气血不足,受病在五脏六腑之中,不能充固者也,当纯从不足治。(《冯氏锦囊》)

故病痿之人,其脉浮软,今之行药者,凡见脚膝痿弱难于行步,或一足不伸,便作寒湿脚气治之。骤用乌、附、乳、没、威灵仙之类,燔针艾火,汤蒸袋蒸,痿弱转加,如此而死,岂非夭乎! 夫治痿与治痹颇异,风寒湿痹,犹可蒸汤灸燔,时或一效,惟痿用之转甚者,何也? 盖痿以肺热叶焦而成,以此传于五脏,岂有寒欤? 若痿作寒治,是杀之也。夫痿病不死,死者皆药之误也。(《张氏医通》)

乃阴虚而挟湿热也,虎潜丸。不应,少加附子。骨痿不能起于床者,金刚丸。经言骨痿者,生于大热也。有所远行劳倦,逢大热而渴,渴则阳气内伐,内伐则热舍于肾。肾者水脏也,今水不胜火,则骨枯而水虚,足不任身,发为骨痿。此湿热成痿,多发于夏,令人骨乏无力,故治痿独取阳明。东垣独得其秘,而用清燥之剂。主以清暑益气汤。属湿痰者,手足软弱,脉沉滑。兼腰膝麻木,或肿,二陈汤加二术、羌活、黄柏、竹沥、姜汁。黑瘦人脉涩弱,或左脉大而无力,行步艰难,或兼盗汗阴虚等证者,是血虚有火,四物加牛膝、肉桂、黄柏、苍术。阴血衰弱,不能养筋,筋缓不能自收持。故痿弱无力,补血荣筋丸。气虚痿弱无力,四君子加苍术、黄柏、肉桂、黄芪。肥白人脉沉缓,或滑,恶心,胸膈不利,属气虚有痰。六君子加苍术、黄柏、竹沥、姜汁。兼食积,即气口弦滑,腹胀恶食,是食积妨碍,脾气不得运于四肢。导痰汤加楂、曲、木瓜、防己。挟死血者,脉沉涩或弦,而按之则芤,为恶血流于腰膝,或因产后,或跌扑伤损而得者,不可作虚治。(《张氏医通》)

诊脉论体,从遗精漏疡,继而环跳穴痛,遂不堪行走。脏阴伤及腑阳,阳气日加窒塞,经脉不司舒展。食入壅脘欲吐,大便旬日不通。痞阻日甚,而为痿症。《内经》论治痿独取阳明,无非流通胃气,盖胃脉主乎束筋骨利机关窍也。议用加味温胆汤。(《临证指南医案·痿》)

痿者,足废不能行之谓,分五痿治之。心气热则脉痿,筋纵而不任地,天王补心丹加丹皮治之。肝气热为筋痿,则筋急而挛,四物汤加羚羊角、续断、山茱萸、黄柏、地骨皮治之。脾气热为肉痿,胃干而渴,肌肉不仁,四物汤加人参、山药、黄芩、黄柏、泽泻、云苓治之。肾气热则骨痿,腰脊不举,地黄汤及大补阴丸治之。肺气热则津痿,不能灌溉于足,疲乏不行,清燥救肺汤治之。以上治法,虽分五脏,而总系阴虚热灼,筋骨不用之所致。欲热之退,莫如滋阴,欲阴之生,莫如独取阳明。阳明者,五脏六腑之海,主润宗筋,宗筋主束骨而利机关。阳明虚则宗筋纵，带脉不引，故足痿不用也。宜琼玉膏加玉竹、煅石膏、石斛、花粉、珍珠、竹茹治之。（《血证论·痿废》卷六）

萧中年后肾亏火动，足膝酸软，脉虚而促。初用六味汤加怀牛膝，继用虎潜丸去锁阳，服后甚适。但坐久腰府热腾，小腹收引气升，脘膈不舒。症因冲督经虚，龙焰不伏，非理脏真所得效。拟龟鹿二仙膏加猪脊髓，同熬酒和服，得效。（《类证治裁》）

李疟邪失汗误药，湿邪入络，四肢痿废，用除湿理络，手足能运。然值冬寒气血敛涩，少腹逼窄，背脊拘急，胫膝麻顽，步履歪倒，知其阴阳维不司约束，侵及任督俱病也。用杜仲、狗脊强筋骨而利俯仰，五加皮、牛膝益肝肾而治拘挛，当归、白芍以和营，茯苓、萆薢以逐湿，秦艽、独活以治痹，玉竹、桑枝以润风燥，理肢节，加桑寄生通经络，煎服十数剂，诸症渐减。又将前方掺入鹿胶、沙苑子、小茴香以通治奇脉，丸服酒下，获痊。（《类证治裁》）

族儿脊骨手足痿纵，此督脉及宗筋病。《内经》治痿，独取阳明，以阳明为宗筋之会，阳明虚则宗筋失养，无以束筋骨利机关也。童年坐卧风湿，虚邪袭入，遂致筋脉失司，欲除风湿，须理督脉，兼养宗筋乃效。方用归、芎、参、术、牛膝、鹿胶、茯苓、木瓜、寄生、桑枝、姜黄、威灵仙，十服肢体运动已活。去鹿胶、姜黄、川芎、木瓜、威灵仙，加杜仲、玉竹、杞子、虎胫骨，数十服行立复常。（《类证治裁》）

张氏四肢痿弱，动履艰难，脉涩且弱，为营虚之候。经言天癸将绝，系太冲脉衰，乃阴吹带浊，宿恙频兴。因知冲为血海，隶于阳明，阳明虚则冲脉不荣，而宗筋弛纵，无以束筋骨，利机关。法当调补营血以实奇经。人参、杞子、茯苓、牛膝（酒蒸）、熟地黄、当归、杜仲（酒焙）、山药（炒）、木瓜、姜、枣，水煎。十数服渐愈。（《类证治裁》）

祝仲宁治一人，病腰膝痹痛，皆以为寒，率用乌、附、蛇酒药，盛暑犹着绵，如是者三载。祝诊之曰：此湿热相搏而成，经所谓诸痿生于肺热也，即令褫其绵，与清燥汤饮之。曰：疾已深，又为热药所误，非百帖不效。服三月余而痊。李士材治兵尊高玄圃，患两足酸软，神气不足，向服安神壮骨之药不效，改服滋肾牛膝、薏苡、二妙散之属；又不效，纯用血药，脾胃不实。诊之，脉皆冲和，按之亦不甚虚，惟脾部重取之，涩而无力。此土虚下陷，不能制水，则湿气坠于下焦,故膝胫为患耳,进补中益气倍用升、柴,数日即愈。夫脾虚下陷之证,若误用牛膝等下行之剂,则愈陷,此前药之所以无功也。(《张氏医通》)

中书贴合公,年三十二岁,病脚膝痿弱,脐下尻阴皆冷,阴汗臊臭,精滑不固。请医黄道宁,主以鹿茸丸,十旬不减,至戊申春,始求治于东垣。遂诊其脉,沉数而有力。乃曰:公饮醇酒,食以膏粱,滋火于内,逼阴于外。医见其症,盖不知阳强不能密致皮肤,冷而溢泄,以为内实有寒,投以热剂,反泻其阴而补阳,真所谓虚虚实实也。其不增虚者,犹为幸也,复何望获效耶?即处以滋肾大苦寒之剂,制之以急,寒因热用,饮入下焦,适其病所,泻命门相火之盛,再服而愈。公以浓礼送之,更求前药方。师固辞不收。或问之曰:物不受,义也。药既大验,不复与方,何为也?曰:大寒大热之药,非常服者,借以从权也。今公之病,相火炽盛,以乘阴位,故用此大寒之剂以泻相火,而复真阴,阴既复其位,则皮里之寒自消矣。《内经》云:阴平阳秘,精神乃治。如过用之,则故病未已,新病复起矣,此予之意也。上龟板、黄柏例。尝治一老人痿厥,累用虎潜丸不愈,后于虎潜丸加附子,立愈如神,盖附反佐之功也。(《医学纲目》)

治后生丈夫酒色过多,下焦虚惫,足膝软乏,小便滑数,外肾湿痒。(《类证普济本事方续集》)

菟丝子五两①(依法研),石莲肉二两,白茯苓一两,山药、茴香各二两,五味子五两。上药研为末,糊丸,如桐子大。每服四十丸,温酒或盐汤下,空心服。如脚气及脚膝无力者,木瓜酒空心下五十丸,晚食前再服,立效。(《医学纲目》)

郑安人,年六十,虚而有痰,脉缓足弱,与半夏天麻白术汤,下酒苓丸,愈。东阳吴子万,年五十,形肥味厚,且多忧怒,脉常沉涩,自春来痰气病,医认为虚寒,率与燥热香窜之剂,至四月两足弱,气上冲,饮食减,召予治之。予曰:此热郁而脾虚,痿厥之证作矣。形肥而脉沉,未是死证,但药邪火盛,当此火旺,实难求生。且与竹沥下白术膏,尽二斤,气降食进。一月后,大汗而死。

---

① 本书在编写过程中,尽量保留了古籍中原始方剂的剂量单位。由于不同历史时期所采用的剂量单位体系不同,书中中药的剂量单位可能以"g""两""钱""分"等表示。本书原样保留这些差异,旨在如实呈现各古籍原貌,剂量仅作参考。在实际应用相关方剂时,请务必咨询专业的中医人士,以获取准确且安全的用药指导。

书此以为诸贤覆辙之戒云。(《医学纲目》)

黄芪人参汤治夏天气热盛,损伤元气,两脚痿软。清燥汤治六七月湿令大行,湿热相合,痿厥病作,腰以下痿软瘫痪,不能行动。(李东垣)

越婢加术汤:治肉极,热则身体津脱,腠理开,汗大泄,厉风气,下焦脚弱。药物组成为麻黄六两,石膏半斤,生姜、甘草各二两,白术四两,大枣十五枚。上六味,以水六升,先煮麻黄,去上沫,纳诸药,煮取三升,分温三服。如恶风,加附子一枚,炮。(张仲景)

治脚软,用商陆根细切如小豆大,煮令熟,更入绿豆,同烂煮为饭,每日煮食,以瘥为度,其功最效。(《本草纲目》)

治筋骨诸疾,手足不遂,行动不得,遍身风疮,用左经丸。药物组成为草乌(白大者,去皮脐)、木鳖(去壳)、白胶香、五灵脂(以上各三两半)和斑蝥(五个,去头足翅,醋炙)。上药研为末,用黑豆去皮生杵,取粉一升,醋糊共搜杵为丸,如鸡头大。每服一丸,温酒磨下。治筋骨疾,但未曾针伤损者,三五服立效。此药曾医一人,软风不能行,不十日立效。专治心肾肝三经,通小便,除淋沥,通营卫,滑经络。此方因净圣寺僧得之,大有奇功。(《普济本事方》)

治两脚软弱,虚羸无力,及小儿不能行,续骨丹。药物组成为天麻(明净者,酒浸)、白附子、牛膝、木鳖子各半两,乌头一钱(炮),川羌活半两,地龙一分(去土)、乳香、没药各二钱,朱砂一钱。上以生南星末一两,无灰酒煮糊为丸,如鸡头大,朱砂为衣。薄荷汤磨一丸,食前服。

人参,酒浸服之,治风软脚弱,可逐奔马,故曰奔马草,曾用有效。(朱丹溪)

论痿症之源,因足阳明胃经湿热,上蒸于肺,肺热叶焦,皮毛憔悴,发为痿症,概用清凉攻下之方。余论以清凉攻下之药,治湿热腿疼痹症则可,治痿症则不相宜。岂知痹症疼痛,日久能令腿瘫,瘫后仍然腿疼;痿症是忽然两腿不动,始终无疼痛之苦。倘标本不清,虚实混淆,岂不遗祸后人!痿厥者宜之。(《医林改错》)

痿病足兮痹病身,仍在不疼痛里分,但观治痿无风药,始晓虚实别有因。【注】痿痹之证,今人多为一病,以其相类也。然痿证两足痿软不痛,痹病通身肢节疼痛。但观古人治痿,皆不用风药,则可知痿多虚,痹多实,而所因有别

也。《医宗金鉴·杂病心法要诀》

然治之独取阳明,又何也。阳明总宗筋之会,主束骨而利机关。为五脏六腑之海,合冲脉而渗灌谿谷,又属于带脉,而络于督脉。盖阳明属燥金喜润,手太阴属兑金,恶燥。明乎此则知治痿之法,以润燥为第一义,试以天时观之,秋令主燥,则草木黄落,地坼风劲。非假雨以润之,则亢旱可虞。所以五脏之痿不同,未有不因精血亏损而得,非此痹症有风寒湿之杂合也。故以治痿之法治痹,则初终不同。以治痹之法治痿,则断乎其不可。孰谓痹之与痿,可一视之哉。(《古今医彻》)

痿证之义,《内经》言之详矣。观所列五脏之证,皆言为热。而五脏之证又总于肺热叶焦,以致金燥水亏,乃成痿证。如丹溪之论治,诚得之矣。然细察经文,又曰悲哀太甚则胞络绝,传为脉痿。思想无穷,所愿不得,发为筋痿。有渐于湿,以水为事,发为肉痿之类,则又非尽为火证,此其有余不尽之意,犹有可知。故因此而生火者有之,因此而败伤元气者亦有之。元气败伤,则精虚不能灌溉,血虚不能荣养者,亦不少矣。若概从火论,则恐真阳亏败,及土衰水涸者,有不能堪。故当酌寒热之深浅,审虚实之缓急,以施治疗,庶得治痿之全矣。(《景岳全书》)

痿证无寒,不可用热药,以灼其阴。痿属湿热,不可作风治,以风药多燥,而血更伤。当以清金、补精、养血为主。(朱丹溪)

痿证病因,虽曰不一,大都起于阳明。湿热内蕴,则肺受热乘而日槁,脾受湿淫而日益,遂成上枯下湿之候。举世靡不以肾虚为事,至于阳明湿热,从无凿及之者。或云:痿病既属湿热,何古方多用辛热而愈者?殊不知湿热沉滞既久,非借辛热之力,不能开通经隧,原非为肾脏虚寒而设也。若真阳未衰,概行温补而不知清热渗湿,能无反助湿热之患耶?(张路玉)

湿热成痿,乃不足中之有余也,宜渗泄。若精血枯涸成痿,乃不足中之不足也,全要峻补。(李濒湖)

痿病虽分五脏,然其本在肾,其标在肺。《经》云:五脏因肺热叶焦发为痿。又曰:阳气内伐,热舍于肾,水不胜火,则骨枯而髓虚,故足不任身,发为骨痿。骨痿者,生于大热也。若视为虚寒,而投以附、桂,多致不救。(叶仲坚)

真气，所受于天，与谷气并而充身者也。故谷入于胃，其气脾为之行于三阳，又复行之于三阴，是五脏六腑皆禀气于胃，而四肢筋骨肌肉，皆赖以荣养也。阳明胃气既虚，则脏腑无所禀，四肢无所荣，机关不利而成痿。《内经》治痿独取阳明，厥有旨哉。丹溪以《难经》泻南补北之法，摘为治痿之方，亦是举其例尔。若胃口不开，饮食少进者，不可拘于此例。（张三锡）

林氏曰：《内经》皮、肉、筋、骨、脉五痿，既分属五脏，然则独取阳明，只可治脾、肺、皮、肉之痿。若肝之筋痿，心之脉痿，肾之骨痿，受病不同，岂可仅取阳明而已乎？故治筋痿宜养其肝，脉痿宜益其心，骨痿宜滋其肾，未可执一而论。《经》云：各补其荣而通其俞，调其虚实云云。可见治痿之法，不专于阳明也。（《赤水玄珠》）

《经》言治痿独取阳明，非谓阳明之虚而补之也。良由火邪伏于胃中，则阳明实矣，阳明实则饮食日倍，形体日肥，足反废而难步。岂阳明气旺，但能受食，而不能强筋束骨乎？此乃火邪伏于胃中，止可杀谷，而不能运化精微以生津布液，灌溉百骸，所谓壮火食气。胃热消谷善饥，故《内经》不言补而言取者，取去阳明所伏之火邪，则湿热清筋骨强，而痿自起矣。凡此皆以实邪为病立论也。然病名虽一，而虚实各殊。须知虚者正气虚也，实者邪气实也，岂有血气充足，而筋骨为之不用乎？（《冯氏锦囊》）

痿痹，筋脉短劲，肝气内锢，须亟讲于金伐木荣之道，以金伐木，而木反荣，筋反舒矣。然非金气自壅，则木且奉令不暇，何敢内拒？惟金失其刚，转而为柔，是以木失其柔，转而为刚。故治此患，先以清金为第一义也。然清金又先以清胃为第一义，不清其胃，则饮酒焉而热气输于肺矣。厚味焉而浊气输于肺矣，药力几何能胜清金之任哉！金不清，如大敌在前，主将懦弱，已不能望其成功，况舍清金而更加以助火烁金，倒行逆施以为治耶？（《寓意草》）

经云：肺热叶焦则生痿。又云：治痿独取阳明，以及脉痿、筋痿、肉痿、骨痿之论，可谓详审精密矣。

精血内夺，奇脉少气而成痿者，治以填补精髓。（《临证指南》）

脉候：痿属肺热传于五脏，脉多浮大，或尺脉虚弱，或缓涩而紧。（《证治汇补》）

选案:朱修之八年痿废,更医累百,毫末无功。予诊六脉有力,饮食若常,此实热内蒸,心阳独亢,证名脉痿。用承气汤,下六、七行,左足便能伸缩。再用大承气汤,又下十余行,手可持物。更用黄连、黄芩各一斤,酒蒸大黄八两,蜜丸,日服四钱,以人参汤送。一月之内,去积滞不可胜数,四肢皆能展舒。余曰:积滞尽矣,煎三才膏十斤,服毕应酬如故。

倪君俦四年不能起床,所服寒凉者十之六,补肾肝者十之三。诊脉大而无力,此营卫交虚,以十全大补汤加秦艽、熟附朝服之,夕用八味丸加牛膝、杜仲、草、虎骨、龟板、黄柏,凡三月而机关利。(李士材)

附方:补北健行汤,治痿证足不任地,真水不足,阳明热灼。生地黄、熟地黄、茯苓、丹皮、龟板、女贞子、生薏苡仁、丹参、沙参、阿胶、山药。

夫痿之旨,不外肝、肾、肺、胃四经之证。盖肝主筋,肝伤则四肢不用,而筋骨拘挛。肾藏精,精血相生,精虚则不能灌溉诸末,血虚则不能荣养筋骨。肺主气,肺虚则高源化绝,化绝则水涸。水涸则不能濡润筋骨。阳明为宗筋之长,阳明虚则宗筋纵,宗筋纵则不能束筋骨以流利机关,此不能步履,痿弱筋缩之证作矣。故先生治痿无一定之法,用方无独执之见。如冲、任虚寒而成痿者,用通阳摄阴,兼实奇脉为主。湿热沉着下焦而成痿者,用苦辛寒燥为主。肾阳、奇脉兼虚而成痿者,用通纳八脉,收拾散越之阴阳为主。下焦阴虚及肝肾虚而成痿者,用河间饮子、虎潜诸法,填纳下焦,和肝息风为主。阳明脉空,厥阴风动而成痿者,用通摄为主。肝肾虚,兼湿热蒸灼筋骨而成痿者,益下佐以流通脉络,兼清热利湿为主。胃虚窒塞,筋骨不利而成痿者,流通胃气,及通利小肠火腑。胃阳、肾督皆虚而成痿者,治以两固中、下为主。阳明虚,营络热,及内风动而成痿者,治以清营热、熄内风为主。肺热叶焦而成痿者,治以甘寒清上热为主。邪风入络而成痿者,治以解毒宣行为主。(《临证指南》)

综合古文献的痿证记载与论述,对痿证的治疗原则总结如下。

(1)独取阳明:指治痿证应重视调理脾胃,因脾胃为后天之本,肺之津液来源于脾胃,肝肾的精血来源于脾胃的生化,只有脾胃健运,津液、精血之源生化,才能充养肢体筋脉,有助于痿证的康复。所谓调理不尽属于补益,脾胃虚弱者固当健脾益胃,而脾胃为湿热所困者,又当清胃火去湿热,皆属治阳明调理之法。所谓"独取",乃重视之意,不应理解为"唯独"之法。

（2）泻南补北：南方属火,北方属水,即指治痿证应重视滋阴清热,因肝肾精血不足,不独不能濡养筋脉,且阴虚则火旺,火旺则阴更亏,故滋阴可充养精血以润养筋骨,且滋阴有助降火;外感热毒,当清热解毒,火清热去则不再灼阴耗精,有存阴保津之效。若属虚火当滋阴以降火。若湿热当清热化湿而不伤阴。

（3）治兼夹证：在调理脾胃、滋阴清热的基础上,对痿证的兼夹证要予以兼顾治疗,视其所夹湿热、痰湿、瘀血、积滞等,分别治以清湿热、化痰浊、祛瘀血、消积滞或清郁热等,辨证论治,才能收效。

（4）慎用风药：因治风之剂,皆发散风邪,开通腠理之药,若误用之,阴血愈燥酿成坏病。至于因七情六欲太过而成痿者,必以调理气机为法,盖气化改善,百脉皆通,其病可愈。即吴师机所谓"气血流通即是补"之理。

二、痿证的辨证论治

《中医病证诊断疗效标准》中痿证辨证论治如下。

（一）肺热津伤证

【症见】发病急,病起发热,或热退后突然出现肢体软弱无力,可较快发生肌肉瘦削,皮肤干燥,心烦口渴,咳呛少痰,咽干不利,小便黄赤或热痛,大便干燥。舌质红、苔黄,脉细数。

【治则】清热润燥,养肺生津。

【方药】主方为清燥救肺汤（喻嘉言《医门法律》）加减。处方：太子参30 g,麦冬、炙枇杷叶、桑叶、北杏仁各12 g,石膏20 g,玉竹15 g,火麻仁25 g,阿胶12 g,甘草6 g。水煎服。

本方有清热润燥、养阴宣肺的作用,适用于温燥伤肺、气阴两虚之证。太子参、麦冬、甘草甘润养阴生津,阿胶、胡麻仁养阴血以润燥;生石膏、桑叶、北杏仁、炙枇杷叶清热宣肺。身热未退,高热,口渴有汗,可重用生石膏,加金银花、连翘、知母以清气分之热,解毒驱邪;咳嗽痰多,加瓜蒌、桑叶、川贝母宣肺清热化痰;咳呛少痰,咽喉干燥加桑叶、天花粉、芦根以润肺清热。身热已退,兼见食欲减退、口干咽干较甚,此胃阴亦伤,宜用益胃汤加石斛、薏苡仁、山药、麦芽。

(二)湿热浸淫证

【症见】起病较缓,逐渐出现肢体困重,痿软无力,尤以下肢或两足痿软多见,兼见微肿,手足麻木,扪及微热,喜凉恶热,或足胫热气上腾,或有发热,胸痞脘闷,小便短赤涩痛。苔黄腻,脉濡数或滑数。

【治则】清热利湿,通利经脉。

【方药】主方为四妙丸(张秉成《成方便读》)加减。处方:苍术、防己、木瓜、秦艽各12 g,黄柏10 g,龟板、牛膝、萆薢各15 g,薏苡仁30 g,桑枝20 g,甘草6 g。水煎服。

本方有清热利湿、补肾通脉的作用,适用于湿热内盛,兼见虚火之痿证。苍术、黄柏清热燥湿,萆薢、防己、薏苡仁渗湿分利,桑枝、木瓜、牛膝利湿,通经活络;龟板滋阴益肾强骨。湿邪偏盛,胸脘痞闷,肢重而肿,加厚朴、茯苓、枳壳、陈皮以理气化湿,夏令季节加藿香、佩兰芳香化浊,健脾祛湿;热邪偏盛,身热肢重,小便赤涩热痛,加忍冬藤、连翘、蒲公英、赤小豆清热解毒利湿;湿热伤阴,兼见两足焮热,心烦口干,舌质红或中剥,脉细数,可去苍术,重用龟板,加元参、山药、生地黄;若病史较久,兼见瘀血阻滞者,肌肉顽痹不仁,关节活动不利或有痛感,舌质紫暗,脉涩,加丹参、鸡血藤、赤芍、当归、桃仁。

(三)脾胃虚弱证

【症见】肢体痿软无力,逐渐加重,食少、便溏、腹胀、面浮、面色不华,气短,神疲乏力。苔薄白,脉细。

【治则】补脾益气,健运升清。

【方药】主方为参苓白术散合补中益气汤(李杲《脾胃论》)加减。处方:黄芪、党参、扁豆、莲子、茯苓各30 g,白术、当归各12 g,升麻、柴胡、陈皮、炙甘草各6 g,山药20 g,大枣、砂仁、神曲各10 g,薏苡仁15 g。水煎服。

参苓白术散健脾益气利湿,用于脾胃虚弱、健运失常、水湿内盛者;补中益气汤健脾益气养血,用于脾胃虚弱、中气不足、气血亏虚者。党参、白术、山药、扁豆、莲子、甘草、大枣补脾益气;黄芪、当归益气养血;薏苡仁、茯苓、砂仁、陈皮健脾益气化湿;升麻、柴胡升举清阳;神曲消食行滞。脾胃虚者,易兼夹食积不运,当健脾助运,导其食滞,酌佐谷麦芽、山楂;气血虚甚者,重用黄芪、党参、当归,加阿胶;气血不足兼有血瘀,唇舌紫暗,兼见涩象者,加丹参、川芎、川牛膝;肥人痰多或脾虚湿胜,可用六君子汤加减。

(四)肝肾亏损证

【症见】起病缓慢,下肢瘫软无力,腰脊酸软,不能久立,目眩耳鸣。舌红少苔,脉细数。

【治则】补益肝肾,滋阴清热。

【方药】主方为虎潜丸(朱丹溪《丹溪心法》)加减。处方:熟地黄、杜仲、枸杞子、黄精各15 g,龟板20 g,锁阳、当归、白芍、牛膝各12 g,黄柏、知母各6 g。水煎服。若气血虚者,可加党参、黄芪、何首乌各15 g,鸡血藤30 g,干姜3 g,陈皮6 g。久病阴损及阳者,可酌加巴戟天15 g、补骨脂12 g、肉桂6 g、熟附子10 g、鹿角胶12 g。

本方有滋阴降火、强壮筋骨的作用,适用于肝肾阴亏有热之痿证。牛膝壮筋骨利关节,熟地黄、龟板、知母、黄柏填精补髓,滋阴补肾,清虚热;锁阳温肾益精,当归、白芍养血柔肝;陈皮、干姜理气温中和胃,既防苦寒败胃,又使滋补而不滞。病久阴损及阳,阴阳两虚,兼有神疲,怯寒怕冷,阳痿早泄,尿频而清,妇女月经不调,脉沉细无力,不可过用寒凉以伐生气,去黄柏、知母,加淫羊藿、鹿角霜、紫河车、附子、肉桂,或服用鹿角胶丸、加味四斤丸;若症见面色无华或萎黄,头晕心悸,加黄芪、党参、何首乌、龙眼肉以补气养血;腰脊酸软,加续断、补骨脂、狗脊补肾壮腰;热甚者,可去锁阳、干姜或服用六味地黄丸加牛骨髓、鹿角胶、枸杞子滋阴补肾,以去虚火;阳虚畏寒,脉沉弱,加右归丸加减。

(五)脉络瘀阻证

【症见】久病体虚,四肢痿弱,肌肉瘦削,手足麻木不仁,四肢青筋显露,可伴有肌肉活动时隐痛不适。舌痿不能伸缩,舌质暗淡或有瘀斑、瘀点,脉细涩。

【治则】益气养营,活血行瘀。

【方药】主方为圣愈汤合补阳还五汤加减。圣愈汤益气养血,适用于气血亏虚、血行滞涩、经脉失养证;补阳还五汤补气活血通络,适用于气虚无力推动血行,经脉瘀阻证。

常用药:人参、黄芪益气;当归、川芎、熟地黄、白芍养血和血;川牛膝、地龙、红花、鸡血藤活血化瘀通脉。

手足麻木、舌苔厚腻者加橘络、木瓜;下肢痿软无力者加杜仲、锁阳、桑寄生;若见肌肤甲错、形体消瘦、手足痿弱,为瘀血久留,可用圣愈汤送服大黄䗪虫丸,补虚活血以丸图缓。

三、现代名老中医对重症肌无力的辨证论治

重症肌无力是国际公认的难治性疾病。从 20 世纪 70 年代首次出现中西医结合治疗重症肌无力的报道以来,迄今已走过 50 多年的历程,人们在本病的治疗思路、治疗方法、机制研究等方面取得了一定进展,促进了治疗水平的提高。免疫疾病(包括重症肌无力)以脏腑内虚为病变之本,由脏腑亏虚所产生的病理产物,如痰浊、水饮、瘀血、内热、内风等为疾病之标,脏腑虚损与内生邪实之间互为因果转换的恶性病理循环及本虚标实为本类疾病最主要的病理特征。糖皮质激素等虽可暂时抑制或减缓异常免疫反应对机体的损伤,但难以解决根本问题,而中医则通过整体调节、扶正祛邪,逐步恢复脏腑气血阴阳及免疫反应的正常调节,可从根本上解决此类疾病的内在基础。因此,中西医结合取长补短,标本兼顾,截断自身免疫病的因果转换链,促使疾病向痊愈和康复的方向发展,这是最早深入探讨自身免疫病中医病机及中西医结合诊治思路的论述,对中西医结合治疗重症肌无力具有较大启示作用。目前有关重症肌无力的中医及中西医结合临床研究报道很多。关于其中医病机,多种理论并存,从而形成了不同的辨证论治,都有一定道理。其中,从脏腑上以脾胃、脾肾及肝(肝肾)、奇经八脉为主,从六淫邪气上以湿热为主,还有一些医家根据临证对痿证进行了详细的分期分型辨证论治,具体总结如下。

(一)从脾胃论治

脾为后天之本,气血生化之源,主四肢肌肉。胃主受纳,脾主运化,共同完成饮食的消化吸收及其精微的输布,从而滋养全身。脾胃功能失常或素体

脾胃虚弱,升降异常,运化失司,肌肉筋脉失于充养而发为痿症。许多医家主张从脾胃论治,主要以补中益气汤加减治疗为主。

邓铁涛教授认为脾胃虚损为致病之因,强调主要矛盾,此病多为由虚致损的虚损病,多兼以他病。治疗应以补脾益气为基本纲要,创制强肌健力饮,临床疗效显著。

徐升等认为本病以脾胃虚弱为本,日久由虚致损,并渐而延及他脏,但主要病机仍为脾胃虚损。故立"补脾益损,兼治五脏"治疗大法,选升阳举陷之补中益气汤为基本方加减治疗。主张在用药时重用北黄芪,轻用陈皮,酌用岭南草药如五爪龙及千斤拔、牛大力等,并注意随症灵活加减,久煎久服,效不更方。

陈国中等认为本病病机为脾胃气虚、清阳下陷。应遵循"劳者温之,损者温之"的治则,具体治法是"惟当以甘温之剂,补其中,升其阳,甘寒以泻其火则愈",以补中益气汤为主。

乞国艳等单用补中益气汤加减治疗,或在此基础上加用激素甲泼尼龙治疗,发现中西医结合治疗见效快、缓解完全、疗效稳定、不易复发,明显优于单用激素和单用中药;单用中药虽见效慢,但远期疗效优于激素组。李方等以补中益气汤加减治疗,纳呆加焦三仙,大便溏加山药、莲肉;阳虚畏寒加肉桂、附子;痰多加半夏、茯苓。董婷等以补中益气汤加减,对照组采用泼尼松"中剂量冲击,小剂量维持"疗法,疗效相近。刘建萌以补中益气汤重用黄芪治疗。

张静生认为痿证机制一方面是多种致病因素导致五脏有热而耗伤气、血、津液,不能濡养五体;另一方面,五脏六腑、筋脉肉皮骨均依赖脾胃之水谷精气濡养,阳明虚,则五脏无所禀受,致五体失养,宗筋弛缓。在治疗上应重视补益后天,此为治疗痿证的关键性措施。

郭蓉娟教授认为重症肌无力的根本病机在于脾气亏虚中气不足日久可累及肝肾。肝藏血,主"筋",脾肾两虚,肝不得充养则肢体麻木不仁,关节屈伸不利,两眼干涩,视物模糊。溯其根源,皆脾气虚所致,故以益气补脾为治疗关键,兼顾肝肾。在"治痿独取阳明"的理论指导下,郭蓉娟教授提出了"益气补脾培元"的基本治疗原则,并根据病情的不同结合祛湿化痰、活血通络、补益肝肾之法,兼顾脾、肾、肝三脏,气血并调。无论早期脾虚气陷的眼睑下垂,还是疾病进展虚损累及肝肾,出现四肢痿废不用、吞咽困难甚至呼吸困难等,病机均不离脾气虚损,故以益气补脾为根本治法。

谢晶日以补益后天、顾护胃阴为治法,创制新方蠲痿汤,临床疗效确切。

李鲤则认为其与三方面因素有关:①先天不足,肾气亏虚;②后天失养,脾胃虚弱;③正虚邪实,痰瘀阻络。临床治疗多以保和丸加减应用,创制保和滋肾汤、滋肌汤、增力汤等,疗效确切。

(二)从脾肾论治

肾为"先天之本",脾为"后天之本",肾内寄元阴元阳,脾运化生精微的功能需要肾阳的温煦;肾中精气亦有赖于水谷精微之充养。两者相互资助,互相为用。若一方阳气虚损,必及另一方,导致全身阳气虚衰,肾精不足,气血亏虚,而见疲乏无力,行动迟缓,而发为痿证。

邓毓漳认为本病病因当责之于肺脾肾三脏虚损为主,重点在于脾肾。其中脾肾两亏型治宜脾肾两补,选用补中益气汤合拯阳理劳汤加减,药用黄芪、人参、白术、陈皮、当归、柴胡、升麻、肉桂、五味子、山茱萸、杜仲、炙甘草。

段竹联等认为重症肌无力均以脾肾阳虚、气虚为主证,补益脾肾是治疗本病的关键,以补中益气汤为主,合金匮肾气汤加减治疗。

况时祥以健脾补肾为主,自拟补脾益肾方,由黄芪、党参、陈皮、升麻、白术、柴胡、当归、制附片、何首乌、菟丝子、生地黄、肉桂、淫羊藿、甘草组成。亦取得了很好的临床疗效。

吴青等用健脾补肾中药。基本方:黄芪、党参、升麻、柴胡、白术、当归、山药、黄精、紫河车片、枸杞子、山茱萸、大枣、甘草,随症加减。鲍文晶等运用黄芪复方治疗脾肾虚损型重症肌无力,方药主要由黄芪、太子参、白术、枳壳、枸杞子、何首乌、升麻等组成。

王和贞等以补肾温阳为主,佐以益气活血通络,药用制附片、人参、鹿茸粉、菟丝子、肉丛蓉、枸杞子、山茱萸、黄芪、茯苓、山药、红花、鸡血藤、炙甘草;呼吸困难、语言不利者加柴胡、升麻、枳壳;饮食呛咳者加竹茹、威灵仙、姜半夏、僵蚕。

陈卫银教授强调,对于重症肌无力的辨证分析,应以阴阳五脏辨证为纲,气血辨证为辅。病位与肺脾肾相关。治疗多以黄芪、黄精、石斛等药辨证施治。

(三)从肝(肾)论治

肝主藏血,为罢极之本,肝血亏虚,血不养筋则宗筋弛纵不收,肝血不足则肾精亏损,肝肾阴虚,水不涵木,肝风内动,肝风挟痰阻滞经络,气血瘀阻,筋脉肌肉失养而弛缓痿废,而变为痿证。

尚尔寿教授认为肌无力本在肝、在风,筋脉失养,风痰阻络。自拟疏风通络为主的复肌宁粉(片):明天麻、全蝎、蜈蚣、地龙、牛膝、杜仲、黄芪。补肾镇肝息风为主的复肌宁1号方:胆星、菖蒲、麦冬、伸筋草、牡蛎、珍珠母、僵蚕、牛膝、佛手、黄芪、党参、桃仁、钩藤、姜半夏、陈皮、杜仲炭、焦三仙、焦白术。两者合用,随症加减。

张宏伟等以调肝为主治疗,药用白芍、当归、杜仲、天麻、鸡血藤、桑枝、川芎、甘草,并随证加减:肝气怫郁、疏泄不及者加柴胡、枳壳;呼吸不畅者加桂枝;湿热蕴肝、肝强气逆者加半夏、茯苓;寒滞厥阴、络脉闭阻者加细辛;气滞血瘀者加桃仁、红花。刘天锡用养血补肝、益气养阴之法治愈1例。李玉杰以滋肾柔肝、健脾除湿、祛风湿、通经络为治则,用益气活血柔肝汤治疗,总有效率达92.3%。"肝肾同源",故把此治归于从肝论者。

周绍华将中医辨证与现代临床分型结合,提出单纯眼肌型以肝肾亏虚为主,治以杞菊地黄丸加减;轻度全身型以脾气虚弱、中气下陷为主,治以补中益气汤加减;针对中度全身型,治以右归丸加减治疗,滋养脾肾;针对重症型,周教授认为其为元气衰败,应以右归丸合生脉饮加减。

(四)从湿热论治

符为民教授认为湿热互结是痿证发生的主要病理因素。"阳明脉络空乏,不司束筋骨以流利机关,肩痛肢麻头目如麻,行动痿弱无力。"治以外祛湿热,内补脾胃之法。

周仲瑛认为本病病机变化的主因是脾肾亏虚,兼有湿热瘀阻。湿热瘀阻决定病情的变化与转归,临床多采用四妙散与防己黄芪汤加减配伍使用。

(五)从奇经八脉论治

吴以岭认为本病病机是奇阳亏虚,真元颓废,络气虚滞。若奇经亏虚,十二经脉失去约束,出现眼睑下垂、四肢无力等症状;若真元亏虚,气虚下陷,宗气无力,则易导致肌无力危象的发生。

陈金亮认为本病以元气不足、阳气虚乏为主要病因病机,络气虚滞为病理环节。在选药组方上侧重于扶阳、益气之品,治疗以"扶元振颓、温理奇阳"为主。治疗以补中益气汤为主,并主张待临床症状改善之后,改服重肌灵散,由鹿茸、人参、淫羊藿、马钱子、麻黄、菟丝子、枳实等组成。总有效率达92.50%。

(六)综合辨证论治

陈宝贵教授认为重症肌无力多属脾胃虚弱、脾肾阳虚。结合临证诊断多将痿证分为两类,从上始,多属脾胃虚弱型,多以补脾益气、祛湿活络治痿;从下始,多属脾肾阳虚型,治以温肾助阳、兼以健脾。

杜雨茂认为脾胃虚弱、肾精亏损为基本病机,将其分为脾胃气虚型、脾肾气阴两虚型、肝肾阴虚型、脾肾阳虚型4种类型,提出调理脾肾、补肾固精、解毒化浊、调畅气机的治疗方法。

马培之教授认为肢体筋脉失于濡润为主要病因,应以脏腑辨治为纲,调理五脏六腑;辨阳明有余不足,非独取阳明。

彭江云提出,在发作期其病在肌肉,症为无力,应以峻补其气为治疗方法,而在其缓解期应注重补益肝肾、健运补脾。

裘昌林根据其临床表现将其分为脾气亏虚、气阴两虚、脾肾阳虚、肝肾不足、大气下陷五证;强调治痿独取阳明,治中有防、防治结合,络病入手善用引药的三大治疗原则。

通过对多位现代名老中医临床用药进行统计分析,痿证的辨证论治基本以脾肾肝三脏为主要治疗脏腑,大致分为18种辨证分型,共归纳出65种临床常用药。其中前17味中药为黄芪、石斛、陈皮、熟地黄、当归、巴戟天、葛根、白术、枸杞子、牛膝、升麻、淫羊藿、杜仲、茯苓、麦冬、苍术、柴胡。涉及补中益气汤、地黄饮子、参附汤、独参汤、强肌健力饮、益气聪明汤、保和丸、生脉散、右归丸、左归丸、杞菊地黄丸、人参蛤蚧汤、四妙散、防己黄芪汤等31个方剂。

结合统计分析,名老中医在治疗用药方面多以补益药为主。其中居首位的中药是黄芪。黄芪性甘微温,性浮主升,功能:补气健脾、升阳举陷、益卫固表,尤擅补肺脾之气,能补中气且升举下陷之气,为补中益气之要药。《本草正义》云黄芪能"补益中土,温养脾胃。凡中气不振,脾土虚弱,清气下陷者最宜"。郭诚杰教授认为临床重用黄芪之量大于30 g才可发挥升举下陷、固气摄脱之功。李东垣创立的补中益气汤流传至今仍在临床广泛使用,"方中重用黄芪为君",补中益气、升阳举陷。结合眼睑下垂、四肢不能抬举等临床表现,郭蓉娟教授认为重症肌无力应归属于"补中益气汤证"。在临床中治疗本病时,郭蓉娟教授常选用补中益气汤合四君子汤加减作为基础方,其中应用大剂量黄芪为君以达到益气补脾、升举阳气的功效,生黄芪的常用剂量为60~120 g,同时配伍党参15~30 g、白术10~15 g,炙甘草为臣,甘温补中;黄芪的具体用量应根据气虚症状的严重程度和病程及重症肌无力的类型来决定。对于病程短、症状较轻、年龄较小者,如仅有轻度眼睑下垂或伴有四肢轻度乏力、无吞咽困难症状者,生黄芪的用量一般可从60 g起用,在疾病初始阶段补气健脾,恢复脾之正常功能;并根据患者症状变化及时辨证组方,随时调整用药剂量。若病程较长,眼睑下垂严重,或是四肢肌力严重下降达Ⅲ级以下者或是患者本就年老体虚、脾肾两虚,黄芪可从90 g开始用起,峻力前行以补虚固本并酌情加至120 g,配伍补肾药物以先后天并补。根据临床观察,一般在使用中药2~3个月时出现明显疗效。当患者病情出现好转,症状得以减轻时,可逐渐减少黄芪用量;当患者肌无力症状显著改善,病情稳定后,可维持黄芪45 g的剂量,辨证组方采取间断用药的方式,每2~3个月服药15剂,以缓力益气,维续健脾之功,稳定病情,预防复发。但根据临床观察,黄芪少于30 g时其强肌健力的功效常不明显。结合现代药理研究黄芪多糖能够促进RNA与蛋白质的合成,促进细胞生长,但其对重症肌无力的作用机制尚待进一步深入研究。

综上所述,本部分内容总结了现代名老中医对重症肌无力病因病机的不同认识,归纳不同医家的辨证诊疗思维,分析临床用药规律,认为该病属本虚(脾胃气虚、脾肾亏虚、肝肾亏虚)、标实(湿热瘀阻、痰凝瘀阻、瘀热阻滞),治疗当扶正祛邪并举,临床用药治疗多以补益、通络为主,可同步使用疏散解肌药物,临床辨证划裁。目前关于重症肌无力的研究还在继续,其机制方面的研究仍需深入,期待更多的文献报道共同为中医规范化治疗重症肌无力提供诊疗及用药依据。

第六章　单味中药

淫羊藿

淫羊藿又名三枝九叶草、牛角花、三叉风、羊角风、三角莲等。

【性味】味辛、甘,性温。

【归经】归肝、肾经。

【功效主治】补肾阳,强筋骨,祛风湿。主治阳痿遗精,筋骨痿软,风湿痹痛,麻木拘挛,以及更年期高血压。

【各家论述】《本草纲目》:淫羊藿,性温不寒,能益精气,真阳不足者宜之。

《本草经疏》:淫羊藿,其气温而无毒。《本经》言寒者,误也。辛以润肾,甘温益阳气,故主阴痿绝阳,益气力,强志。茎中痛者,肝肾虚也,补益二经,痛自止矣。膀胱者,州都之官,津液藏焉,气化则能出矣。辛以润其燥,甘温益阳气以助其化,故利小便也。肝主筋,肾主骨,益肾肝则筋骨自坚矣。辛能散结,甘能缓中,温能通气行血,故主瘰疬赤痈,及下部有疮,洗出虫。

《本草述》:淫羊藿,《本经》首主阴痿绝伤,《日华子》亦首言其疗男子绝阳,女子绝阴,则谓入命门、补真阳者是也。盖命门为肾中之真阳,即人身之元气也,其所谓绝阳绝阴,不本之元气,何以嘘之于既槁。所谓益气力,强志,并治冷气劳气,筋骨挛急等症,皆其助元气之故。至若茎中痛,小便不利,皆肝肾气虚所致,此味入肾而助元阳,即是补肾气,而肝肾固同一治也。老人昏耄,中年健忘,皆元阳衰败而不能上升者也。以是思功,功可知矣。须知此味以降为升,其升由于能降也。

《本草正义》:淫羊藿,禀性辛温,专壮肾阳,故主阴痿,曰绝伤者,即阳事之绝伤也。茎中痛,亦肾脏之虚寒。利小便者,指老人及虚寒人之阳事不振,小便滴沥者言之,得其补助肾阳而小便自利,非湿热蕴结,水道赤涩者可比,读书慎勿误会。益气力、强志、坚筋骨,皆元阳振作之功,然虚寒者固其所宜,而阴精不充,真阳不固者,万不可为揠苗之助长也。消瘰疬、赤痛,盖亦因其温通气血,故能消化凝结。然瘰疬之病,由于阴血不充,肝阳燔灼,而煎熬津液,凝结痰浊者为多,幸勿误读古书,反以助其烈焰。洗下部之疮,则辛燥能除湿热,亦犹蛇床子洗疮杀虫耳。《日华》主丈夫绝阳,女子绝阴,一切冷风劳气,筋骨挛急,四肢不仁,补腰膝,则辛温之品,固不独益肾壮阳。并能通行经络,祛除风寒湿痹。但《日华》又谓治老人昏耄,中年健忘,则未免誉之太过。而景岳且谓男子阳衰,女子阴衰之艰于子嗣者,皆宜服之,则偏信温补,其弊滋多,更非中正之道矣。石顽谓一味淫羊藿酒,为偏风不遂要药,按不遂之病有二因:一为气血俱虚,不能荣养经络,或风寒湿热痹着之病,古人之所谓痹证是也,其来也缓;一为气血上冲,扰乱脑神经而忽失其运动之病,今之所谓中风是也,其病也暴。仙灵脾(即淫羊藿)酒,只可治风寒湿痹之不遂,并不能治气血两虚之不遂,而血冲脑经之不遂,更万万不可误用。

【现代研究】①可以增强细胞免疫,延缓衰老,增强机体的抗病能力。②可以增强非特异性免疫。③对体液免疫有双向调节作用。④对细胞免疫的影响:有增加活性 E 花环形成细胞的作用。⑤对细胞因子产生的影响:诱导小鼠扁桃体单核细胞产生 IL-2、IL-3、IL-6。对正常人外周血单核细胞产生 IL-2 有显著的增强作用。⑥有促进骨生长、扩张脑血管、增加脑血流量、抗菌、抗病毒等作用。

五指毛桃

五指毛桃又名五爪龙、五指牛奶、土五加皮、土黄芪。

【性味】味甘,性寒,无毒。(《泉州本草》)

【归经】归肝、肺、肾、膀胱四经。(《泉州本草》)

【功效主治】健脾补肺,行气利湿,舒筋活络。

【各家论述】《泉州本草》:祛风湿,活血脉,强筋骨。治风湿骨痛,腰肌劳损,偏瘫,阳痿。

《广东本草》:五指毛桃具有健脾补肺、行气利湿、舒筋活络之功,岭南地区的中医或少数民族民间医生常用于治疗脾虚浮肿、食少无力、肺痨咳嗽、盗汗、带下、产后无乳、月经不调、风湿痹痛等症。

《中药大辞典》：祛风除湿；祛瘀消肿。主治风湿痿痹，腰腿痛，痢疾，浮肿，带下，瘰疬，跌打损伤，经闭，乳少。

【药理作用】五指毛桃根煎剂、乙醇提取物、乙醇回流后残渣的水提取物，分别给小鼠灌服，对氨水喷雾引起的咳嗽均有明显的止咳作用。试管试验显示其对金黄色葡萄球菌、甲型链球菌亦有较好的抑菌作用。

【化学成分】含氨基酸、糖类、甾体、香豆精等。

黄　芪

【性味】味甘，性微温。

【归经】归肺、脾、肝、肾经。

【功效主治】补气固表，利尿托毒，排脓，敛疮生肌。用于治疗气虚乏力，食少便溏，中气下陷，久泻脱肛，便血崩漏，表虚自汗，气虚水肿，痈疽难溃，久溃不敛，血虚萎黄，内热消渴；慢性肾炎蛋白尿，糖尿病。

萎黄焦渴（每与痈疽发作，先后伴随）。用黄芪六两，一半生焙，一半加盐水在饭上蒸熟；另用甘草一两，也是一半生用，一半炙黄。二药共研细。每服二钱，一天两次。也可以煎服。此方名"黄芪六一汤"。

【辨证论治】表虚自汗多用于体虚表弱所致的自汗。如表气不固，而汗出，用黄芪配白术、防风治之，久服必效。方如玉屏风散；也可配浮小麦、麻黄根等。

阴虚盗汗可与生地黄、麦冬等滋阴药同用。

阳气不足的急性肾炎水肿，常与防己、茯苓、白术等合而用，方如防己黄芪汤。

脾肾亏虚慢性肾炎水肿常与党参、白术、茯苓同用。

阳气虚弱用于疮疡久不溃破而内陷，有促进溃破及局限作用。痈疽久不穿头，常与穿山甲、皂角刺、当归、川芎同用。

疮疡溃破久不收口，有生肌收口之作用，常配金银花、皂角刺、地丁等。脓液清洗，与党参、肉桂等同用。

肺气虚证咳喘日久,气短神疲,痰壅于肺无力咯出,常配伍紫菀、款冬花等温肺定喘,健肺气之品。脾生痰,肺储痰,所以健太阴以祛痰,黄芪补气所以尤善治气虚。

气虚衰弱,倦怠乏力,或中气下陷、脱肛、子宫脱垂,应补气健脾,常与党参、白术等配伍;用于益气升阳而举陷,常与党参、升麻、柴胡、炙甘草等合用。

【现代研究】黄芪有增强机体免疫功能、保肝、利尿、抗衰老、抗应激、降血压和较广泛的抗菌作用;能消除实验性肾炎蛋白尿,增强心肌收缩力,调节血糖水平。黄芪不仅能扩张冠状动脉,改善心肌供血,而且能延缓细胞衰老的进程。

【用法用量】9~30 g。

马钱子

【性味】味苦,性温,有大毒。

【归经】归肝、脾经。

【功效主治】兴奋健胃,消肿毒,凉血。主治四肢麻木,瘫痪,食欲减退,痞块,痈疽肿毒,咽喉肿痛。

【药理作用】

1. 对中枢神经系统的作用　马钱子所含的士的宁对整个中枢神经系统都有兴奋作用,并能提高大脑皮质感觉中枢的功能,特别是对脊髓有高度选择性。

研究表明:士的宁能兴奋脊髓的反射功能,脊髓对士的宁有高度的敏感性,治疗剂量的士的宁不仅能阻断脊髓中闰绍细胞(Renshaw cell)对运动神经元的抑制,而且能阻断中枢抑制性递质甘氨酸对脊髓中间神经元及运动神经元的突触后抑制,从而使神经冲动在脊髓和神经元中易于传导,并能提高脊髓反射兴奋性,因此可缩短脊髓反射时间,增高反射强度,且不破坏脊髓中枢的交互抑制过程。给蛙皮下注射0.02%硝酸士的宁溶液0.5 mL,可见反射兴奋提高,轻触皮肤即可引起动物震颤;给截除大脑的猫静脉注射0.01%硝酸士的宁0.2 mg/kg,也见其反射性增高,但中毒剂量的士的宁能破坏脊髓中枢的交互抑制过程,可出现强直性惊厥。由于脊髓兴奋性的提高,骨骼肌和内脏平滑肌紧张度也增加,故对重症肌无力、遗尿等有效。

2. 士的宁对延髓有兴奋作用 士的宁能提高血管运动中枢的兴奋性,给箭毒麻醉的犬静脉注射硝酸士的宁 2 mg/kg,血压立刻升高并长时间持续在高水平,但若破坏动物的延髓,则血压随即下降,增大士的宁剂量血压也不再上升。士的宁亦能提高呼吸中枢的兴奋性,使呼吸加深、加快,在上述中枢被抑制时其作用更加明显。

【用法用量】0.3~0.6 g,配成丸散服用。

仙 茅

【性味】味辛,性热,有毒。

【归经】归肾、肝、脾经。

【功效主治】主治阳痿精寒、腰膝风冷、筋骨痿痹等症。

《全国中草药汇编》:补肾阳,强筋骨,祛寒湿。用于阳痿精冷、筋骨痿软、腰膝冷痹、阳虚冷泻。

《中药大辞典》:温肾阳,壮筋骨。治阳痿精冷,小便失禁,崩漏,心腹冷痛,腰脚冷痹,痈疽,瘰疬,阳虚冷泻。

古方中有"仙茅丸",能壮筋骨、益精神、明目、黑须发。其配方及服法如下:仙茅二斤,放入淘糯米水中浸五天,取出刮锉,阴干。另用苍术二斤,放入淘米水中浸五天,取出刮皮,焙干。取这样制过的仙茅、苍术各一斤,与枸杞子一斤,车前子十二两,白茯苓(去皮)、茴香(炒)、柏子仁(去壳)各八两,生地黄(焙)、熟地黄(焙各四两)一起研细,加酒煮糊做成丸子,如梧子大。每服50 丸,饭前服,温酒送下。每天服 2 次。

【辨证论治】仙茅为石蒜科多年生草本植物仙茅的根茎,临床上多用于温肾补阳、强壮筋骨、延年益寿,仙茅的功效与作用具体表现在以下几个方面。

1. 温肾壮阳 仙茅与熟地黄、淫羊藿、枸杞子、山茱萸等同用可改善肾阳不足之症,调理阳痿精寒,治疗遗精早泄等症。与枸杞子,车前子,生、熟地黄同治疗肝肾亏虚所致须发早白、视力昏花。

2. 调节内分泌 更年期妇女内分泌紊乱,体内雌、雄激素比例失调,用仙茅、淫羊藿与巴戟天、知母同用,既能改善症状,又能使雌激素和雄激素同时得到提高,延缓内分泌功效衰退。

3. 治疗关节炎 仙茅和淫羊藿同用,既能提高体内激素水平,又能消炎、抗风湿,用于改善类风湿关节炎、强直性脊柱炎、老年骨关节炎等症状。

4. 治疗腰膝冷痛 仙茅辛散燥烈,既有补肾阳功效,亦有强筋骨的作用,与杜仲、独活、附子同用有助于改善腰膝冷痛、筋骨痿软无力等症状。

【药理作用】主要体现在免疫功效。①对巨噬细胞吞噬功能的影响:给小鼠灌服仙茅 70% 醇浸剂 10、20 g/kg,1 次/d,连续 7 d,于给药后第 5 天分别腹腔注射 0.4% 肝糖原 2 mL,而于末次给药后 1 h,腹腔注射 2% 鸡红细胞悬液 1 mL,2 h 后处死小鼠。按文献(张蕴芬等,北京医学院学报,1979 年第 2 期)测定吞噬功效。结果表明仙茅可使小鼠腹腔巨噬细胞吞噬百分数、吞噬指数均比对照组明显增加。②对正常及免疫功能抑制小鼠 T 淋巴细胞(简称 T 细胞)百分率的影响:采用酯酶法测定小鼠 T 细胞百分率。结果证明,仙茅不能提高正常小鼠 T 细胞百分率,但对环磷酰胺所致免疫功能受抑制小鼠 T 细胞的降低有明显改善作用。③仙茅水提物能促进抗体生成并延长其功效,仙茅苷能促进巨噬细胞增生并提高其吞噬功效,故可认为仙茅有增强免疫功效。

【用法用量】内服:煎汤,一钱半~三钱,或入丸、散。外用:捣敷。

【注意】凡阴虚火旺者忌服。

《雷公炮炙论》:勿犯铁,斑人须鬓。

《本草经疏》:凡一概阴虚发热,咳嗽,吐血,衄血,齿血,溺血,血淋,遗精白浊,梦与鬼交,肾虚腰痛,脚膝无力,虚火上炎,口干咽痛,失志阳痿,水涸精竭,不能孕育,老人孤阳无阴,遗溺失精,血虚不能养筋,以致偏枯痿痹,胃家邪热不能杀谷,胃家虚火嘈杂易饥,三消五疸,阴虚内热外寒,阳厥火极似水等证,法并禁用。

五加皮

五加皮又名追风使。宜酿酒。

【性味】味辛、苦,性温。

【归经】归肝、肾经。

【功效主治】有祛风湿、补益肝肾、强筋壮骨、利水消肿的作用。治一切风湿、痿痹挛急,如风湿痹病、筋骨痿软、小儿行迟、体虚乏力、水肿、脚气。

《名医别录》:疗男子阴痿,囊下湿,小便余沥,女人阴痒及腰脊痛,两脚疼痹风弱,五缓虚羸,补中益精,坚筋骨,强志意。

《本草纲目》:治风湿痿痹,壮筋骨。

【现代研究】五加皮在抗疲劳和耐缺氧方面有很大的功效。经过研究分析,其主要含多种糖类、氨基酸、脂肪酸、维生素(维生素 A、维生素 B_1、维生素 B_2)及多量的胡萝卜素;另含有芝麻脂素、甾醇、香豆精、黄酮、木栓酮、非芳香性不饱和有机酸及多种微量矿物质等。刺五加苷 A 为胡萝卜素,人参中也含这类成分。在人体内能促进胆固醇的排泄,可防治高胆固醇血症。刺五加苷 B 为紫丁香素(syringin),是刺五加的主要强壮成分,有促性腺发育、抗辐射、抗疲劳等作用,具有与人参皂素相似的生理活性。

【用法用量】煎服,5～10 g。

桑寄生

【性味】味苦甘,性平。

【归经】归肝、肾经。

【功效主治】补肝肾、强筋骨、除风湿、通经络、益血、安胎。治腰膝酸痛,筋骨痿弱,偏枯,脚气,风寒湿痹,胎漏血崩,产后乳汁不下;治久咳,舌纵,眩晕。

《玉楸药解》:桑寄生通达经络、驱逐湿痹,治腰痛背强,筋痿骨弱,血崩乳闭胎动,腹痛痢疾,金疮痈疽,坚发齿,长眉须。

【药理作用】对免疫作用的影响,可用于肿瘤的治疗,作为促进细胞分裂免疫刺激剂以控制和调整免疫系统。

狗　脊

【性味】味苦、甘,性温。

【归经】归肝、肾经。

【功效主治】强腰膝,祛风湿,固肾气。主治肾虚腰痛脊强,足膝软弱无力,风湿痹痛,遗尿,尿频,遗精,白带。

【药品成分】含蕨素(pterosin)R、金粉蕨素(onitin)、金粉蕨素－2′－O－葡

萄糖苷(onitin-2′-O-β-D-glucoside)、金粉蕨素-2′-O-阿洛糖苷(onitin-2′-O-β-D-alloside)、欧蕨伊鲁苷(ptaquiloside)、蕨素 Z。

【药理作用】将 100% 狗脊注射液给小鼠腹腔注射 30 g/kg,心肌摄取[86]Rb 无明显改变。如连续 14 d 给 20 g/kg,心肌对[86]Rb 的摄取可增加 54%。

【各家论述】《本草经疏》:狗脊,苦能燥湿,甘能益血,温能养气,是补而能走之药也。肾虚则腰背强,机关有缓急之病,滋肾益气血,则腰背不强,机关无缓急之患矣。周痹寒湿膝痛者,肾气不足,而为风寒湿之邪所中也,兹得补则邪散痹除而膝亦利矣。老人肾气衰乏,肝血亦虚,则筋骨不健,补肾入骨,故利老人也。失溺不节,肾气虚脱故也。《经》曰,腰者肾之府,动摇不能,肾将惫矣。此腰痛亦指肾虚而为湿邪所乘者言也。气血不足,则风邪乘虚客之也。淋露者,肾气与带脉冲任俱虚所致也。少气者,阳虚也。目得血而能视,水旺则瞳子精明,肝肾俱虚,故目暗。女子伤中,关节重者,血虚兼有湿也,除湿益肾,则诸病自瘳,脊坚则俯仰自利矣。

《本草述》:《本经》于狗脊主治,首云腰背,次乃及机关缓急,更次乃及膝也,岂非知所先后哉。又如疗脚弱,并毒风软脚,皆由大关节之处,有留滞邪气恶血,故在下部之经脉有伤,而见于脚者,其机关不利如是耳。然则狗脊主气乎?主血乎?夫其所治,《别录》言风邪淋露,少气目暗。甄权又言毒风软脚,肾气虚弱,即此可以思其功。夫经脉所以濡筋骨、利机关,非血无以濡之,非气无以煦之。故此味乃主下焦肝肾之阴气,与上焦心肺之阳气微不同耳。《本经》谓颇利老人,缘老人下焦之阴气多虚,多有不利故也。更绎《本经》但言寒湿,而《别录》、甄权又出风邪毒风之治,非有二也。盖肾者水脏,全藉风木以达阳而化阴;风木虚,则阳不达,阳不达,则阴不化,阴不化,则寒湿病乎血,病乎血则风化自病而为风邪,久之为毒风,还病于肾脏,而为肾脏风毒。或有化为湿热,以为肝种种之病者,皆坐风虚也。此味能益肾气,若主辅得宜,使阳得达而阴得化,有何关节不利而风湿不瘳乎。但病各有所因,则剂各有所主,诚即方书治寒湿脚气,必用益阳气、除寒湿之剂;治风湿,必用活血、除风湿之剂,而此特逐队以奏功。又有脚气宜补心肾者,主以益心肾之味,而此特佐之。然则此味固不任攻击之功,即冀其奏补益之效,亦未能专恃也矣。

《本草求真》:狗脊,何书既言补血滋水,又曰去湿除风,能使脚弱、腰痛、失溺、周痹俱治,是明因其味苦,苦则能以燥湿;又因其味甘,甘则能以益血;又因其气温,温则能以补肾养气。盖湿除而气自周,气周而溺不失,血补而筋自强,筋强而风不作,是补而能走之药也。故凡一切骨节诸疾,有此药味燥入,则关节自强,而俯仰亦利,非若巴戟天性兼辛散,能于风湿则直除耳。

《本经续疏》:狗脊,《本经》所主机关缓急,冠于周痹之前,而寒湿膝痛,系于周痹之后,以明寒湿膝痛之非周痹,惟机关缓急乃为周痹,而腰背强则狗脊之主证,为两病之所均有也。此《本经》之最明析周详,遥应《灵枢·周痹》篇黍铢无漏者也。虽然,味苦气平,则性专主降。惟其苦中有甘,平而微温,乃为降中有升。降中有升,是以下不能至地,本专主降,是以上不能至天,而盘旋于中下之际。为活利之所凭藉,非补虚亦非泄邪,有邪者能活利,无邪者亦能活利,是以颇利老人句,著于周痹膝痛两证之外,以见其不专治邪耳。其《别录》以疗失溺不节,更治男女有异何也?盖溺虽出于膀胱,而启闭由于肾,启闭之以时,犹关节之以利,利者过利,必有不利者过于不利,利者以时,则不利者利矣;所以然者,肾固主藏五脏六腑之精而敷布于周身百节者也,故以启闭之机关,可验屈伸之机关,以屈伸之机关,可揣启闭之机关,用是知狗脊所治之失溺不节,机关有倔强之萌者矣。治痿者独取阳明,阳明者主宗筋,宗筋主束骨而利机关,病涉宗筋,男女自应有别。脚弱俯仰不利,痿之似而缓急之根,关节重则痹之似而亦缓急之根,其源于湿一也。特宗筋纵者,其病也疾,宗筋缩者,其病也徐。故男子用狗脊,遇弱而无力,即应投之。女子用狗脊,虽至关节已重可也。

人 参

【性味】味甘、微苦,性平。

【归经】归脾、肺、心经。

【功效主治】大补元气,复脉固脱,补脾益肺,生津,安神。

《神农本草经》:补五脏,安精神,定魂魄,止惊悸,除邪气,明目开心益智。久服轻身延年。

《药性本草》:疗肠胃中冷,心腹鼓痛,胸胁逆满,霍乱吐逆,调中,止消渴,通血脉,破坚积,令人不忘。主五劳七伤,虚损瘦弱,止呕哕,补五脏六腑,保中守神。消胸中痰,治肺痿及痛疾。

《药性论》:主五脏气不足,五劳七伤,虚损瘦弱,吐逆不下食,止霍乱烦闷呕哕,补五脏六腑,保中守神。消胸中痰,主肺痿吐脓及痛疾,冷气逆上,伤寒不下食,患人虚而多梦纷纭,加而用之。

《本草纲目》:治男妇一切虚证,发热自汗,眩晕头痛,反胃吐食,疟疾,滑泻久痢,小便频数淋沥,劳倦内伤,中风中暑,痿痹,吐血,嗽血,下血,血淋,血崩,胎前产后诸病。

巴戟天

巴戟天又名不凋草、三蔓草。

【性味】(根)味甘、辛,性微温,无毒。

【归经】归肾、肝经。

【功效主治】补肾、祛风。入肾经血分,强阴益精,治五劳七伤;辛温散风湿,治风气,脚气,水肿。主治风湿,脚气,肾虚,阳痿。

根如连珠。击破中紫而鲜洁者,伪也。中虽紫,微有白糁粉色而理小暗者,真也。蜀产佳。去心,酒浸焙用。覆盆子为使。恶丹参。

当 归

【性味】味甘、辛,性温。

【归经】归肝、心、脾经。

《雷公炮制药性解》:入心、肝、肺三经。

【功效主治】补血,活血,调经止痛,润燥滑肠。主治血虚诸证,月经不调,经闭,痛经,症瘕结聚,崩漏,虚寒腹痛,痿痹,肌肤麻木,肠燥便难,赤痢后重,痈疽疮疡,跌扑损伤。

王好古:主痿躄嗜卧,足下热而痛。冲脉为病,气逆里急;带脉为病,腹痛,腰溶溶如坐水中。

《本草正》:当归,其味甘而重,故专能补血,其气轻而辛,故又能行血,补中有动,行中有补,诚血中之气药,亦血中之圣药也。大约佐之以补则补,故能养营养血,补气生精,安五脏,强形体,益神志,凡有形虚损之病,无所不宜。

佐之以攻则通,故能祛痛通便,利筋骨,治拘挛、瘫痪、燥、涩等证。营虚而表不解者,佐以柴、葛、麻、桂等剂,大能散表卫热,而表不敛者,佐以大黄之类,又能固表。惟其气辛而动,故欲其静者当避之,性滑善行,大便不固者当避之。凡阴中火盛者,当归能动血,亦非所宜,阴中阳虚者,当归能养血,乃不可少。若血滞而为痢者,正所当用,其要在动、滑两字;若妇人经期血滞,临产催生,及产后儿枕作痛,俱当以此为君。

【药理作用】当归及其萃取物阿魏酸钠和当归多糖对单核巨噬细胞系统有明显的刺激作用,对免疫功能低下的机体也有免疫调解和恢复作用。当归对健康人的淋巴细胞转化也有促进作用。

1986 年张培桜报道,当归中性油总酸有增强巨噬细胞的吞噬功效和促进淋巴细胞转化作用($P<0.001$);当归多糖有明显促进 E 花环形成率和酯酶染色阳性率作用($P<0.05$);总酸有促进特异抗体 IgG 产生作用($P<0.05$)。故认为总酸既有提高机体免疫作用,又有促进体液免疫作用。另据李明峰等报道,当归多糖能显著提高小鼠对牛血清蛋白诱导迟发型超敏反应的反应性。王亚平等给正常小鼠皮下注射当归多糖,见脾脏重量和脾长明显增加,组织切片观察见脾小体结构不清,幼稚细胞增多,核分裂活跃。朱启等报道,注射当归多糖使脾白髓截面、T 细胞和 B 细胞区有所缩小;脾小体生发中心反应减弱,树突细胞增多,淋巴母细胞减少,脾红髓有核红细胞核固缩,数量减少,粒细胞增多;脾血窦扩张。当归多糖使小鼠胸腺重量降低,皮质变薄和萎缩。当归多糖亦能提高小鼠对刚果红的廓清率,对皮质激素所致的抑制作用具有免疫增强作用。

海风藤

【性味】味辛、苦,性微温。

【归经】归肝经或肝、肾经(主归肝经)(《本草再新》)。

【功效主治】祛风湿,通经络,理气。主治风寒湿痹,关节疼痛,筋脉拘挛,跌打损伤,哮喘,久咳。

《浙江中药手册》:宣痹,化湿,通络舒筋。治腿膝痿痹,关节疼痛。

【用法用量】内服:煎汤,6～12 g;或浸酒。

牛 膝

【性味】味苦、甘酸,性平。

【归经】归肝、肾经。

【功效主治】祛寒湿,强筋骨,活血利尿。主治寒湿痿痹,腰膝疼痛,淋闭,久疟。生用散瘀血,消痈肿。治淋病,尿血,经闭,症瘕,难产,胞衣不下,产后瘀血腹痛,喉痹,痈肿,跌打损伤。熟用补肝肾,强筋骨。治腰膝骨痛,四肢拘挛,痿痹。

《神农本草经》:主寒湿痿痹,四肢拘挛,膝痛不可屈,逐血气,伤热火烂,堕胎。

《本草纲目》:治寒湿痿痹,老疟,淋闭,诸疮。功同根,春夏宜用之。治痿痹,补虚损,壮筋骨,除久疟:牛膝煎汁和曲米酿酒,或切碎袋盛浸酒,煮饮之。

《本草图经》:治寒湿痿痹,腰膝疼痛,久疟,淋病。

《本草备要》:酒蒸则益肝肾,强筋骨,治腰膝骨痛,足痿筋挛,阴痿失溺,久疟,下痢,伤中少气,生用则散恶血,破症结,治心腹诸痛,淋痛尿血,经闭难产,喉痹齿痛,痈疽恶疮。

《本草经疏》:牛膝,走而能补,性善下行,故入肝肾。主寒湿痿痹,四肢拘挛、膝痛不可屈伸者,肝脾肾虚,则寒湿之邪客之而成痹,及病四肢拘挛,膝痛不可屈伸。此药性走而下行,其能逐寒湿而除痹也必矣。盖补肝则筋舒,下行则理膝,行血则痛止。逐血气,犹云能通气滞血凝也。详药性,气当作痹。伤热火烂,血焦枯之病也,血行而活,痛自止矣。入肝行血,故堕胎。伤中少气,男子阴消,老人失溺者,皆肾不足之候也。脑为髓之海,脑不满则空而痛。腰乃肾之府,脊通髓于脑,肾虚髓少,则腰脊痛;血虚而热,则发白。虚羸劳顿,则伤绝。肝藏血,肾藏精,峻补肝肾,则血足而精满,诸证自瘳矣。血行则月水自通,血结自散。

【各家论述】李时珍说:"牛膝乃足厥阴、少阴之药。所主之药,大抵得酒则能补肝、肾,生用则能去恶血,二者而已。其治腰膝骨痛、足痿阴消、失溺久疟、伤中少气诸病,非取其补肝肾之功欤?其治癥瘕、心腹诸痛、痈肿恶疮、金疮折伤、喉齿淋痛、尿血、经候胎产诸病,非取其去恶血之功欤?"

【用法用量】内服:煎汤,6～15 g;捣汁或浸酒。

大叶千斤拔根

【性味】味甘,性温(《贵州民间药物》)。

【功效主治】祛风利湿,强筋壮骨,活血解毒。主治风湿痹痛,腰肌劳损,四肢痿软,跌打肿痛,咽喉肿痛等。

《贵州民间药物》:治肾虚阳痿,泡酒服。

《广西药植名录》:祛风活血。治风湿骨痛,疮疖。

《常用中草药手册》:舒筋活络,强腰壮骨。治腰肌劳损,偏瘫痿痹,气虚脚肿,劳伤久咳,咽喉肿痛。

【用法用量】内服:煎汤,30～60 g;或浸酒。

巴 豆

【性味】味辛,性热,有毒。

【归经】归胃、大肠经。

【功效主治】破积,逐水,涌吐痰涎。主治寒结便秘、腹水肿胀、寒邪食积所致的胸腹胀满急痛,大便不通,泄泻痢疾,水肿腹大,痰饮喘满,喉风喉痹,痈疽,恶疮疥癣。

《药性论》:主破心腹积聚结气,治十种水肿,痿痹,大腹。

【用法用量】内服:入丸、散,0.1～0.3 g(用巴豆霜)。外用:绵裹塞耳鼻,捣膏涂或以绢包擦患处。

独 活

【性味】味辛苦,性微温。

【归经】归肾、膀胱经。

【功效主治】祛风除湿,舒筋活络,和血止痛。主治风湿疼痛,腰膝酸痛,四肢痿痹,腰肌劳损,鹤膝风,手足扭伤肿痛,骨折,头风,头痛,牙痛。

【用法用量】内服:煎汤,3～10 g;或泡酒。外用:适量,研末调敷;或煎汤洗。

【注意】阴虚内热者慎服。《四川中药志》(1960年版)载:阴虚内热及体虚者忌用。

鸡 血

鸡血为雉科动物家鸡的血。

【性味】味咸,性平。

《名医别录》:平,无毒。

《本草纲目》:咸,平,无毒。

《医林纂要》:鸡冠血咸,温。

《本草再新》:鸡血味辛,性热,无毒。鸡冠血味甘,性温,无毒。

【归经】《本草再新》:鸡血入心、肝二经。鸡冠血入肝、肺、肾三经。

【功效主治】祛风,活血,通络。主治小儿惊风,口面歪斜,痿痹,折伤,目赤流泪,痈疽疮癣。

《名医别录》:乌雄鸡血,主踒折骨痛及痿痹。黑雌鸡血,主中恶腹痛及踒折骨痛,乳难。乌雄鸡冠血,主乳难。

【用法用量】内服:热饮。外用:涂敷。

马 肉

【性味】味甘、酸、辛,性微寒。

【归经】归肝、脾经。

【功效主治】强筋壮骨,除热。主治寒热痿痹,筋骨无力,疮毒。

【用法用量】内服:煮食,适量。外用:煮汁洗;或研末调敷。

叩头虫

叩头虫又名跳百丈(《纲目拾遗》),跳搏虫、膈膊虫(《中国医学大辞典》),跳米虫、蛶(《动物学大辞典》),剥剥跳(《系统动物学》)。为叩头虫科昆虫有沟叩头虫等的全虫。

【性味】味辛,性微温,无毒。

【归经】归肝、肾经。

【功效主治】强壮筋骨,截疟。主治手足痿软无力,小作行迟,疟疾。

《泉州本草》:治四肢痿痹,行动不便;叩头虫,酒炙为末,泡酒服。

《泉州本草》:强身健筋骨,除疟。治疟疾,筋骨酸痛,四肢痿痹。

【用法用量】内服:炖熟,10～15 只;或研末。外用:适量,贴敷。

理　石

理石又名立制石(《神农本草经》)、肌石(《名医别录》)。为硫酸盐类矿物石膏中的纤维石膏。

【性味】味辛、甘,性寒,无毒。

【归经】归胃经。

【功效主治】清热除烦,养胃益阴,益清明目,消积破聚。主治身热心烦,痿痹,消渴。

【各家论述】《神农本草经》:主身热,利胃解烦,益精明目,破积聚,去三虫。

《名医别录》:除营卫中去来大热、结热,解烦毒,止消渴,及中风痿痹。

【用法用量】内服:煎汤,15～30 g。

【注意】《本草经集注》:滑石为之使,恶麻黄。

商　陆

【性味】味苦,性寒,有毒。

【归经】归肺、脾、肾、大肠经。

【功效主治】疗胸中邪气,水肿,痿痹,腹满洪直,疏五脏,散水气。(《名医别录》)

【药理作用】体外诱生免疫干扰素的作用:垂序商陆(PWM)和中国商陆皂苷(ES)在体外对正常外伤脾和患者脾细胞诱生干扰素的研究显示,PWM和 ES 诱生的干扰素对 pH=2 或 56 ℃处理敏感,能被人 γ 干扰素单克隆抗体中和,确证是人 γ 干扰素;但 ES 对患者脾细胞诱生 γ 干扰素的作用显著低于PWM($P<0.01$)。商陆多糖Ⅰ能增强巨噬细胞的细胞毒作用,与其诱生肿瘤坏死因子和白细胞介素-1(IL-1)增加有关。另有报道,ES 不仅能诱生 γ 干

扰素,而且能诱生白细胞介素-2(IL-2)及淋巴毒素。实验证明含有数种淋巴因子的制品对人肺癌细胞株、Hela 细胞、人肝癌细胞株、Jurkat 及 Malt-4 细胞等均有不同程度的细胞毒性作用。当前在高度纯化的基因工程混合淋巴因子尚不能提供临床应用的情况下,ES 诱生的淋巴因子制品联合化学药物或中药治疗肿瘤具有较好的临床使用价值。商陆皂苷辛因具有较高的诱生干扰素效价,现已用于 γ 干扰素的生产。商陆总皂苷和商陆皂苷甲能显著促进小鼠白细胞的吞噬功能,总皂苷还能对抗由羟基脲引起的 DNA 转化率下降,使 DNA 的合成保持在正常水平,证明了商陆皂苷是商陆扶正固本作用的有效成分之一。

【用法用量】内服:煎汤,一钱半~三钱;或入散剂。外用:捣敷。

砗磲肉

砗磲肉为砗磲科动物鳞砗磲和长砗磲等的肉。鳞砗磲和长砗磲全年均可捕捉,去壳取肉,鲜用或晒干。

【性味】味甘、咸,性寒。

【功效主治】滋阴生津,清热解毒。主治虚羸内热,消渴,痿痹,泻痢,肿毒。

【用法用量】内服:煮食,200~250 g。

松 叶

松叶又名猪鬃松叶(《太平圣惠方》)、松毛(《简便单方》)、山松须(《生草药性备要》)和松针(《常用中草药手册》)。

【性味】味苦,性温。

【归经】归心、脾经。

【功效主治】祛风燥湿,杀虫,止痒。主治风湿痿痹,跌打损伤,失眠,浮肿,湿疮,疥癣。并能防治流脑,流感,钩虫病。

《中华本草》:祛风燥湿,杀虫止痒,活血安神。主治风湿痿痹,脚气,湿疮、癣,风疹瘙痒,跌打损伤,神经衰弱,慢性肾炎,高血压。预防乙脑、流感。

【各家论述】《本草汇言》:松毛,去风湿,疗癣癞恶疮之药也。性燥质利,炒黑善去风湿,顽癣湿烂,浸渍不干,并敷冬月冻疮。生取捣烂作丸,能治大风癞疾,或历节风痛,或脚气痿痹,或头风头痛等症。

【用法用量】

1. 内服　煎汤,9~15 g(鲜叶30~60 g);或浸酒。

2. 外用　煎水洗。

3. 治大风癞疮,并历节风痛,脚弱痿痹　松毛取生新者捣烂焙燥,每用松毛二两,枸杞子二两,浸酒饮,时时服,不得大醉,久服效。(《外科正宗》)

刺五加

【性味】味微苦,性温。

【归经】归脾、肾、心经。

【功效主治】

1. 祛风湿,通关节,强筋骨　治痿痹,拘挛疼痛,风寒湿痹,足膝无力,皮肤风湿及阴痿囊湿。(《四川中药志》)

2. 祛风湿,强筋骨,活血利水　主风寒湿痹,拘挛疼痛,筋骨痿软,足膝无力,心腹疼痛,疝气,跌打损伤,骨折,体虚浮肿。(《中华本草》)

【用法用量】内服:煎汤,3~15 g;或泡酒。外用:适量,研末调敷。

豨莶草

【性味】味辛苦,性寒。

【归经】归肝、肾经。

【功效主治】《滇南本草》:治诸风、风湿症,内无六经形症,外见半身不遂,口眼歪斜,痰气壅盛,手足麻木,痿痹不仁,筋骨疼痛,湿气流痰,瘫痪痿软,风湿痰火,赤白癜风,须眉脱落等症。

《履巉岩本草》:医软瘫风疾,筋脉缓弱。为末,酒调服。

【用法用量】内服:煎汤,9~12 g(大剂1~2两);捣汁或入丸、散。外用:捣敷、研末撒或煎水熏洗。

【附方】豨莶散,治风、寒、湿三气着而成痹,以致血脉凝涩,肢体麻木,腰膝酸痛,二便燥结,无论痛风,痛痹,湿痰,风热,宜于久服,预防中风痿痹之病:豨莶草不拘多寡,去梗取叶,晒干,陈酒拌透,蒸过晒干,再拌再蒸,如法九次,晒燥,为细末,贮听用,蜜丸,早空心温酒吞服四、五钱。(《活人方汇编》)

续 断

续断又名龙豆、属折、接骨、南草、接骨草、鼓锤草、和尚头、川萝卜根、马蓟、黑老鸦头、小续断、山萝卜。

【性味】味苦、辛,性微温。

【归经】归肝、肾经。

【功效主治】补肝肾,强筋骨,调血脉,止崩漏。主治腰背酸痛,肢节痿痹,跌扑创伤,损筋折骨,胎动漏红,血崩,遗精,带下,痈疽疮肿。

【用法用量】内服:煎汤,9~15 g;或入丸、散。外用:鲜品适量,捣敷。

血 藤

血藤又名大血藤(《草木便方》),活血藤(《天宝本草》),黄皮血藤(《四川中药志》),紫金血藤(《重庆草药》),气藤(《贵州草药》),香石藤、铁骨散、小血藤(《云南中草药选》)。

【性味】味辛、酸,性温。

【归经】归肝、肺、心、胃经。

【功效主治】养血消瘀,理气化湿。主治痨伤吐血,肢节酸痛,心胃气痛,脚气痿痹,月经不调,跌打损伤。

《四川中药志》:通经活血、强筋壮骨。治五劳七伤,跌打损伤,风湿血痹,筋骨肢节酸痛及脚气,痿躄。

【用法用量】内服:煎汤,15~30 g;或浸酒。

芸苔子

芸苔子为十字花科植物油菜的种子。4—6月种子成熟时,将地上部分割下,晒干,打落种子,除去杂质,晒干。

【性味】味辛,性温,无毒(《本草纲目》)。

【归经】归肝、大肠经。

【功效主治】行血,破气,消肿,散结。治产后血滞腹痛,血痢,肿毒,痔漏。《安徽药材》:治血痢,腰脚痿痹,癥疝,乳痈,痔疮,汤火灼伤等。

【用法用量】内服:熬汤,5～10 g;或入丸、散。外用:研末调敷或榨油涂。

羊 脂

羊脂为牛科动物山羊或绵羊的脂肪油。

【性味】味甘,性温。

【归经】归心、脾、肾经。

【功效主治】补虚,润燥,祛风,解毒。主治虚劳羸瘦,久痢,口干便秘,肌肤皲皲,痿痹,赤丹肿毒,疮癣疮疡,烧烫伤,冻伤。

《本草纲目》:熟脂,主贼风痿痹,辟瘟气,止劳痢,润肌肤。杀虫,治疮癣。入膏药,透肌肉经络,彻风热毒气。

【用法用量】内服:烊化冲。外用:熬膏敷。

洋 虫

洋虫又名九龙虫(《纲目拾遗》),为拟步虫科昆虫洋虫的全虫。

【性味】性温。

【归经】归肺、胃、大肠经。

【功效主治】温中理气,活血止痛,祛风除湿。主治心胃气痛,腹胀吐泻,跌损伤,半身不遂,肢体痿痹,劳伤咳嗽,月经下调,赤白带下。

【用法用量】内服:研末或入丸剂,3～9 个。外用:适量,捣敷。

黄 柏

【性味】味苦,性寒。

【归经】归肺、胃、大肠经。

【功效】清热燥湿,泻火解毒,清虚热。

【各家论述】《神农本草经》:泻相火,补肾水,疗下焦虚,骨蒸劳热(阴虚生内热),诸痿瘫痪(热胜则伤血,血不荣筋,则缩短而为拘。湿胜则伤筋,筋不束骨,则弛长而为痿。合苍术名二妙散,清热利湿,为治痿要药)。

足太阳经引经药,足少阴经之剂。《象》云:治肾水膀胱不足,诸痿厥,脚膝无力,于黄芪汤中少加用之,使两膝中气力涌出,痿即去矣。蜜炒此一味,为细末,治口疮如神。

《汤液本草》:黄柏,味苦,性寒,无毒。沉也,阴也。其用有五:泻下焦隐伏之龙火;安上焦虚哕之蛔虫;脐下痛,单制而能除;肾不足必炒用而能补;痿厥除热药中,诚不可缺。引用《珍珠囊补遗药性赋》,黄柏为痿痹必用之药。

《本草易读》:苦,寒,无毒。入足厥阴、少阴、太阴经。补肾壮水,泻火治疮。却腰脚之痿痹,除骨蒸之住痢疾之血下。乃治口疮仙剂,为救瘫痪良药。

鹿 茸

【性味】味甘、咸,性温。

【归经】归肝、肾经。

【功效主治】补督脉,助肾阳,生精髓,强筋骨。主治肾阳不足、阳痿、肢冷、腰瘦、小便清长、精衰、血少、消瘦乏力,以及小儿发育不良、骨软行迟等症。

鹿茸是一味补督脉的要药,又能助肾阳、补精髓、强筋骨,适用于肾阳不足、精衰血少及骨软行迟等症。本品可单味服用,也可配合熟地黄、山萸肉、菟丝子、肉苁蓉、巴戟天等同用。

【各家论述】《药性切用》:甘咸大温,入肾命而助阳暖胃,益髓添精,为虚劳、痿痹无火专药。去毛,酥炙,酒盐水煮任用。

《证类本草》:补益气,助五脏。生肉贴偏风,左患右贴,右患左贴。头肉治烦渍,多梦。蹄治脚膝酸。又血治肺痿吐血及崩中,带下。和酒服之,良。

【药理作用】鹿茸的保健作用非常强,是良好的健身强壮药。鹿茸含有比人参更丰富的氨基酸、卵磷脂、维生素和微量元素等;鹿茸性温而不燥,具有振奋和提高机体功能,对全身虚弱、久病之后患者有较好的保健作用。鹿茸可以提高机体的细胞免疫和体液免疫功效,促进淋巴细胞的转化,具有免疫促进剂的作用。它能增加机体对外界的防御能力,调节体内的免疫平衡,从而避免疾病发生和促进创伤愈合、病体康复,起到强壮身体、抵抗衰老的作用。

1. 神经系统　鹿茸能增强副交感神经末梢的紧张性,促进恢复神经系统和改善神经、肌肉系统之功能,同时对交感神经亦有兴奋作用。

2. 心血管系统　大剂量的鹿茸可降低血压,使心脏收缩振幅变小,心率减慢,外周血管扩张。中等剂量能显著增强心脏收缩,收缩幅度变大,心率加快,从而使心输出量增加;鹿茸特别对已疲劳的心脏作用尤为显著。

3. 性功效　鹿茸提取物既能增加血浆睾酮水平,又能使黄体生成素(LH)水平增加。因此,鹿茸对青春期性功能障碍、中老年期前列腺萎缩的治疗均有效。

4. 强壮作用　鹿茸精具有较强的抗疲劳作用,能增强耐寒能力,加速创伤愈合和刺激肾上腺皮质功能。故鹿茸是传统的补益药,用于强壮、补肾、益阳。

5. 血液系统　鹿茸可使血液中血红蛋白增加,因此对于大量出血者和感染末期的患者,特别是对于老龄患者的治疗极为有效。

6. 性激素作用　动物实验证实,用鹿茸酊进行皮下注射,几天后即见前列腺、精囊重量增加。鹿茸是滋补极品,但是并不是所有人都适合受补,对于健康人尤其是儿童来说,鹿茸是不能随便吃的。健康儿童吃了鹿茸容易出现内热,流鼻血,机体异常亢奋,甚至出现躁狂症。

7. 胃肠及子宫　增强肾脏的利尿功能:鹿茸对妇女、儿童均有益处,它所含的钙、磷、镁等无机元素分别参与身体的钙、磷和多种酶的代谢,对促进钙的吸收、骨的生长及增强心脏、肌肉的功能都有积极的作用。尤其是镁离子,更是具有复杂的功能,是延年益寿必不可少的物质。这对妇女因宫寒不育、月经不调,小儿的发育不良及肾气不足引起的牙齿生长迟缓、囟门不合、骨软等,均有较好的治疗作用。值得注意的是患有高血压、肾炎、肝炎及中医所说的阴虚火旺、肝阳上亢之患者,不宜服用。

8. 治疗创伤　鹿茸素有"强筋骨"功效,用于治疗"恶创痈肿"。试验证明,鹿茸对长期不愈和新生不良的溃疡与创口有增强组织再生的能力,促进骨折的愈合。口服、外用鹿茸能使创伤,特别是化脓性创伤迅速愈合。

9. 其他作用　鹿茸中有些有效成分能抑制单胺氧化酶 B(MAO-B)的活性,故有抗衰老作用;鹿茸具有抗氧化作用,增强胃肠蠕动和促进分泌功能;此外,鹿茸精还能增强机体的免疫功能等。

骨碎补

【性味】味苦,性温。

【归经】归肝、肾经。

【功效主治】补肾，续伤。主治肾虚腰痛，足膝痿弱，耳聋，牙痛，跌打骨折，斑秃。

【各家论述】《本经逢原》：骨碎补，足少阴药也。骨伤碎者能疗之，故名。主骨中毒气，风气，耳鸣，牙疼，骨痛，破血止血，折伤接骨。又治肾虚久泻，以之为末，入猪肾中煨熟食之。戴元礼治痢后骨痿，入虎骨四斤，丸用之有效。但其性降收，不可与风燥药同用。

《本草撮要》：味苦，入足少阴经，功专疗闪折筋骨损伤。得猪肾治久泻不止。得独活、寄生、虎骨治痿痹。蜜拌蒸。

熟地黄

【性味】味甘，性微温。

【归经】归肝、肾经。

【功效主治】补血养阴，填精益髓。主治血虚诸证及肝肾阴虚诸证。

【各家论述】《珍珠囊》：大补血虚不足，通血脉，益气力。

《医学启源》：虚损血衰之人须用，善黑须发。

《主治秘要》：其用有五，益肾水真阴一也，和产后气血二也，去脐腹急痛三也，养阴退阳四也，壮水之源五也。

《本草纲目》：填骨髓，长肌肉，生精血。补五脏内伤不足，通血脉，利耳目，黑须发，男子五劳七伤，女子伤中胞漏，经候不调，胎产百病。

《本草从新》：滋肾水，封填骨髓，利血脉，补益真阴，聪耳明目，黑发乌须。又能补脾阴，止久泻。治劳伤风痹，阴亏发热，干咳痰嗽，气短喘促，胃中空虚觉馁，痘证心虚无脓，病后胫股酸痛，产后脐腹急疼，感证阴亏，无汗便秘，诸种动血，一切肝肾阴亏，虚损百病，为壮水之主药。

【临床应用】

1. 血虚诸证 本品甘温质润，补阴益精以生血，为养血补虚之要药。常与当归、白芍、川芎同用，治疗血虚萎黄、眩晕、心悸、失眠、月经不调、崩中漏下等，如四物汤；若心血虚心悸怔忡，可与远志、酸枣仁等安神药同用；若崩漏下血而致血虚血寒、少腹冷痛者，可与阿胶、艾叶等补血止血、温经散寒药同用,如胶艾汤。

2.肝肾阴虚诸证 本品质润入肾,善滋补肾阴,填精益髓,为补肾阴之要药。古人谓之"大补五脏真阴""大补真水"。常与山药、山茱萸等同用,治疗肝肾阴虚,症见腰膝酸软、遗精、盗汗、耳鸣、耳聋及消渴等,可补肝肾、益精髓,如六味地黄丸;亦可与知母、黄柏、龟甲等同用治疗阴虚骨蒸潮热,如大补阴丸(《丹溪心法》)。本品益精血、乌须发,常与何首乌、牛膝、菟丝子等配伍,治精血亏虚须发早白,如七宝美髯丹(《医方集解》)。本品补精益髓、强筋壮骨,也可配龟甲、锁阳、狗脊等,治疗肝肾不足、五迟五软,如虎潜丸(《医方集解》)。此外,熟地黄炭能止血,可用于崩漏等血虚出血证。

【药理作用】

1.对骨髓造血系统的影响 将熟地黄水煎剂给失血性贫血小鼠灌服,每只0.5 g,1 次/d,连续 10 d,可促进贫血动物红细胞、血红蛋白的恢复,加快多能造血干细胞、骨髓红系造血祖细胞的增殖、分化。

2.对血液凝固的影响 熟地黄能显著抑制肝脏出血性坏死及单纯性坏死。对高脂食物引起的高脂血症、脂肪肝及大鼠内毒素引起的肝静脉出血,均有抑制血栓形成的作用。认为对纤溶酶原的激活作用,是抗血栓形成的作用机制。

3.对免疫系统的影响 将熟地黄醇提取物给小鼠灌服,对受角叉菜胶抑制的巨噬细胞功能有明显的保护作用;对抗体形成细胞有抑制作用。

4.对心血管系统的影响 酒熟地黄及蒸熟地黄都有显著的降血压作用,收缩压和舒张压均显著下降。

5.抗氧化作用 略。

6.其他作用 给予大鼠三碘甲腺原氨酸(T_3)造成阴虚模型并给予熟地黄水煎剂 3 mL(70% 浓度)灌胃,共 6 d,发现熟地黄水煎剂对甲状腺功能亢进型阴虚大鼠的体质量改变,24 h 饮水量及尿量,血浆 T_3、甲状腺素(T_4)、醛固酮(AD)水平有显著改善,即 T_3 水平降低,T_4 水平升高,并趋于正常。说明熟地黄不仅能改善阴虚症状,而且能调节异常的甲状腺激素状态。

【用法用量】煎服,10 ~ 30 g。

制附子

【性味】味辛、甘,性大热,有毒。

【归经】归心、肾、脾经。

【功效主治】回阳救逆,补火助阳,散寒止痛。

《本草害利》:甘辛热,入脾肾,通行诸经。补元阳,益气力,坚筋骨。治心腹冷痛,寒湿痿躄,足膝瘫痪,坚癥瘕积。能坠胎,热而善走,益火之源,以消阴翳。禀雄壮之质,有斩关之能;引补气药,以追散失之元阳;引补血药,以养不足之真阴;引发散药,以驱在表之风寒;引温运药,以逐在里之冷湿。退阴益阳,祛寒湿之要药也。生附子,毒紧功烈。附子尖,宣吐风痰,其性锐达。制川乌,性稍缓于附子。生川乌,毒紧功烈。制天雄,辛热入肺肾二经,除寒湿痿,强阳壮筋骨。生用则发散,熟用则峻补,生用须如阴制之法,去皮脐入药。

薏苡仁

薏苡仁又名苡米、苡仁、土玉米、薏米、起实、薏珠子、草珠珠、回回米、米仁、六谷子,既是常用的中药,又是普遍、常吃的食物。

【性味】味甘、淡,性凉。

【归经】归脾、胃、肺经。

【功效主治】健脾、渗湿、止泻、排脓,主治脾虚腹泻、肌肉酸重、关节疼痛、水肿、脚气、白带、肺脓疡、阑尾炎。利湿健脾、舒筋除痹、清热排脓,用于治疗水肿、脚气、小便不利。

【各家论述】《本草正》:薏苡,味甘淡,气微凉,性微降而渗,故能去湿利水,以其志湿,故能利关节,除脚气,治痿弱拘挛湿痹,消水肿疼痛,利小便热淋,亦杀蛔虫。以其微降,故亦治咳嗽唾脓,利膈开胃。以其性凉,故能清热,止烦渴、上气。但其功力甚缓,用为佐使宜倍。

《广济方》:治风湿痹气,肢体痿痹,腰脊酸疼。薏苡仁一斤,真桑寄生、当归身、川续断、苍术(米泔水浸炒)各四两。分作十六剂,水煎服。

《梅师集验方》:治肺痿唾脓血,薏苡仁十两。杵碎,以水三升,煎一升,入酒少许服之。

【药理作用】

（1）对心血管的影响:如抑制呼吸中枢,使末梢血管特别是肺血管扩张。

（2）抗肿瘤:尤其适用于脾虚湿盛的消化道肿瘤及痰热挟湿的肺癌。

（3）增强免疫力和抗炎作用:薏苡仁油对细胞免疫、体液免疫有促进作用。

（4）降血糖:可起到扩张血管和降血糖的作用,尤其是对高血压、高血糖有特殊功效。

（5）抑制骨骼肌的收缩:可抑制骨骼肌收缩,能减少肌肉之挛缩,缩短其疲劳曲线;能抑制横纹肌之收缩。

（6）镇静、镇痛及解热作用:具有镇静、镇痛及解热作用,对风湿痹痛患者有良效。

（7）降血钙、延缓衰老,提高机体的免疫力。

（8）其他:可用于治疗水肿、脚气、小便淋沥、湿温病、泄泻带下、风湿痹痛、筋脉拘挛、肺痈、肠痈、扁平疣。

【用量】9～30 g。

千年健

【性味】味辛、苦,性温。

【归经】归肝、肾经。

【功效主治】祛风湿,壮筋骨,止痛,消肿。治风湿痹痛,肢节酸痛,筋骨痿软,胃痛,痈疽疮肿。

《本草再新》:治痈痿疮疽,杀虫败毒,消肿排脓。

《中药材手册》:治风气痛,筋骨痠软,半身不遂。

本品辛温,入肝、肾经,辛能散,能行气行血;温能去寒,有养血活血之效;入肝、肾经,有补益肝肾之功。故能治疗因肝肾亏虚,精血不能濡养筋骨经脉,而出现的下肢痿软无力,腰脊酸软,不能久立,遗精或遗尿,舌红少苔,脉细数等症。用千年健补益肝肾,壮筋骨,诸症能除。

配杜仲补肝肾,强筋骨,若肝肾亏虚。精血不足,筋骨失养,下肢痿软,腰脊酸痛,杜仲甘温,补肝益肾,养筋壮骨。如《玉楸药解》曰:"益肝肾,养筋骨,治腰膝酸痛,腿足拘挛,千年健辛温,温经通脉,健壮筋骨。"《本草纲目拾遗》载其"壮筋骨"。二经药相合,肝充筋健,肾充骨强。

鸡血藤

【**性味**】味苦微甘,性温。

【**归经**】归肝、心、肾经。

【**功效主治**】色赤入血,质润行散;具有活血舒筋、养血调经的功效。主治风湿痹痛,手足麻木,肢体瘫痪,月经不调,经行不畅,痛经,经闭,白细胞减少症。

【**用法用量**】煎服,10~30 g,或浸酒服,或熬膏服。

杜 仲

【**性味**】味甘,性温。

【**归经**】归肝、肾经。

【**功效主治**】补益肝肾,强筋壮骨,调理冲任,固经安胎。主治肾阳虚引起的腰腿痛或酸软无力,肝气虚引起的胞胎不固、阴囊湿痒等症。在《神农本草经》中被列为上品。

《神农本草经》谓其"主治腰膝痛,补中,益精气,坚筋骨,除阴下痒湿,小便余沥。久服,轻身耐老"。

【**现代研究**】杜仲中游离氨基酸的含量极少,其含有的少量蛋白质与绝大多数食品类似,属于完全蛋白,即能够水解并检出人体必需的8种氨基酸。有研究测定了杜仲所含的15种矿物元素,其中有锌、铜、铁等微量元素,以及钙、磷、钾、镁等宏量元素。

菟丝子

【**性味**】味辛、甘,性平。

【**归经**】归肾、肝、脾经。

【**功效主治**】滋补肝肾,固精缩尿,安胎,明目,止泻。主治阳痿遗精,尿有余沥,遗尿尿频,腰膝酸软,目昏耳鸣,肾虚胎漏,胎动不安,脾肾虚泻;外治白癜风。

腰膝疼痛或顽麻无力:菟丝子(洗)一两,牛膝一两,同入银器内,酒浸过一寸,五日,曝干为末,将原酒煮糊丸梧子大。每空心酒服二三十丸。

【方解】续绝伤,补不足,益气力,肥健人(《神农本草经》)。养肌强阴,坚筋骨,主茎中寒,精自出,溺有余沥,口苦燥渴,寒血为积。久服明目轻身延年(《名医名录》)。精益髓,去腰疼膝冷,消渴热中。久服祛面斑,悦颜色(甄权)。补五劳七伤,治鬼交泄精,尿血,润心肺(大明)。补肝脏风虚(好古)。

【现代研究】菟丝子内含糖苷、β-胡萝卜素、γ-胡萝卜素、维生素 A 等物质,菟丝子性味辛甘平,可补肝肾,益精髓,养肌强阴,坚筋骨,益气力,肥健人。对于下元不足所致的须发早白、腰膝酸软、齿牙动摇等有较好的疗效,是美容方广泛使用的药品。《本草正义》言:"菟丝为养阴通络之上品,汗去面皯,亦柔润肌肤之功用。"

【用法用量】煎服,10～20 g。

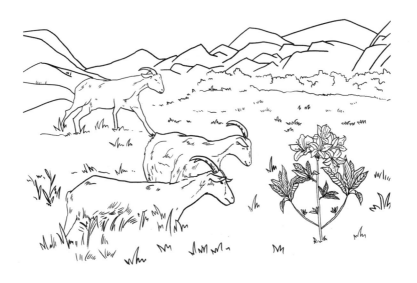

第七章　验　方

中医中药文化历史悠久,痿证的治疗由来已久。由于各个时代医家对痿证的病因病机认识不同,加之每个机体的发病机制错综复杂,很难达到治疗用药的统一。因此古文献中蕴藏了丰富的痿证诊治经验,其中包含许多治疗痿证的验方,值得一提的是治疗痿证的特色酒剂。本章将对痿证的验方进行梳理。

一、治疗痿证的特色酒剂

虎鹿二仙酒(《信验方》)

【配方】虎骨 500 g,鹿筋 1000 g,枸杞子、龙眼肉各 500 g,怀牛膝、当归各 250 g,白蜜 500 g。

【制法】先将虎骨、鹿筋分别用开水煮片刻,洗净,煎熬成膏。再将枸杞子等药熬成膏,诸膏合在一起,加白蜜,再略熬成膏。以 15 g 膏用酒 1000 g 的比例,用好烧酒浸泡。及至用时,加入适量好黄酒掺和饮用。

【主治】肝肾不足,风寒入侵,腰膝痿软,举步无力,筋骨关节疼痛等症。

【用法用量】夏季饮用量宜少,冬季饮用量宜略多,根据个人习惯酌量使用。

【说明】湿热浸淫,肺热伤津所致的痿证不可使用。

海桐酒(《普济方》)

【配方】牛膝、海桐皮、五加皮、独活、防风、杜仲、枳壳各二两,生地黄二两半,白术一两,薏苡仁一两。

【制法】上药咬咀,用生绢袋二个,两停盛药,以好酒一斗五升,亦分两瓷器内浸,春夏七日,秋冬二七日。

【主治】湿痹,手足痿,筋脉挛,肢节疼痛无力,不能行走。

【用法用量】每服一盏,日三夜一,使酒力醺醺,百日步履如故。

【说明】《普济方》注又名"薏苡仁酒"。

菖蒲酒(一)(《本草纲目》)

【配方】石菖蒲。

【制法】上药煎汁,或酿或浸。

【主治】三十六风,一十二痹,通血脉,治骨痿,久服耳聪目明。

【用法】饮之。

菖蒲酒(五)(《永乐大典》)

【配方】菖蒲(削治薄切,曝干)一斗。

【制法】以生绢袋盛之,以好酒一石,入不津瓮中,安药囊在酒中,密封泥之,百日发视之,如绿叶色,复饮一斗秫米内酒中,复封四十日,便漉去滓。

【主治】大风十二痹。通血脉,调荣工。治骨立萎黄,医所不治者。服一剂,服经百日,颜色丰足,气力倍常,耳目聪明,行及奔马,发白更黑,齿落再生,昼夜有光,延年益寿,久服得与神通。

【用法用量】温饮一盏,日三。其药滓曝干,捣细罗为散,酒调一钱,服之尤妙。

秦艽酒(《备急千金要方》)

【配方】秦艽、牛膝、附子、桂心、五加皮、天冬各三两,巴戟天、杜仲、石南、细辛各二两,独活五两,薏苡仁一两。

【制法】上十二味咬咀,以酒二斗渍之得气味。

【主治】四肢风,手臂不收,髀脚疼弱,或有拘急,挛缩屈指,偏枯痿,痹小不仁顽痹者悉主之。

【用法用量】服三次,渐加至五六次,日三夜一服。

仙人杖浸酒方(《圣济总录》)

【配方】仙人杖根(刮洗去土、皮、㕮咀,枸杞根白皮是也)一斤四两。

【制法】上一味,用生绢囊贮,以酒二斗浸七日。

【主治】柔风脚膝痿弱,久积风毒,上冲有膊胸背疼痛。妇人产后中风。兼治一切热毒风。

【用法用量】每日温饮一盏,至一两,不拘时,酒欲尽,再入五升,依前浸服。

五加皮酒(一)(《本草纲目》)

【配方】五加皮 32 g,酒曲 50 g,大米 100 g,当归、牛膝、地榆各 20 g,白酒 1000 mL。

【制法】先将五加皮、当归、牛膝、地榆入锅加水煎汁,用纱布过滤备用;将大米煮半熟沥干,和药汁混匀蒸熟,再拌以酒曲,入瓷瓶内,周围保温,待发酵后,酒甜可口即可服用。亦可将群药切碎浸泡于酒内 10 d 后服用。

【主治】一切风湿痿痹。有壮筋骨、填精髓之功。

【用法用量】每次服 20～30 mL,2 次/d。

五加皮酒(三)(《本草纲目》)

【配方】五加皮 150 g,当归 100 g,地榆 30 g,川牛膝 60 g,曲 200 g,糯米 5500 g。

【制法】将五加皮煎汁,和曲、米如常法酿成酒,再把当归、川牛膝、地榆浸酒中煮数百沸,去渣,贮存。

【主治】湿邪偏胜,下肢痿弱,脚气浮肿,腰膝酸痛,骨节拘挛、阳痿精寒,皮水肿满,小便不利。

【用法用量】每次饮 15～20 mL,3 次/d。

【说明】阴虚火旺者不宜用。

当归酒(《本草纲目》)

【配方】当归 150 g,白酒 1500 g。

【制法】将当归入酒内浸泡,10 d 后服用。

【主治】筋骨痿弱,疼痛,月经不调。

【用法用量】每次服 10~20 mL,2 次/d。

当归酒(七)(《本草纲目》)

【配方】当归 1000 g,酒曲适量。

【制法】将当归入砂锅内加水 5000 mL 煎煮,待煎至 3500 mL,出锅待冷;再将酒曲压成细末,放入汁内搅匀,注入坛内密封,注意周围保温,令发酵,10 d 后可服用。

【主治】筋痿,各种疼痛,月经不调。

【用法用量】每次服 20 mL,2 次/d,可据酒量酌饮。

独活酒方(四)(《圣济总录》)

【配方】独活(去芦头)一斤,金牙、细辛(去苗叶)、地肤子、莽草、熟干地黄(切,焙)、蒴藋根、防风(去叉)、附子(炮裂,去皮脐)、续断、蜀椒(去目并闭口,炒出汗)各四两。

【制法】上十一味药,除金牙外,并细判,盛以绢囊,清酒五升渍之,密泥器口,夏三宿,冬五宿酒成。其金牙别捣为末,别以练囊盛,内大囊中。

【主治】肉苛,肌肉不仁,遍身痛重。风不仁,不能行步。

【用法用量】温二合服,日三,渐增之。

五加酒方(二)(《备急千金要方》)

【配方】五加皮、枸杞皮各二升,干地黄、丹参各八两,杜仲、石膏(一方作石床)各一斤,干姜四两,附子三两。

【制法】上八味哎咀,以清酒二斗渍三宿。

【主治】肉虚坐不安席、好动,主脾病,寒气所伤。

【用法用量】一服七合,日再。

枸杞根酒(验方)

【配方】枸杞根250 g,白酒1000 g。

【制法】将上药碎细,布包,酒浸于净瓶中,封口,7 d后,滤渣待用。

【主治】脚膝痿弱,体内久积风毒,肩膊胸背疼痛,妇女产后头晕目眩。

【用法用量】每日温饮15 mL,渐加至20 mL,不拘时候。酒尽后,再添酒,味薄即止。

二、不同分类痿证验方

(一)肌痿

1.方药中经验方——益气燥湿。

药物组成:黄芪30 g,党参15 g,白术、生地黄各12 g,当归、升麻、柴胡、麦冬、五味子、知母、黄柏各10 g,苍术9 g。

2.张绚邦经验方——振痿弛张汤。

药物组成:生黄芪、炙黄芪、党参、大熟地黄各12 g,白术、炒枣仁各9 g,淫羊藿、鸡血藤、锁阳各10 g,升麻、川桂枝各3 g,全蝎2 g,蜣螂虫4.5 g。

(二)筋痿

王永炎经验方——平肝柔肝、化痰息风。

药物组成:当归、白芍、杜仲、何首乌各15 g,丹参30 g,茯苓5 g,白豆蔻3 g(打),黄柏6 g,川续断10 g,珍珠粉0.6 g(分冲)。

(三)痿躄

岳美中经验方——养阴清热。

药物组成:生地黄、小蓟各12 g,石斛、天冬、玄参、牡丹皮、赤芍、防风各9 g,龟板30 g(先煎),山药6 g,桑枝15 g。

(四)肢痿

《医学衷中参西录》方——养脑利肢汤。

药物组成:党参、白芍各 12 g,代赭石、牛膝、天花粉各 18 g,玄参 15 g,乳香、没药各 9 g,威灵仙 3 g,土鳖虫 4 个,制马钱子末 0.6 g(吞服)。

三、验方摘录

(一)起痿汤(《医学衷中参西录》)

【药物组成】生赭石(轧细)、怀牛膝、天花粉各 18 g,玄参 15 g,生箭芪、柏子仁、生杭芍各 12 g,生明没药、生明乳香各 9 g,䗪虫 4 枚(大的),制马钱子末 0.6 g。

【功效主治】脑部充血所致肢体痿废,迨脑充血治愈,脉象和平,而肢体仍痿废者。

【用法用量】共 11 味药,将前 10 味煎汤,送服马钱子末,至煎滓再服时,亦送服马钱子末 0.6 g。

(二)治痿汤(《实用中医内科学》)

【药物组成】淫羊藿 30 g,熟地黄、附片(先煎)、龙骨(先煎)、山药、茯苓各 18 g,巴戟天、天麻、杜仲、猪苓各 12 g,白蒺藜 30 g,桂枝 15 g,白术 24 g。

【功效主治】培补肝肾,健脾利湿。主治感染性多发性神经根炎,中医辨证属肝肾不足,脾失健运,筋骨失养所致者。

【用法】水煎服。

【说明】本证属筋痿、骨痿,为肝肾之病。治当补益肝肾,以地黄饮子合五苓散培补肝肾,健脾利湿。其中前方温而不燥,为补肝肾之良方。配后方以祛湿,湿去本虚则温补为宜,八味丸或天雄散加减。

(三)起痿汤(《实用中医内科学》)

【药物组成】沙参、党参、当归、牛膝、仙茅、虎潜丸(分吞服)各 9 g,石决明、丹参、淫羊藿各 15 g,牡蛎、小蓟各 30 g,赤芍 12 g。

【功效主治】平肝潜阳,滋阴活血。主治运动神经元病,症见下肢瘫痪有冷感,麻木,痿软无力,不能站立,舌质红,脉细弦。

【用法】水煎服。

【说明】本方证可因情绪激动,气逆于上,肝阳随之升动,血行不畅而致下肢筋脉失常。故以石决明、牡蛎、沙参滋阴潜阳;党参、赤芍、牛膝益气活血;仙茅、淫羊藿、虎潜丸补肾养筋;或加丹参行血,狗脊、续断、桑寄生强筋骨。在痿证已基本痊愈时给当归、赤芍、丹参、珍珠母、牡蛎、牛膝、狗脊、桑寄生、虎潜丸以巩固疗效。

(四)治痿汤(《实用中医内科学》)

【药物组成】鹿角片300 g(酒浸一夜),熟地黄120 g,附子45 g,与大麦煮至熟,焙干为末,用大麦粥和为丸。

【功效主治】培补肝肾。主治肝肾亏损型痿证,症见起病缓慢,下肢瘫软无力,腰脊酸软,不能久立,目眩耳鸣。舌红,少苔,脉细数。

【用法用量】7 g/次,3 次/d,米饭汤送服。

(五)加味金刚丸(《赵锡武医疗经验》)

【药物组成】萆薢、杜仲、肉苁蓉、巴戟天、天麻、僵蚕、全蝎、木瓜、牛膝、海螵蛸各30 g,菟丝子15 g,蜈蚣50 条,精制马钱子60 g(严格炮制,以解其毒)。

【功效主治】滋肝肾,强筋骨,补气血,祛风湿,通经络。主治痿证,筋骨软弱,脊髓灰质炎恢复期。

【用法用量】制成蜜丸,口服,每丸3 g,1～2 丸/次,1～2 次/d,或单用或与汤合用,白开水化服。若见早期马钱子中毒症状,如牙关紧闭,可即停药,并服凉水。

(六)补肾健步汤(《家庭效验良方大全》)

【药物组成】党参、炙黄芪、熟地黄、金狗脊、菟丝子、龟板(先煎)各12 g,当归、赤芍、鹿角片(先煎)、牛膝各9 g,淫羊藿18 g,健步虎潜丸5 g(吞下)。

【功效主治】培补肝肾,补气养血。主治肝肾亏损型痿证,症见起病缓慢,下肢瘫软无力,腰脊酸软,不能久立,目眩耳鸣,舌红,少苔,脉细数。

【用法用量】水煎2 次,分2 次服,1 剂/d。

(七)黄芪羊藿山药汤(《中国奇方全书》)

【药物组成】黄芪、淫羊藿各60 g,山药、党参、茯苓、白术、当归各9 g,柴胡、升麻各5 g。

【功效主治】补脾益气,健运升清。主治脾气亏损型痿证,症见肢体痿软无力,逐渐加重,食少,便溏,腹胀,面浮,面色不华,气短,神疲乏力,苔薄白,脉细。

【用法用量】水煎2次,分2次服,1剂/d。

(八)桑枝苡仁合剂(刘国普验方)

【药物组成】老桑枝60 g,忍冬藤50 g,薏苡仁30 g。

【功效主治】清热除湿、祛风通络。主治湿热型痿证,症见起病较缓,逐渐出现肢体困重,痿软无力,尤以下肢或两足痿软多见,兼见微肿,手足麻木,扪及微热,喜凉恶热,或足胫热气上腾,或有发热,胸痞脘闷,小便短赤涩痛,苔黄腻,脉濡数或滑数。

【用法用量】水煎2次,分2次服,1剂/d。

(九)清热祛湿汤(《家庭效验良方大全》)

【药物组成】黄连、陈皮各5 g,炙甘草3 g,黄柏、苍术、白术、茯苓、猪苓、麦冬、当归、柴胡、黄芪各10 g,五味子、泽泻、升麻各6 g,生地黄、党参、六曲各12 g。

【功效主治】清热除湿,通利经脉。主治湿热型痿证,症见起病较缓,逐渐出现肢体困重,痿软无力,尤以下肢或两足痿软多见,兼见微肿,手足麻木,扪及微热,喜凉恶热,或足胫热气上腾,或有发热,胸痞脘闷,小便短赤涩痛,苔黄腻,脉濡数或滑数。

【用法用量】水煎2次,分2次服,1剂/d。

(十)益气振肌汤(刘光宪家传验方)

【药物组成】西党参5 g,白术10~30 g,苍术30~50 g,茯苓12~15 g,炙甘草5~6 g,北黄芪50 g,当归、白芍各10 g,附片5~6 g,生水蛭5 g,上肉桂3~5 g,蜈蚣1~2条,杜仲、菟丝子各15 g,升麻6~10 g,补骨脂、西砂仁、生鸡内金各6 g。

【功效主治】健脾益气,活血通络。主治全身型重症肌无力及眼肌型重症肌无力。

【用法用量】水煎,餐后服,1剂/d。

(十一)益气祛湿方(李广文验方)

【药物组成】黄芪60 g,人参、白术、当归各15 g,苍术、泽泻各12 g,升麻、黄柏各 9 g。

【功效主治】益气,健脾,祛湿。主治全身型重症肌无力及眼肌型重症肌无力。

【用法用量】水煎,饭后 1 h 服,1 剂/d。

(十二)参龟培元冲剂(王春生验方)

【药物组成】人参、白术各 15 g,黄芪 30 g,龟板、何首乌、山萸肉、穿山甲各 15 g,陈皮 10 g。

【功效主治】益气,健脾,祛湿。主治全身型重症肌无力及眼肌型重症肌无力。

【用法用量】水煎,饭后 1 h 服,1 剂/d。

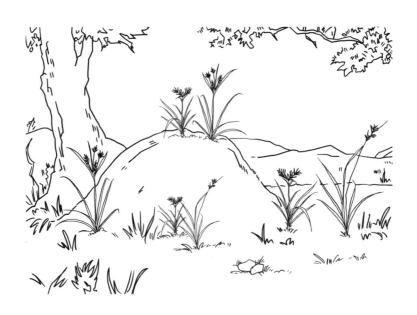

第八章　中成药

中成药是以中草药为原料,经制剂加工制成各种不同剂型的中药制品,包括丸、散、膏、丹各种剂型,是我国历代医药学家经过千百年医疗实践创造、总结的有效方剂的精华。

中成药具有现成可用、适应急需、存贮方便、能随身携带,省去了煎剂煎煮过程,消除了中药煎剂服用时特有的异味和不良刺激等优点,得到临床的广泛应用。

本章对痿证(重症肌无力)治疗相关的中成药进行了整理。

一、常用中成药

健步虎潜丸

【药物组成】熟地黄,龟板,锁阳,枸杞子,菟丝子,补骨脂,杜仲炭,人参,黄芪,秦艽,防风,当归,白芍,木瓜,田七。

【功效主治】方中之田七于《本草纲目》记载别名"金不换",即贵重之意。近代医学科学家研究田七今有5种三萜皂苷,其苷元组成有人参二醇和人参三醇,并含有丰富的钙、蛋白、能大补气血,强健身体,促进发育,预防胆固醇增高。杜仲为追风强壮药,能治诸风之四肢腰背酸痛。此二药同用有补充筋骨组织内成分不足之效能,其他各药皆有其独特功效,诸药互为作用,能驱风邪,通经络,活气血,除湿解热,既能补肝肾之虚,又能强腰膝之弱。使患者神经功能亢进、肢体麻木等症皆失,关节酸楚疼痛可愈,风邪无复侵入,诚为驱风定痛之良药,久服可强身、活脑、壮筋骨。

【适应证】健步虎潜丸适应于腰腿疼痛,关节作痛,筋骨无力,四肢麻木,血少风多,偏正头风,头痛脑胀,神经衰弱,以及因水土或风湿所引起之大骨节和关节炎等症。主治四肢疼痛,筋骨痿软,腰酸腿疼,肾囊寒湿;下元虚损,筋骨痿软,足膝无力,步履艰难;筋骨无力,行步艰难,下部虚损,腿酸腰软,四肢无力,阳事痿弱,阴囊湿汗。

【常见规格】100 粒/盒或 300 粒/盒。

【用法用量】成人 4~6 粒/次,3 次/d,16 岁以下儿童减半,饭后用温水吞服或遵医嘱。

【现代研究】早期文献报道本方可治疗进行性肌萎缩、脊髓或脊髓内病变引起的肌萎缩性瘫痪、吉兰-巴雷综合征;又有用以治疗小儿麻痹症、膝关节结核、下肢慢性骨髓炎所致筋骨痿软等疾病。现代研究发现,虎潜丸对髌骨软骨软化症、股骨颈骨折后不愈合、膝关节滑膜炎、股骨头坏死等有较好的疗效。目前主要用于治疗骨关节炎、腰椎间盘突出症、强直性脊柱炎、骨质疏松、神经根型颈椎病、类风湿关节炎等疾病。

健步丸

【药物组成】黄柏(盐炒)、龟甲(制)各 40 g,知母(盐炒)、熟地黄各 20 g,当归、锁阳、豹骨(制)各 10 g,白芍(酒炒)15 g,牛膝 35 g,陈皮(盐炒)7.5 g,干姜 5 g,羊肉 320 g。

【功效主治】补肝肾,强筋骨。主治肝肾不足,腰膝酸软,下肢痿弱,步履艰难。

【制法】将羊肉洗净,剔去筋、膜、油,加黄酒 40 g,煮烂,与黄柏等 11 味捣和,干燥,粉碎成细粉,过筛,混匀。每 100 g 粉末用糯米粉 5~10 g,加适量的水调成稀糊泛丸,干燥,即得。

【适应证】肝肾不足、腰膝酸软、下肢痿弱、步履艰难。

【常见规格】每 10 丸重 1.5 g。

【用法用量】口服,9 g/次,2 次/d。

【性状】为棕褐色至深褐色的糊丸;气微腥,味微苦。

补中益气丸

【药物组成】黄芪、人参(党参)、炙甘草各 15 g,白术、当归各 10 g,陈皮、升麻各 6 g,柴胡 12 g,生姜 9 片,大枣 6 枚。

【功效主治】补中益气,升阳举陷。主治脾胃虚弱、中气下陷所致的体倦乏力,食少腹胀,便溏久泻,肛门下坠等,痿证属于脾胃虚弱证者。

【方解】肺者气之本,黄芪补肺固表为君。脾者肺之本,人参、甘草补脾益气,和中泻火为臣。白术燥湿强脾,当归和血养阴为佐。升麻以升阳明清气;柴胡以升少阳清气,阳升则万物生,清升则阴浊降。加陈皮以通利其气。生姜辛温,大枣甘温,用以和营卫,开腠理,致津液,诸虚不足,先建其中。

【用法用量】口服,小蜜丸 9 g/次,大蜜丸 1 丸/次,均 2～3 次/d。

六君子丸

【药物组成】由人参、白术、茯苓、甘草、陈皮、半夏 6 味药组成,即四君子汤加陈皮和半夏。

【功效】健脾益气,燥湿化痰。

【适应证】脾胃虚弱、食量不多、气虚痰多、腹胀便溏等脾胃虚弱兼有痰湿的病证。

【方解】中医认为,脾主运化水湿,且为气血生化之源,为后天治本。所以当脾胃虚弱之后,其主运化的功效减退,气血生化乏源,四君子汤,即方中的人参、白术、甘草健脾益气以振奋脾胃功效。脾胃虚弱后水湿不化而成痰饮,所以方中茯苓、陈皮、半夏燥湿化痰兼运脾胃。其实本方也可以看作四君子汤与二陈汤(苍术或者白术、茯苓、陈皮、半夏)的合方,一方面健运脾胃,另一方面燥湿化痰。

【常见规格】9 g×3 袋。

【用法用量】口服,9 g(1 袋)/次,2 次/d。

四妙丸

本方出自清·张秉成的《成方便读》一书,在二妙丸的基础上又加薏苡仁和牛膝,薏苡仁能利湿舒筋,牛膝能补肝肾,祛风湿,引药下行,治疗湿热下注之痿证。在临床上用于治疗湿疹、丹毒、湿热痹、慢性渗出性关节炎、小儿急性肾炎。

【药物组成】苍术,牛膝,黄柏,薏苡仁。

【功效主治】清热利湿,清热利湿,通筋利痹。主治湿热下注,两足麻木,筋骨酸痛,丹毒,急、慢性肾炎,湿疹,骨髓炎,关节炎等。治疗湿热浸淫型痿证。

【方解】以黄柏为君药,取其寒以胜热,苦以燥湿,且善除下焦之湿热。苍术苦温,健脾燥湿除痹,共为臣药。牛膝活血通经络,补肝肾,强筋骨,且引药直达下焦,为佐药。薏苡仁能利湿舒筋,诸药合用,共奏清热利湿之功。

【用法用量】口服,6 g(1 袋)/次,2 次/d。

金刚丸

金刚丸来源于现代《全国中药成药处方集》。

【药物组成】川萆薢、杜仲、肉苁蓉、菟丝子、巴戟天各 120 g,制鹿胎 60 g。

【功效主治】补肾填精,强筋壮骨。治肝肾精亏所致筋骨痿软、腰膝酸痛、四肢无力、行步艰难、尿频遗泄、眩晕耳鸣、舌淡嫩、苔白、脉沉细。

【方解】本方根据《素问病机气宜保命集》所载方剂化裁而成。功效为强腰膝,壮筋骨,止痹痛。方中用杜仲、肉苁蓉补肝肾,强筋骨,配萆薢祛风湿,共为主药;辅以菟丝子、巴戟天、制鹿胎益肾壮阳,补虚生精。诸药合用,为治疗肾虚精亏、筋骨痿弱、腰膝酸软、骨节疼痛、步履艰难之良方。由于肾主骨,肝主筋,久服本药能使筋骨强健,足膝有力,步履如常,故名金刚丸。

【适应证】①下肢痿软。因性生活频繁导致肾虚精亏、下肢痿软、腰膝酸软、头晕耳鸣、遗精遗尿、舌红少苔、脉细或细数。②阳痿。因肾精亏损而致临房不举或举而不坚、腰膝酸软、四肢无力、筋骨痿软、面色萎黄、舌淡苔薄、脉细。

【禁忌】①本药为补虚扶正之剂,主治肾虚痿证。如证属纯实无虚或阴虚,或阴虚火旺者忌服本药。②由于本方内含有多种补肾壮阳之品,儿童、青少年久服或过量,可促进性早熟,当慎。③服药期间,忌食生冷,宜食清淡、易消化的食物,以防伤胃。

【用法用量】本药为蜜丸剂,每丸重 9 g,口服,1 丸/次,2 次/d,温开水送服。饭前服用。

【现代研究】能增强肾上腺皮质功能及促进免疫。其中杜仲尚能镇痛;萆薢所含皂苷有拟胆碱样作用,能扩张末梢血管;肉苁蓉强壮,抗衰老,抑制下丘脑单胺氧化酶活性。

养血荣筋丸

【药物组成】当归,赤芍,威灵仙(酒炙),油松节,赤小豆,鸡血藤,白术(麸炒),续断,伸筋草,陈皮,补骨脂(盐炒),桑寄生,透骨草,党参,何首乌(黑豆酒炙),木香。辅料为蜂蜜。

【功效主治】养血荣筋,祛风通络。主治跌打损伤日久引起的筋骨疼痛、肢体麻木、肌肉萎缩、关节不利、肿胀等陈旧性疾患。

【性状】本品为棕褐色的水蜜丸;气香,味甜。

【常见规格】每 100 粒重 10 g。

【用法用量】口服,60 ~ 120 粒(6 ~ 12 g)/次,2 次/d。

大补阴丸

【药物组成】熟地黄(酒蒸)、龟板(酥炙)各 180 g,知母(酒浸,炒)、黄柏(炒褐色)各 120 g。

【功效主治】滋阴降火。治疗阴虚火旺证:骨蒸潮热,盗汗遗精,咳嗽咯血,心烦易怒,足膝痛热,或消渴易饥,舌红少苔,尺脉数而有力。

【方解】方中熟地黄益髓填精;龟板为血肉有情之品,擅补精血,又可潜阳,二药重用,意在大补真阴,壮水制火以培其本,共为君药。黄柏、知母清热泻火,滋阴凉金,相须为用,泻火保阴以知其标,并助君药滋润之功,同为臣药。再以猪脊髓、蜂蜜为丸,取其血肉甘润之质,助君药滋补精髓,兼制黄柏之苦燥,用为佐药。诸药合用,使水充而亢阳有制,火降则阴液渐复,共收滋阴填精、清热降火之功。

【制法】上药研为末,猪脊髓蒸熟,炼蜜为丸。

【用法用量】每服70丸(6～9 g),空心盐白汤送下。

咯血、吐血,加旱莲草、仙鹤草、侧柏叶;盗汗,加糯稻根、浮小麦、煅牡蛎。

左归丸

左归丸是张介宾由六味地黄丸化裁而成。他认为"补阴不利水,利水不补阴,而补阴之法不宜渗"。故去"三泻"(泽泻、茯苓、牡丹皮),加入枸杞子、龟板胶、牛膝以加强滋补肾阴之力;又加入鹿角胶、菟丝子温润之品补阳益阴,阳中求阴,即张介宾所谓"善补阴者,必于阳中求阴,则阴得阳升而泉源不竭"(《景岳全书·新方八略》)之义。纯补无泻、阳中求阴是其配伍特点。

【药物组成】熟地黄,菟丝子,牛膝,龟板胶,鹿角胶,山药,山茱萸,枸杞子。

【功效主治】滋肾补阴。主治真阴不足,腰酸膝软,盗汗,神疲口燥。

【性状】本品为黑色水蜜丸;气微腥,味酸、微甜。

【常见规格】水蜜丸,每10粒重1 g。

【用法用量】口服,9 g/次,2 次/d。

右归丸

【药物组成】熟地黄,附子(炮附片),肉桂,山药,山茱萸(酒炙),菟丝子,鹿角胶,枸杞子,当归,杜仲(盐炒)。

【功效主治】温补肾阳,填精止遗。主治肾阳不足,命门火衰,腰膝酸冷,精神不振,怯寒畏冷,阳痿遗精,大便溏薄,尿频而清。

【用法用量】口服,小蜜丸9 g/次,大蜜丸1 丸/次,约3 次/d。

强肌健力胶囊(饮)

强肌健力胶囊(饮)为广州中医药大学第一附属医院的院内制剂。

【药物组成】黄芪、党参、当归、白术、甘草等。

【功效主治】补脾益气,强肌健力。主治重症肌无力等神经肌肉疾病。

【适应证】眼睑下垂、复视斜视、四肢无力、气短体倦、咀嚼乏力、吞咽困难、饮水反呛或肌肉萎缩的患者。

【用法用量】一般情况下,成人 4~6 片/次,3 次/d。一般 2~3 个月为 1 个疗程。小儿酌减。

龙胆泻肝丸

【药物组成】龙胆草,柴胡,黄芩,栀子(炒),泽泻,木通,盐车前子,酒当归,生地黄,炙甘草。

【功效主治】泻肝胆实火,清下焦湿热。主治肝胆湿热,头晕目赤,耳鸣耳聋,胁痛口苦,尿赤,湿热带下。

【方解】本方证由肝胆实火上攻,肝经湿热循经下注所致。治宜泻肝胆实火,清下焦湿热。方中龙胆草大苦大寒,上泻肝胆实火,下清下焦湿热,为君药。黄芩、栀子苦寒泻火,燥湿清热,为臣药。泽泻、木通、车前子清热利湿;生地黄、当归滋阴养血,既补肝胆实火所伤之阴血,又可防方中苦燥渗利之品损伤阴液;柴胡疏畅肝胆,与生地黄、当归相伍,恰适肝"体阴用阳"之性,共为佐药。甘草调和诸药,为使药。

【剂型】水蜜丸。

【性状】本品为暗黄色的水丸;味苦。

【用法用量】口服,3~6 g/次,2 次/d。

【注意】忌烟、酒及辛辣食物。不宜在服药期间同时服用滋补性中药。有高血压、心脏病、肝病、糖尿病、肾脏病等慢性病严重者应在医师指导下服用。服药后大便次数增多且不成形者,应酌情减量。孕妇慎用。儿童、哺乳期妇女、年老体弱及脾虚便溏者应在医师指导下服用。如果服药 3 d 后症状无缓解,应去医院就诊。对本品过敏者禁用,过敏体质者慎用。本品性状发生改变时禁止使用。儿童必须在成人监护下使用。请将本品放在儿童不能接触的地方。如正在使用其他药品,使用本品前请咨询医师或药师。

天王补心丹

天王补心丹是常用中成药。其方剂来源于元朝的《世医得效方》一书。

【药物组成】酸枣仁、茯苓各 12 g,柏子仁、当归、麦冬、人参、玄参各 10 g,天冬、丹参、远志各 9 g,生地黄 15 g,五味子、桔梗各 8 g,朱砂水飞 9 g 为衣。

【功效主治】补心安神,滋阴清热。主治阴虚血少,神志不安证;心悸怔忡,虚烦失眠,神疲健忘,或梦遗,手足心热,口舌生疮,大便干结,舌红少苔,脉细数。在临床上常用于治疗神经衰弱、冠心病、精神分裂症、甲状腺功能亢进症等所致的失眠、心悸,以及复发性口疮等属于心肾阴虚血少者。

【方解】本方证是由阴亏血少,心肾之阴不足所致。虚烦少寐,心悸神疲,皆由阴虚血少,阴虚阳亢而生。梦遗健忘,是由心动则神摇于上,精遗于下。血燥津枯,故大便不利,舌为心之外候,心火上炎,故口舌生疮。本方重用生地黄,一滋肾水以补阴,水盛则能制火,一入血分以养血,血不燥则津自润,是为主药。玄参、天冬、麦冬有甘寒滋润以清虚火之效,丹参、当归用作补血、养血之助。以上皆为滋阴、补血而设。方中人参、茯苓益气宁心,酸枣仁、五味子酸以收敛心气而安心神,柏子仁、远志、朱砂养心安神。以上皆为补心气、宁心安神而设。两相配伍,一补阴血不足之本,一治虚烦少寐之标,标本并图,阴血不虚,则所生诸症,乃可自愈。方中桔梗,一般为载药上行。

【临床应用】用于治疗阳痿。阳痿又称"阴痿""阴器不用",是男性性功能障碍中发病率最高的一种疾病。用天王补心丹治疗阳痿的服药方法是:每次服 2 丸(18 g),早晚各服 1 次,用温开水送下。20 d 为 1 个疗程,连续服至症状消失后停药。经临床观察,用药 1~3 个疗程后的总有效率为 96.6%。

参苓白术散

【药物组成】人参、茯苓、白术(炒)、山药、甘草各 100 g,白扁豆(炒)75 g,莲子、薏苡仁(炒)、砂仁、桔梗各 50 g。

炮制上 10 味,粉碎成细粉,过筛,混匀,即得。

【功效主治】补脾胃,益肺气。主治脾胃虚弱,食少便溏,气短咳嗽,肢倦乏力。在临床上主要用于治疗慢性泄泻、慢性结肠炎、慢性肝炎、慢性肾炎、慢性鼻窦炎、缓解期肺源性心脏病、放射病等。常用于慢性胃肠炎、贫血、慢性支气管炎、慢性肾炎及妇女带下病等属脾虚湿盛者。亦治小儿脾疳、面色萎黄、形容憔悴、毛发枯槁、精神萎靡、不思饮食、睡卧不宁。

【方解】本方证是由脾虚湿盛所致。脾胃虚弱,纳运乏力,故饮食不化;水谷不化,清浊不分,故见肠鸣泄泻;湿滞中焦,气机被阻,而见胸脘痞闷;脾失健运,则气血生化不足;肢体肌肤失于濡养,故四肢无力、形体消瘦、面色萎黄;舌淡、苔白腻、脉虚缓皆为脾虚湿盛之象。治宜补益脾胃,兼以渗湿止泻。方中人参、白术、茯苓益气健脾渗湿为君。配伍山药、莲子助君药以健脾益气,兼能止泻;并用白扁豆、薏苡仁助白术、茯苓以健脾渗湿,均为臣药。更用砂仁醒脾和胃,行气化滞,是为佐药。桔梗宣肺利气,通调水道,又能载药上行,培土生金;炒甘草健脾和中,调和诸药,共为佐使。综观全方,补中气,渗湿浊,行气滞,使脾气健运,湿邪得去,则诸症自除。

【剂型】散剂,丸剂,片剂,口服液。

【性状】黄色至灰黄色的粉末;气香,味甜。

【用法用量】

1. 散剂 口服,6～9 g/次,2～3 次/d。

2. 丸剂 口服,6 g/次,2 次/d。

3. 片剂 口服,6～12 片/次,2 次/d。

4. 口服液 口服,10 mL/次,2～3 次/d,或遵医嘱。

5. 汤剂 水煎服,用量按原方比例酌减。

小儿用量随岁数加减。

附注:①中医辨证属脾虚湿盛证。饮食不化,胸脘痞闷,肠鸣泄泻,四肢乏力,形体消瘦,面色萎黄,舌淡苔白腻,脉虚缓。②西医诊为消化不良、慢性胃肠炎、附件炎、气管炎等而见有上述证候者。

【药理作用】主要有调节胃肠运动,改善代谢和提高免疫力等作用。

1. 调节胃肠运动 本方煎剂小剂量对肠管有兴奋作用,能解除肾上腺素对肠管的部分抑制;大剂量则抑制肠管的收缩,并能拮抗氯化钡和毛果芸香碱引起的肠管收缩,能增强肠管对水和氯离子的吸收。

2. 改善代谢 该方治疗脾气虚之肠病(慢性胃炎、慢性结肠炎、胃或十二指肠溃疡),治疗前,患者尿中肌酐、尿酸、尿素氮均明显低于正常值,治疗后明显升高,并可提高患者的免疫力和改善血液流变学的指标。

【各家论述】《医方考》:脾胃喜甘而恶秽,喜燥而恶湿,喜利而恶滞。是方也,人参、扁豆、甘草,味之甘者也;白术、茯苓、山药、莲肉、薏苡仁,甘而微燥者也;砂仁辛香而燥,可以开胃醒脾;桔梗甘而微苦,甘则性缓,故为诸药之舟楫,苦则喜降,则能通天气于地道矣。

《冯氏锦囊·杂症》:脾胃属土,土为万物之母。东垣曰:脾胃虚则百病生,调理中州,其首务也。脾悦甘,故用人参、甘草、薏苡仁;土喜燥,故用白术、茯苓;脾喜香,故用砂仁;心生脾,故用莲肉益心;土恶水,故用山药治肾;桔梗入肺,能升能降。所以通天气于地道,而无痞塞之忧也。

《太平惠民和剂局方》:方中人参、白术、茯苓、甘草补气健脾,山药、扁豆、莲肉补脾渗湿;砂仁醒脾,桔梗升清,宣肺利气,用以载药上行。诸药合用,共成健脾益气、和胃渗湿之功。

十全大补丸

十全大补丸为气血双补剂效。

【药物组成】党参,白术(炒),茯苓,炙甘草,当归,川芎,白芍(酒炒),熟地黄,炙黄芪,肉桂。辅料为蜂蜜。

【功效主治】温补气血。主治气血两虚,面色苍白,气短心悸,头晕自汗,体倦乏力,四肢不温,月经量多。

【方解】方中人参、白术、茯苓、甘草四味即四君子汤,能益气补中,健脾养胃;当归、熟地黄、白芍、川芎四味即四物汤,能养血滋阴,补肝益肾;黄芪大补肺气,与四君子同用,则补气之功更优,又用肉桂补元阳,暖脾胃。诸药合用,共奏温补气血之功。

【常见规格】大蜜丸每丸重9 g;水丸每10丸重0.6 g;水蜜丸每袋6 g。

【用法用量】口服,水蜜丸6 g/次,2～3次/d。

【临床应用】①治疗气血两虚、面色苍白、气短心悸、头晕自汗、体倦乏力、四肢不温、月经量多;气血两虚所致的血劳、虚眩;月经不调、痛经;自汗;疮疡溃后久不收口;骨疽。②治疗贫血、白细胞减少症、肿瘤放疗及化疗产生的毒副作用、手术后低蛋白血症;月经周期不规则;梅尼埃综合征;胃下垂、慢性萎缩性胃炎;甲状腺功能减退症;病态窦房结综合征;斑秃。

【现代研究】研究证实,本方能显著增强免疫力,促进特异性抗体生成,活化补体,激活巨噬细胞,以及直接抗癌;并能增强化疗药物的抗癌作用,明显降低其毒性,以及防治化疗、放疗引起的毒副作用。

六味地黄丸

【**药物组成**】熟地黄,酒萸肉,山药,牡丹皮,茯苓,泽泻。

【**功效主治**】滋阴补肾。主治肾阴亏损,头晕耳鸣,腰膝酸软,骨蒸潮热,盗汗遗精。

【**方解**】熟地黄益精生血,山茱萸温肝逐风,涩精秘气,山药补脾肺,固肾涩精止泻,三药合用,补正治本,精血足则真阳自生,水中之火乃为真阳。肾阴不足,虚火上炎,故用泽泻泻肾火,泻膀胱水邪,聪耳明目,并防熟地黄之滋腻。牡丹皮泻心肝伏火,凉血退热,并制萸肉之温。茯苓淡泻脾中湿热,通肾交心,以助山药健运,三药同用泻邪治标。李时珍曰:"伏火即阴火也,阴火即相火也。世人专以黄柏治相火,不知丹皮之功更胜也。"牡丹皮属阳,故能入肾,泻阴火,退无汗之骨蒸。此方言为补肾,实为补肝,肾为肝母,子虚补其母之意。古云肝肾之病同一治也。

【**性状**】本品为棕黑色的水丸、水蜜丸,棕褐色至黑褐色的小蜜丸或大蜜丸;味甜而酸。

【**常见规格**】水丸每袋5 g;水蜜丸每袋6 g;小蜜丸每瓶120 g;大蜜丸每丸9 g。

【**用法用量**】口服,水丸5 g/次,水蜜丸6 g/次,小蜜丸9 g/次,大蜜丸1丸/次,均2次/d。

二、辨证应用中成药

根据辨证分型可选用如下中成药进行辨证治疗。

(一)肺热型

清燥润肺合剂

【**药物组成**】桑叶,石膏,甘草,黑芝麻,阿胶,麦冬,苦杏仁,北沙参,枇杷叶。

【功效主治】清燥润肺。主治燥气伤肺,干咳无痰,气逆而喘,咽干鼻燥,心烦口渴。

【用法用量】口服,10~15 mL/次,3 次/d。

养阴清肺丸

【药物组成】地黄,麦冬,玄参,川贝母,白芍,牡丹皮,薄荷,甘草。

【功效主治】养阴润燥,清肺利咽。主治阴虚肺燥,咽喉干痛,干咳少痰。

【用法用量】口服,1 丸/次,2 次/d。

槐杞黄颗粒

【药物组成】槐耳菌质,枸杞子,黄精。

【功效主治】养阴润燥,清肺利咽。主治阴虚肺燥,咽喉干痛,干咳少痰。

【用法用量】口服,1 丸/次,2 次/d。

贞芪扶正胶囊

【药物组成】黄芪,女贞子。

【功效主治】补气养阴。主治久病虚损,气阴不足。配合手术、放疗、化疗,促进功能的恢复。

【用法用量】口服,6 粒/次,2 次/d。

(二)湿热型

黄柏胶囊

【药物组成】黄柏。

【功效主治】清热燥湿,泻火除蒸,解毒疗疮。主治湿热泻痢,黄疸,带下,热淋,脚气,痿躄,骨蒸劳热,盗汗,遗精,疮疡肿毒,湿疹瘙痒。

【用法用量】口服,3~4 粒/次,3~4 次/d。

二妙丸

【药物组成】苍术(炒),黄柏(炒)。

【功效主治】燥湿清热。主治湿热下注,白带,阴囊湿痒。

【用法用量】口服,6～9 g/次,2 次/d。

珍宝丸

【药物组成】珍珠(制)、石膏、丁香、红花、土木香、木香、檀香、地锦草、沉香、麝香、牛黄、水牛角浓缩粉等29味。

【功效主治】清热,安神,舒筋活络,除"协日乌素"。主治白脉病,半身不遂,风湿性关节炎,类风湿关节炎,肌筋萎缩,神经麻痹,肾损脉伤,瘟疫热病,久治不愈。

【用法用量】口服,20～30 粒/次,1～2 次/d。

(三)脾胃亏虚型

参苓白术散

【药物组成】白扁豆,白术,茯苓,甘草,桔梗,莲子,人参,砂仁,山药,薏苡仁。

【功效主治】补脾胃,益肺气。主治脾胃虚弱,食少便溏,气短咳嗽,肢倦乏力。

【用法用量】口服,6～9 g/次,2～3 次/d。

脾肾两助丸

【药物组成】熟地黄,白芍(酒炒),山茱萸(酒制),党参,黄芪(蜜炙),山药(麸炒),小茴香(盐炒),土鳖虫,杜仲(炭),川贝母,泽泻,牵牛子(炒),白术(麸炒),鸡内金(炒),川芎,茯苓,款冬花,麦冬,牛膝,肉苁蓉,甘草(蜜炙),使君子仁,当归。

【功效主治】健脾益气,滋补肝肾。主治脾肾虚弱而致的肢体倦怠,气虚无力,不思饮食,胃脘痞闷,腰痛腰困,腿膝疲软,头晕耳鸣。

【用法用量】淡盐水送服,1 丸/次,2 次/d。

（四）肝肾亏虚型

二至丸

【药物组成】女贞子（蒸），墨旱莲。

【功效主治】补益肝肾，滋阴止血。主治肝肾阴虚，眩晕耳鸣，咽干鼻燥，腰膝酸痛，月经量多。

【用法用量】口服，9 g/次，2 次/d。

壮骨伸筋胶囊

【药物组成】淫羊藿，熟地黄，鹿衔草，骨碎补（炙），肉苁蓉，鸡血藤，红参，狗骨，茯苓，威灵仙，豨莶草，葛根，延胡索（醋制），山楂，洋金花。

【功效主治】补益肝肾，强筋壮骨，活络止痛。主治肝肾两虚、寒湿阻络所致的神经根型颈椎病，症见疼痛、麻木、患处活动受限者。

【用法用量】口服，6 粒/次，3 次/d。4 周为 1 个疗程，或遵医嘱。

壮骨关节胶囊

【药物组成】熟地黄，淫羊藿，补骨脂，骨碎补，续断，桑寄生，狗脊，乳香，没药，鸡血藤，独活，木香。

【功效主治】补益肝肾，养血活血，舒经活络，理气止痛。主治肝肾不足，气滞血瘀，经络痹阻所致的退行性骨关节病，腰肌劳损。

【用法用量】口服，2 粒/次，2 次/d。早、晚饭后服用。疗程为 1 个月。

龟甲养阴片

【药物组成】龟甲（制），覆盆子，鳖甲（制），车前子（盐炒），石决明（煅），菟丝子（制），山楂，桑椹，生地黄，山药（炒），牡丹皮，泽泻（盐炒），龙骨（煅），牡蛎（煅），丹参，紫贝齿，熟地黄，何首乌（制），珍珠母（煅），牛膝，枸杞子，狗脊（制），五味子，当归，女贞子（酒制），茯苓。

【功效主治】养阴软坚，滋补肝肾。主治动脉硬化，阴虚腰痛，胁痛，头晕，耳鸣，五心烦热，冠心病。

【用法用量】口服,8~10 片/次,3 次/d。

(五)脉络瘀阻型

血府逐瘀丸

【药物组成】当归,赤芍,桃仁,红花,川芎,地黄,牛膝,枳壳(麸炒),桔梗,柴胡,甘草。

【功效主治】活血祛瘀,行气止痛。主治瘀血内阻之头痛或胸痛,内热瞀闷,失眠多梦,心悸怔忡,急躁善怒。在临床上主要用于治疗头痛、眩晕、脑损伤后遗症、冠心病心绞痛等。

【性状】本品为棕黑色的大蜜丸,气芳香,味甜,微苦。

【用法用量】口服,1~2 丸/次,2 次/d,空腹用红糖水送服。

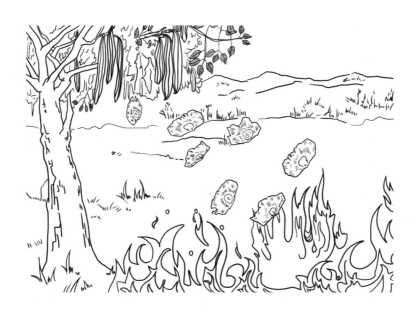

第九章　中药针剂

鹿茸精注射液

【功效主治】增强肌体活力及促进细胞新陈代谢。主治神经衰弱、食欲减退、营养不良、性功能减退、健忘等。

【药品成分】鹿茸。

【性状】无色或略带淡黄色的澄明液体。

【常见规格】2 mL/支。

【用法用量】肌内注射或皮下注射,1~2 mL/次,1次/d。

【贮藏方法】避光密封。

健骨注射液

【功效主治】活血散瘀,强筋健骨,驱风止痛。主治脊椎骨质增生,对风湿性关节痛亦有疗效。

【药品成分】战骨(茎)。辅料为聚山梨酯80、苯甲醇。

【性状】黄棕色或棕红色的澄明液体。

【常见规格】2 mL/支。

【用法用量】肌内注射,2 mL/次,1~2次/d。痛点封闭,4 mL/次,2次/周,或遵医嘱,10 d为1个疗程,停药3 d再进行下一个疗程,一般用药1~3个疗程。

【不良反应】反复肌内注射本品可引起臀肌挛缩。

【禁忌】肌内注射禁用于学龄前儿童。

【注意】本品不作青霉素的溶剂应用。

【贮藏方法】密封,避光,置阴凉处(温度不超过20 ℃)。

黄芪注射液

【功效主治】益气养元,扶正祛邪,养心通脉,健脾利湿。主治心气虚损、血脉瘀阻之病毒性心肌炎、心功能不全及脾虚湿困之肝炎。治疗细胞免疫功能低下的慢性肝炎和慢性活动性肝炎效果良好,亦可用于治疗白细胞减少症、血小板减少性紫癜、慢性肾炎、肾病综合征、糖尿病肾病等。

【药品成分】黄芪。

【常见规格】2 mL×10 支/盒;10 mL×5 支/盒。

【用法用量】肌内注射,2 ~ 4 mL/次,1 ~ 2 次/d。静脉滴注,10 ~ 20 mL/次,1 次/d,或遵医嘱。

【药理作用】研究表明,黄芪注射液对心脏有正性肌力作用,可增强心肌收缩力,增加冠状血管血流量,保护心肌细胞,改善心血管功能。

【不良反应】尚不明确。

【禁忌】①对本品有过敏反应或严重不良反应病史者禁用。过敏体质者禁用。②本品为温养之品,心肝热盛、脾胃温热者禁用本品。③家族对本品有过敏史者禁用。④新生儿、婴幼儿禁用。

【注意】①本品不宜在同一容器中与其他药物混用。②本品是纯中药制剂,保存不当可能影响产品质量,所以使用前必须对光检查。药液出现混浊、沉淀、变色、漏气等现象时,不能使用。

【贮藏方法】密封。

刺五加注射液

【功效主治】平补肝肾,益精壮骨。主治肝肾不足所致的短暂性脑缺血发作、脑动脉硬化、脑血栓形成、脑栓塞等。亦用于治疗冠心病心绞痛合并神经衰弱和更年期综合征等。

【性状】本品为橙黄色或棕黄色的澄明液体。

【常见规格】20 mL/支(含总黄酮100 mg);100 mL/支(含总黄酮300 mg);250 mL/支(含总黄酮500 mg)。

【用法用量】静脉滴注,300~500 mg/次,1~2 次/d,20 mL 规格的注射液可按每次每千克体重 7 mg,加入 0.9% 氯化钠注射液或 5%~10% 葡萄糖注射液中。

【贮藏方法】密封,遮光,置阴凉处。

参附注射液

【功效主治】益气温阳;回阳救逆,益阳固脱。主治气虚、阳虚所致的胸痹、怔忡;咳喘;放化疗后气虚血亏及术后体虚;阳虚水肿、尿频;胃疼、泄泻;痹症;肾阳不足之畏寒肢冷、腰酸软、阳痿;厥脱及各种慢性病见有阳虚(气虚)症状者等。

【药品成分】主要成分为红参、黑附片提取物,主要含人参皂苷、水溶性生物碱。人参皂苷>0.8 mg/mL,乌头碱<0.1 mg/mL,1 mL 参附注射液相当于生药红参 0.1 g、附片 0.2 g。

【适应证】①各型休克:如心源性休克、感染性休克、失血性休克、创伤性休克、过敏性休克、神经性休克等。②心脏病:如充血性心力衰竭、心律失常、病态窦房结综合征、房室传导阻滞、心肌炎、心肌梗死、冠心病、肺心病等。③血液病:如再生障碍性贫血、高凝倾向,以及放化疗所致的白细胞减少、血小板减少等。还用于手术前后稳定血压及纠正血液透析后低血压。④其他:如支气管哮喘、多器官功能障碍综合征(MODS)、糖尿病及其继发症、免疫功能受损或低下、肾上腺皮质功能减退、关节炎、风湿性关节炎、类风湿关节炎、肩周炎、冻疮等,以及虚寒慢性病辅助治疗。

【用法用量】肌内注射,2~4 mL/次,1~2 次/d。静脉滴注,20~100 mL/次(用 5%~10% 葡萄糖注射液 250~500 mL 稀释后使用)。静脉注射,5~20 mL/次(用 5%~10% 葡萄糖注射液 20 mL 稀释后使用),或遵医嘱。

【不良反应】偶见过敏反应。

【禁忌】对本品有过敏或严重不良反应病史者禁用。

【注意】①孕妇慎用本品。②避免将本品直接与辅酶 A、维生素 K_3、氨茶碱混合配伍使用。③本品不宜与中药半夏、瓜蒌、贝母、白蔹、白及、藜芦等同时使用。④本品不宜与其他药物在同一容器内混合使用。⑤本品含有皂苷,在正常情况下,摇动时可以产生泡沫。⑥本品是中药制剂,保存不当可能影响产品质量。使用前必须对光检查,如发现药液出现混浊、沉淀、变色、漏气,或瓶身有细微破裂,均不能使用。⑦如出现不良反应,遵医嘱。

参麦注射液

【功效主治】益气固脱,养阴生津,生脉。主治气阴两虚型之休克、冠心病、病毒性心肌炎、慢性肺心病、粒细胞减少症。能提高肿瘤患者的免疫功能,与化疗药合用时,有一定非增效作用,并能减少化疗药引起的毒副反应。

【药品成分】1 mL 参麦注射液含红参0.1 g、麦冬0.1 g。

【用法用量】肌内注射,2～4 mL/次,1 次/d。静脉滴注,10～60 mL/次(用5%葡萄糖注射液250～500 mL 稀释后使用),1 次/d,或遵医嘱。

【药物相互作用】①如果使用任何其他药品,请告知医师或药师,包括任何从药房、超市或保健品商店购买的非处方药品。②本品不宜与抗生素混合使用。③本品含人参,不宜与含藜芦、五灵脂同时使用。④用药期间不宜喝茶和吃萝卜,以防影响药效。⑤用药期间忌烟酒,忌食辛辣、油腻之物。

【药理作用】①本品适用于休克的治疗,可兴奋肾上腺皮质系统及增加网状内皮系统对休克时各种病理性物质的清除作用,可改善心、肝、脑等重要脏器的供血,改善微循环及抗凝作用。②用于治疗冠心病心绞痛、心肌梗死、病毒性心肌炎、肺心病、心力衰竭等,能强心升压,改善冠状动脉血流量,增加机体耐缺氧能力,减少心肌耗氧量,并有保护、修复心肌细胞及一定的抗心律失常作用。③对于各种癌症患者,配合放化疗有明显的增效减毒作用,能改善癌症患者全身健康状况,保护骨髓造血功能,改善细胞免疫功能,提高肿瘤消失率或缩小率。

【不良反应】①可能有过敏反应,如心悸、气短、胸闷、颜面潮红等。②文献报道偶见过敏性休克6例。③文献报道偶见呼吸困难5例。④文献报道偶见心力衰竭死亡1例。

【禁忌】对本品有过敏反应或严重不良反应病史者禁用。

【注意】①过敏体质者慎用。②孕妇慎用。③本品含有皂苷,摇动时产生泡沫是正常现象。④本品不能与其他药物混合滴注。⑤本品静脉给药时应尽量采用静脉滴注,避免静脉注射,且剂量不宜过大,速度不宜过快。⑥本品静脉滴注时应小心,防止药液渗漏到血管外而引起刺激性疼痛;冬季可用30 ℃温水预热,以避免物理性刺激。⑦使用本品时应采用一次性输液器(带终端滤器)。⑧用药期间患者宜进食低盐、低脂、清淡、易消化的食物,不要食用辛辣、油腻食物。⑨用药期间不要饮酒、吸烟。⑩多吃水果及富含纤维的食物,保持大便通畅。⑪用药期间注意休息,避免劳累,保证充足的睡眠。⑫保持心情舒畅,避免忧思恼怒。⑬注意天气变化,防寒保暖。⑭适当运动,但要避免运动过度或进行强烈的体力活动。

【贮藏方法】避光,置阴凉处。有效期为3年。

复方当归注射液

【功效主治】活血通经,祛瘀止痛。主治痛经、经闭、跌扑损伤、风湿痹痛等。

【药品成分】当归、川芎、红花。辅料为聚山梨酯80、氢氧化钠。

【性状】本品为棕色的澄明液体。

【常见规格】2 mL/支。

【用法用量】肌内注射,1~2支/次,1次/d。穴位注射,0.3~1.0 mL/穴,2~6穴/次,1次/d或隔日1次。腱鞘内注射,将注射用水稀释至浓度为5%~10%后使用,1~5 mL/次。

【不良反应】尚不明确。

【禁忌】孕妇及对本品过敏者禁用。

【注意】①有出血倾向者、月经量过多者及过敏体质者慎用本品。②本品性状发生改变时禁止使用。③请将本品放在儿童接触不到的地方。

【贮藏方法】密闭,避光,置阴凉处(温度不超过20 ℃)。

生脉注射液

【功效主治】益气养阴,复脉固脱。主治气阴两亏,脉虚欲脱所致的心悸、气短、四肢厥冷、汗出、脉欲绝,以及心肌梗死、心源性休克、感染性休克等。

【药品成分】红参、麦冬、五味子,无辅料。

【用法用量】肌内注射,2~4 mL/次,1~2 次/d。静脉滴注,20~60 mL/次,用5% 葡萄糖注射液250~500 mL 稀释后使用,或遵医嘱。本品大剂量、高浓度对心脏表现出先抑制后兴奋作用,故用药宜慢,并适量稀释。因本品含皂苷及挥发油,最好不与其他药物合用。

【药理作用】静脉注射生脉注射液能迅速全面地改善失血休克动物的血流动力学参数,促进休克状态的好转。其作用强度明显强于补充生理盐水组,与甘露醇组无显著性差异,但在抗休克作用的维持时间上明显长于甘露醇组;且其抗休克作用有一定的量效相关性。生脉注射液足量静脉注射,能显著延缓中毒性休克动物的血压下降,对内毒素攻击后动物的死亡也有明显保护作用,但对动物体温的下降无保护作用。生脉注射液能明显降低痢疾杆菌感染动物的死亡率,表明生脉注射液对痢疾杆菌有明显的抗菌作用。

【临床应用】①用本品治疗冠心病心绞痛219 例,结果显示镇痛有效率达95%,证候缓解率达93.6%,硝酸酯类停减率达61.5%,心电图缺血改善率达68.5%,说明本品对血液流变学有较好的改善作用。②用本品治疗感染性休克37 例,辅以纠正电解质紊乱和脑水肿,改善通气、换气功能等综合措施,结果显示获稳压效果者24 例,升压效果者13 例,全部有效。③用本品治疗流行性出血热36 例,发现其有强心、升压、抗休克、调节血容量等作用,且缩短了病程,减少了并发症。

【不良反应】①过敏性皮疹。例如某患者因患二尖瓣狭窄、二尖瓣轻度脱垂、室性期前收缩而用生脉注射液治疗,用药后患者从手指开始至双手、颈、面部皮肤出现米粒大小的红色斑丘疹,表面有小水疱;嘴唇、喉头黏膜轻度水肿。医生立即给患者静脉滴注500 mL 葡萄糖注射液加地塞米松静脉滴注,肌内注射苯海拉明和维丁胶性钙,以及口服大量维生素C 治疗,3 d 后患者的皮疹完全消退。②腰背剧痛。例如一女性患者因头晕、乏力、失眠、心悸入院,医生给予生脉注射液缓缓静脉注射。当注射约20 mL 时,患者突感腰背疼痛,继续推药,疼痛加剧,随即停止推药。约2 min 后患者疼痛好转。

【禁忌】尚不明确。

【注意】①医护人员应在用药前仔细询问患者的过敏史,对使用该药品曾发生过不良反应的患者、过敏体质者(包括对其他药品易产生过敏反应的患者)禁用。②临床使用应辨证用药,严格按照药品说明书规定的功效主治使用,禁止超功效主治用药。③本品应单独使用,禁忌与其他药品配合使用。谨慎联合用药,如确实需要联合用药,应谨慎考虑其他药物与本品的间隔时间及药品相互作用等问题。④医护人员应严格按照说明书规定的用量用药,不得超剂量、高浓度用药;儿童、老年人应按年龄或体质情况酌情减量;本品稀释前温度应达到室温并现配现用。⑤本品是纯中药制剂,保存不当可能影响产品质量。使用本品前必须对光检查,如发现药液出现混浊、沉淀或瓶身有漏气、裂纹等现象,不得使用。如经5%葡萄糖注射液稀释后出现混浊,亦不得使用。⑥严格控制滴注速度,一般控制在40~50滴/min,耐受者方可逐步提高滴注速度,不宜超过60滴/min。⑦加强用药监护。在用药过程中,应密切观察用药反应,特别是用药后30 min内。一旦发现异常,立即停药,采取积极救治措施。⑧对老年人、儿童、肝肾功能异常患者等特殊人群和初次使用本品的患者,应慎重使用并加强监测。对长期使用本品的患者,在每个疗程间要有一定的时间间隔。

正清风痛宁注射液

【功效主治】祛风除湿,活血通络,消肿止痛。主治风寒湿痹证,症见肌肉酸痛、关节肿胀、疼痛、屈伸不利、麻木僵硬,以及风湿性关节炎、类风湿关节炎具有上述证候者。

【药品成分】盐酸青藤碱。辅料为依地酸二钠、亚硫酸氢钠、注射用水。

【性状】本品为无色或微黄色的澄明液体。

【常见规格】2 mL:50 mg。

【用法用量】肌内注射,1~2 mL/次,2次/d,或遵医嘱。

【药理作用】本品能显著降低5-羟色胺引起的血管通透性增加,对角叉菜所致大鼠足趾肿胀及甲醛型、蛋清型关节炎均有明显的消退作用。对电刺激法、热板法、光热刺激法、醋酸扭体法所致小鼠疼痛反应均有镇痛效应。还能抑制机体非特异性免疫、细胞免疫、体液免疫及迟发型超敏反应。

【不良反应】①本品具有强烈的释放组胺作用,部分患者在注射本品后

1 ~ 10 min 出现瘙痒、潮红、出汗、痛肿加重等现象,一般无须特殊处理,0.5 ~ 1.0 h 后上述现象自行消失(一过性);反应严重者,可适当减少剂量或停药,必要时可用 25 ~ 50 mg 异丙嗪对抗。②在注射过程中,若患者出现手足或口唇发麻、胸闷、胸痛等,可能是药物误入血管致快速降血压所致,应立即停药,必要时给予对症处理。③偶见患者出现过敏性休克,处理方法同一般过敏性休克,用肾上腺素对抗。

【禁忌】支气管哮喘患者禁用本品。

【注意】①孕妇或哺乳期妇女慎用。②既往有药物过敏史者、过敏性哮喘或低血压患者慎用。③首次注射剂量为 25 mg(1 mL),且务必在医院使用。④嘱患者首次注射后静坐 10 min,无特殊不适方可离去。

【贮藏方法】密封,遮光。

复方丹参注射液

【功效主治】本品有减慢心率、镇静、催眠和短暂降血压的作用。主治心绞痛、急性心肌梗死、脑缺氧、脑栓塞、神经衰弱等,对脑血栓后遗症亦有效。此外,还可用于治疗血栓闭塞性脉管炎、硬皮病、视网膜中央动脉栓塞、神经性耳聋、白塞综合征及结节性红斑等。

【药品成分】每毫升相当于丹参、降香各 1 g。

【用法用量】肌内注射,用于轻症患者,2 mL/次,2 次/d,2 ~ 4 周为 1 个疗程。静脉滴注,1 次/d,以本品 8 ~ 16 mL 加入 5% 葡萄糖注射液 100 ~ 150 mL 中静脉滴注,2 ~ 4 周为 1 个疗程。

【不良反应】很少出现不良反应,偶见过敏反应。主要表现为瘙痒、头痛、气急、心悸、发热、恶心、呕吐、腹痛、咳嗽、哮喘、低血压、心律失常、局限性水肿,以及口唇疱疹、荨麻疹等。

【禁忌】对本品有过敏史或有严重不良反应病史者禁用。

【注意】①本品不宜与抗癌药、止血药、抗酸药、阿托品、细胞色素 C、维生素 B_1、维生素 B_6、麻黄碱、络贝宁、士的宁、雄性激素等药物联合使用。②本品不宜与中药藜芦同时使用。③本品与抗生素、维生素 C、肝素、东莨菪碱、酚妥拉明、硫酸镁等联合使用,可产生协同作用及减少药物某些不良反应。④本品不宜与其他药物在同一容器内混合使用。⑤本品是中药制剂,保存不当可能影响产品质量。使用前必须对光检查,如发现药液出现混浊、沉淀、变色、漏气,或瓶身有细微破裂,均不能使用。⑥如出现不良反应,遵医嘱。

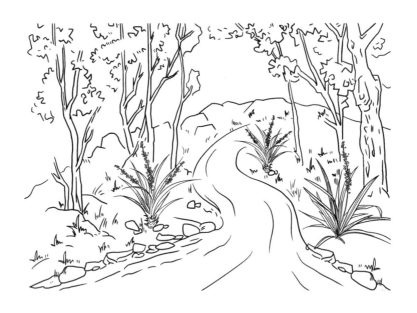

第十章 针 灸

　　针灸作为中医学的重要组成部分和主要学科,大凡古代名医国手,无一不通晓针灸。《左传》记载:"鲁成公十年(公元前581年),晋侯有疾,医缓至曰,疾不可为也,在肓之上,膏之下,攻之不可,达之不及,药不至焉。"其中所说的"攻",是指灸法;而"达",是说针刺也达不到。针灸与药物并施,是当时最常用的医疗方法。可见古代名医对针灸是相当重视的。《史记》扁鹊仓公列传所载:名医扁鹊治疗虢太子的"尸厥",令弟子子阳、子豹取百会等穴运用针灸治疗而使其甦醒,从此"天下遂以扁鹊能生死人"。扁鹊自己说:我并不能使死人"起死回生",我仅是用针灸救活了并没有真正死去的人。这说明针灸疗法有它独特的疗效。《史记》扁鹊仓公列传还记载:汉高祖后临朝八年(公元前180年),名医仓公,姓淳于,名意;善用针灸、药物治病。据司马迁记录有关他的25例医案中,都曾谈到施用针灸。如李将军因受寒湿臂痛不能挽弓,淳于意为之针灸肩髃、曲池后,即刻"弯弓射骑"。汉末医家张仲景(142—210年)所著的《伤寒杂病论》,被后世称为"汤液方书之祖"。在《伤寒论》397条条文中,论及有关针灸的有34条条文,并采用了温针、烧针(火针)灸法等针灸治法。华佗(141—203年)为历史上著名的外科医家,他也精通针灸,如曹操患头风,为其刺脑空穴而立愈;有患足痿的,针刺环跳、悬钟等后即能行走。他取穴精简,"针灸不过数处",每获奇效。在浩如烟海的古代医籍中,针灸验案的先例难以计数。针灸医学的强大生命力,正是来源于针灸理论的博大精深,来源于临床疗效的卓著可靠。近代医家在继承的基础上又丰富了针灸的治疗,诸如眼针、蜂针、火针、耳针、拔罐、头针、穴位注射等。

一、针刺治疗

（一）古文献论述

痿证是指肢体筋脉弛缓，软弱无力，不能随意运动或伴有肌肉萎缩的一种病证，是临床常见的一类疑难病证。临床表现多呈慢性进行性发展，病程较长，缠绵难愈。西医学的急性脊髓炎、重症肌无力、周期性麻痹、肌营养不良和其他中枢神经系统疾病并发软瘫的后遗症等，根据临床表现均可归于痿证范畴。关于痿证的针刺治疗，可上溯至《素问·痿论》，它明确提出了治痿的3条原则，即"治痿独取阳明""各补其荥而通其俞，调其虚实，和其逆顺""各以其时受月"。其中，"治痿独取阳明"是针灸治疗痿证的重要法则。阳明，从藏象的角度是指胃腑、大肠，从经脉的角度是指手、足阳明经。"独取"者，有"多取""常取""着重取"之义，即治疗痿证时，要重视脾胃的调理，不仅组方选药应从中焦脾胃着手，针刺亦要重取阳明经穴位。该法则一直为后代医家所尊崇，影响极其深远。治疗痿证既要重视阳明，又须结合其他脏腑经络的具体情况"因时"治疗，辨证论治，这才符合《黄帝内经》之旨。

帝曰：如夫子言可矣。论言治痿者，独取阳明，何也？岐伯曰：阳明者五脏六腑之海，主闰（通"润"）宗筋，宗筋主束骨而利机关也。冲脉者，经脉之海也，主渗灌豀谷，与阳明合于宗筋，阴阳揔宗筋之会，会于气街，而阳明为之长，皆属于带脉，而络于督脉。故阳明虚，则宗筋纵，带脉不引，故足痿不用也。（《素问·痿论》）

帝曰：治之奈何？岐伯曰：各补其荥而通其俞，调其虚实，和其逆顺，筋脉骨肉，各以其时受月，则病已矣。帝曰：善。（《素问·痿论》）

论曰："阳明为阖……阖折则气无所止息而痿疾起矣，故痿疾者取之阳明，视有余不足。无所止息者，真气稽留，邪气居之也。"杨上善注曰："阳明主肉主气，故肉气折损，则正气不能禁用，即身痿厥，痿而不收，则知阳明阖折也。""能止气不泄，能行气滋息者，真气之要也。阳明阖折，则真气稽留不用，故邪气居之，痿疾起也。"（《灵枢·根结》）

《黄帝内经》对于痿证的治疗多言其大概，对后世的主要贡献在于治疗原则。《黄帝内经》治痿,重视阳明,但并非独取阳明一经。《素问·痿论》论述了阳明脾胃在痿证治疗中的重要地位,《灵枢·根结》亦云"取之阳明,视有余不足,无所止息者,真气稽留,邪气居之也"。与此同时,《素问·痿论》强调应"各补其荥而通其俞,调其虚实,和其顺逆,筋脉骨肉,各以其时受月"。"各补其荥而通其俞",经脉具有运行气血,联络脏腑,沟通表里、内外之功能。针刺通过补荥穴、流畅腧穴,达到补虚、泻实的目的,从而使经脉气血运行由逆转顺,畅达无碍。对临床的指导意义:其一,治疗痿证,调补阴阳、气血时,要注意以通为补;其二,治疗痿证,即根据各经所主之旺时择时针刺,用补其荥穴和通其腧穴的方法以治疗各型痿证。"各以其时受月"根据痿证的分类不同,在其相应之脏所主的时令,进行针刺治疗,从而达到祛除痿证之目的。五脏所主的时令不同,其最佳治疗时机也不同。这提示我们治疗痿证时要注意"因时制宜"的原则,临床才能取得较好的疗效。这和后世一些医家过分强调阳明一经在痿证治疗上的作用显然大有差别。此外,《素问·藏气法时论》提出应"取其经,太阴阳明少阴血者",从太阴、阳明、少阴三经取穴,以放血法治疗实证的痿;《灵枢·口问》提出在足大指上二寸或足外踝下留针;《灵枢·热病》提出从肝论治热病导致的"筋躄"。上述都体现了治疗上的灵活多变,这些治法目前在临床上得到了足够的重视。

《黄帝内经》在提出痿证的治疗原则的同时,对痿证治疗时的注意事项也有所提及。

刺脊间,勿中髓。《素问·刺禁论》载"刺脊间,中髓为伛",提示在治疗痿证沿督脉取穴时,不要进针过深,以免误伤脊髓,否则会造成不良后果。

刺大脉,勿伤血。《灵枢·邪气藏府病形》载"肾脉大甚为阴痿""刺大者,微泻其气,无出其血"。脉"大"是指大的脉形中间夹有濡软空虚的感觉,是精血亏损阳气外张的表现,告诫后人:针刺"大"脉,出针后要快速按压针孔,勿令其出血,以免伤血。提示痿证见"大"脉,不能采用放血治疗;药物治疗则不能耗血、动血,应以滋补精血为主,即使有阳虚表现,亦应是阴中求阳。

后世在《黄帝内经》基础上,于"治痿独取阳明"多有阐发。《针灸甲乙经》列有专篇《热在五脏发痿》,提出了根据痿证临床表现针灸治疗取穴,"足缓不收,痿不能行,不能言语,手足痿躄不能行,地仓主之。痿不相知,太白主之……"孙一奎在《赤水玄珠》中提出五痿治疗的针灸取穴,并对"治痿独取阳明"有自己的见解:"《内经》治痿独取阳明之法,乃治痿之大概也。原其病皆自肺来,在于方萌之时,故独治阳明,使宗筋润,能束骨而利机关之意,是澄其源而流自清之谓也。设五痿之疾既痼,而阳明虚,宗筋纵,带脉不引,足痿不用之时,而独治阳明,斯亦晚矣。"明清时代,痿证的治则治法有了较大发展,医者纠正了"治痿独取阳明"的定论,逐步形成了系统的针灸辨证论治体系。

《针灸甲乙经》(公元282年)为晋·皇甫谧(士安)撰,共12卷。论述生理、病理、诊断、经络、腧穴和针灸治疗等方面,是现存最早的一部针灸专书,奠定了针刺治疗痿证的基础,文中阐述了痿证的针刺辨证选穴方法。书中对痿厥的针刺有详细的描述,具体如下。

痿厥风头重,额痛,髀枢股胻外廉骨节痛,瘛疭,痹不仁,振寒,时有热,四肢不举,跗阳主之。痿厥寒足,腕不收躄,坐不能起,髀枢脚痛,丘墟主之。足不收痛,不可以行,天泉主之。足阳明之下,血气皆少则下毛无,有则稀,枯瘁,善痿厥,足痹。

足缓不收,痿不能行,不能言语,手足痿不能行,地仓主之。痿不相知(一云身重骨痿不相知),太白主之。痿厥,身体不仁,手足偏小,先取京骨,后取中封、绝骨皆泻之。痿厥寒,足腕不收,坐不能起,髀枢脚痛,丘墟主之。虚则痿,坐不能起,实则厥,胫热肘痛,身体不仁,手足偏小,善啮颊,光明主之。

痿厥癫疾,洞泄,然谷主之。

肘痛引肩不可屈伸,振寒热,颈项肩背痛,臂痿痹不仁,天井主之。

目不明,腕急,身热,惊狂,痿痹重……臂痿痹,瘛疭,癫疾,曲池主之。

胸中瘀血,胸胁榰满,鬲痛,不能久立,膝痿寒,三里主之。

《针灸大成》:阴市穴,主腰脚如冷水,膝寒,痿痹不仁,不屈伸,卒寒疝,力痿少气,小腹痛,胀满,脚气,脚以下伏兔上寒,消渴。

《针灸大成》:手腕无力……列缺。足痿不收履……溜。足缓……阳陵泉、冲阳、太冲、丘墟。脚弱无力,公孙、三里、绝骨、申脉。

《针灸内篇》(足阳明胃经络):髀关……治黄疸,痿痹。厉兑……治黄。

《针灸聚英》:痿,有湿热,有痰,有无血而虚,有气弱,有瘀血。针中渎、环跳,灸三里、肺俞。

《针灸大成》:完骨,主足痿失履不收,牙车急……头风耳后痛,烦心。

《针灸逢源》:痿躄,环跳、中渎、三里,足不能行,三里、三阴交、复溜、行间。

《针灸学》(全国高等中医药教育教材,第4版,赵吉平、李瑛主编):阳陵泉穴主治下肢痿痹,脚气,口苦,呕吐,胁痛。《针灸学》(高等医药院校教材,邱茂良主编):胁痛,口苦,呕吐,下肢痿痹,脚气,黄疸,小儿惊风。《腧穴学》(高等医药院校教材,杨甲三主编):半身不遂,下肢痿痹、麻木,膝肿痛,脚气,胁肋痛,口苦,呕吐,黄疸,小儿惊风,破伤风。

《医学纲目》中提出针灸痿厥有五法:其一取肾。经云:肾足少阴之脉,所生病者,痿厥嗜卧,足下热而痛,视盛虚热寒陷下调之也。其二补膀胱与肝。经云:邪之所在,皆为不足。下气不足,则为之痿厥心悗,补足外踝下留之。又云:刺大指间上二寸留之,是神申脉、太冲二穴是也。其三补足阳明络。经云:足阳明之别,名曰丰隆,去踝八寸,别走太阴,其病虚则足不收,胫枯,取之所别也。其四补足少阳络。经云:足少阳之别,名曰光明,去踝五寸,别走厥阴,虚则痿,坐不能起,取之所别也。其五束缚四末。经云:痿厥为四末束,乃疾解之日,二不仁者,十日而知,无休病已是也。

两足瘫痪,两腿无力:鹤顶(在膝盖骨尖上,灸七次)。

(《撮》)脚弱无力,行步艰难:太冲、厉兑(补灸)、风市(灸)。

(《玉》)又法:太冲五分(泻八吸,忌灸)、中封五分(泻八吸)、三里一寸(泻十吸)。

(《集》)又法:公孙(灸,半寸)、三里、绝骨、申脉(不已,取下穴)、昆仑、阳辅。

《针灸逢源·痿躄》卷六:气虚痿者,因饥饿劳倦,胃气一虚,肺气先绝,百骸豀谷皆失所养,故宗筋弛纵,骨节空虚,凡人病后手足痿弱者,皆属气虚。所谓脾既病,不能为胃行其津液,四肢不得禀水谷气而不用也,宜补中益气。治痿独取阳明,此为气虚者立法也。

(二)针刺法在痿证治疗中的应用

1.概述　针刺法是指在中医理论的指导下把针具(通常指毫针)按照一

定的角度刺入患者体内,运用捻转与提插等针刺手法来对人体特定部位进行刺激,从而达到治疗疾病的目的。针刺的作用和功效:针刺有调和阴阳、扶正祛邪、疏通经络三大作用。①调和阴阳:针刺治病的关键在于根据不同病变的证候来调节机体的阴阳,使阴阳重新恢复平衡。②扶正祛邪:扶正,就是增强机体抗病能力;祛邪,就是祛除导致疾病的因素。疾病发生、发展的过程,也就是正气与邪气相互斗争的过程。针刺治病防病,就是发挥它扶正祛邪的作用。③疏通经络:人体的经络将内部的脏腑同外部的各种组织、器官联系成为一个有机的整体,使人体各部的功能保持相对的协调和平衡。疾病的发生、发展与经络和脏腑也是有密切联系的。针刺治病,就是根据经络与脏腑在生理病理上相互联系、相互影响的道理,在有关孔穴部位上进行针刺,以达到疏通经络,治疗疾病的作用。

李延芳教授擅长应用"多经多穴法"治疗痿证,认为在痿证初期,病位尚浅、病情较轻者,可单取阳明经穴;至于痿证日久,病位已深,病变范围广,涉及经脉多的痿证,则宜采用多经取穴法。主要是结合十二经筋的循行分布及其病理特点,在局部取阳明经穴的基础上,重点加用肺、肝、脾、肾四经的腧穴。例如,对于外感温邪、肺热叶焦、脾失健运、痰湿阻滞导致的痿证,在取阳明经穴的同时,还应配以手太阴肺经及足太阴脾经的腧穴,此属表里配穴法;对于痿证病情逐渐加重,伤及肝肾者,在取阳明经穴的基础上,尚须选用足厥阴肝经及足少阴肾经之穴以补益肝肾。"多经多穴法"蕴有丰富的内涵,突出体现于两个方面:其一,经穴多而不乱。李老强调,临证所选经穴应视痿证患者麻痹肌肉群沿经络分布的具体情况而定。其二,运用多经多穴法治疗痿证,针刺手法是否得当亦是取效的关键环节。总体来说,应依照《素问·痿论》"调其虚实,和其顺逆"的治痿法则,不失"补虚泻实"之法度,但一定要根据痿证患者的具体情况掌握好适当的针刺深浅度与刺激量。李老临证时浅刺法运用较多,曾多次提到,多数痿证患者病程漫长,局部肌肉筋脉缺乏气血的荣养,脉络已虚,大多存在正气不足的征象;而浅刺法刺激量轻,就其作用而言,是种偏补的方法,能够鼓舞人体正气,使肢体低下的功能得以恢复,尤其是对于稚阴稚阳之体的小儿和年老体弱者,即使有实证的证候,手法亦不可过重。否则正气受损,不仅不能增强肌肉的活力,反而会使肌肉过度疲劳,造成局部神经抑制而适得其反。

2.针刺作用机制现代研究　大量临床资料和实验研究证实针灸具有消炎、调整、镇痛、修复和免疫等功能。

(1)消炎功能:针刺能增强白细胞的吞噬能力,并促进其释放。

(2)调整功能:针刺对神经各级组织系统、心血管系统、呼吸系统等能起到双向调节作用,使之达到相对的生理平衡状态。

(3)镇痛功能:针刺对腧穴的刺激,能作用于丘脑和内侧丘脑非特异投射系统,使脑组织释放吗啡活性多肽等多种中枢神经递质,激活内源性抗痛系统的功能,获得镇痛效果。

(4)修复功能:针刺可激活神经元,修复神经和身体其他组织。

(5)免疫功能:针刺对细胞免疫功能(如 T 细胞、B 细胞活性)、体液免疫功能(如血清免疫球蛋白)等都有明显的调整作用,故能起到提高人体免疫功能的作用。

所以,针刺治疗痿证中的某些疾病可有不同程度的效果。但因本证疗程较长,须耐心施治。为明确其病灶所在和发病原因等,应进行必要的检查。治疗时可配合药物、推拿、理疗等以提高疗效。痿证包括现代医学的多发性神经炎、急性脊髓炎、进行性肌萎缩、重症肌无力、肌营养不良、癔症性瘫痪等疾病。针刺治疗本证注重补益气血、通调经络。痿证患者经针刺治疗后,就能增强血管扩张,加快血流速度,促进局部供血,并能提高患者的免疫功能,从而起到消炎、消肿、止痛和修复作用,达到减轻和治愈疾病的目的。研究表明:针刺通过对神经系统和内分泌系统的调节作用,可改善血管的舒缩功能,增强患肢的血液循环状况,使损伤的组织细胞及神经得以修复再生,使失于营养的肌肉重新得以滋养,恢复其应有的运动功能。有研究者观察针刺肩髃穴对肌电的影响,发现从针刺后 5 min 开始患者肌电幅度升高并持续 30 min。针刺伏兔穴对家兔超负荷运动骨骼肌细胞内的钙离子浓度有一定影响。针刺首先可以恢复肌膜的正常结构,从而调节钙离子的代谢,迅速降低肌细胞内钙离子浓度,解除线粒体钙超载所致的细胞呼吸功能受阻,恢复肌细胞的正常结构与生理活动。

（三）痿证针刺治疗

1.痿证针刺治疗原则

（1）治痿证独取阳明：因阳明为多气多血之经，故用阳明经穴治疗本病，能疏通经络、调和气血、荣养筋脉。

（2）泻南补北法：按五行生克之理，南方为心之所主，北方为肾之所主；因心火克肺金，故泻心火（泻南）则肺金清，肺金清而金不克木则肝木实；因肾水克心火，故补肾水（补北）则心火降；心火降则火不克金而金盛；肝主荣筋，肺朝百脉，金木无殒，则痿证无从发作。

2.痿证辨证分型针刺治疗 参考中华人民共和国中医药行业标准《中医病证诊断疗效标准》。

（1）湿热痿证

1）症状：面黄身重，恶热喜凉，下肢痿软，甚不任地，久则肌瘦，溲赤涩痛，舌苔黄腻，脉象濡数。

2）针刺：主穴，足三里、解溪、髀关、合谷、曲池。配穴，上肢配手三里、肩髃、外关；下肢配阴陵泉、三阴交、阳陵泉、环跳。毫针刺，平补平泻。

（2）肺热痿证

1）症状：喉干鼻燥，口渴心烦，咳嗽而呛，小便热痛，下肢痿软，甚则不用，舌红苔黄，脉细数。

2）针刺：主穴，少商、列缺、尺泽。配穴，上肢配合谷、曲池、肩髃；下肢配足三里、阳陵泉、环跳、风市。毫针刺，平补平泻，兼以点刺出血法。

（3）肝肾阴虚痿证

1）症状：头晕目眩，腰脊酸软，遗精早泄，两足心热，下肢渐痿，甚而不用，舌质红绛，脉细数。

2）针刺：主穴，肝俞、肾俞、太溪、悬钟、三阴交。配穴，上肢配曲池、阳池、肩贞；下肢配阳陵泉、丘墟、八髎、环跳。毫针刺，用补法。

（4）心脾两虚痿证

1）症状：面色萎黄而少光泽，体倦神疲，不欲饮食，心悸，健忘失眠，舌质淡红，脉虚弱。

2）针刺：主穴，心俞、脾俞、膈俞、太白、内关、中脘。配穴，上肢配大杼、肩髃、曲池、合谷;下肢配足三里、三阴交、阳陵泉、悬钟。毫针刺,用补法。

(5)气虚痿证

1)症状:头痛眩晕,怯寒自汗,倦怠少气。面白懒言,手足微弱,不能举动,舌苔淡薄,脉细软。

2)针刺:主穴,脾俞、肺俞、气海、关元、足三里。配穴,上肢配肩髃、手三里、阳溪;下肢配伏兔、阳陵泉、悬钟、解溪。毫针刺,用补法,加灸。

3.痿证针刺治疗文献研究　中医学治疗痿证积累了丰富的经验,韩碧英教授认为经筋是经络系统的重要组成部分,在临床治疗中,韩教授在审因取穴、和调脏腑的同时,重视经筋理论的运用,针对痿证病变范围所累及的区域,辨明所属经筋,为重要配穴,使萎软无力的肌肉重新恢复功能,有效提高患者的生活质量。近年来,研究发现针刺治疗重症肌无力具有一定优势,疗效显著,操作简便,不良反应少,是临床上治疗该病不可忽视的手段。目前发表的针刺治疗重症肌无力的文献中,眼肌型重症肌无力类型占大多数。仅有1篇文献观察了针刺治疗危重症肌无力呼吸衰竭的疗效,可见针刺目前以治疗轻中症肌无力为主。

李少红等通过在中国知网、万方、维普、PubMed 等文献数据库检索与针刺治疗眼肌型重症肌无力相关的文献,对国内外针刺治疗眼肌型重症肌无力穴位使用频次、归经、所在部位和操作方法等进行统计分析,总结选穴规律的研究,为临床治疗提供了理论依据。结果:①共纳入文献 62 篇,腧穴共102 个,总频次 604 次。②使用频率在 10% 以上的腧穴 20 个,频次为 455 次(75.33%)。③十四经腧穴 89 个,总频次为 528 次(87.42%);阳经腧穴64 个,使用频次为 440 次(72.85%)。④眼周穴 16 个,使用频次为 265 次(43.87%);下肢部腧穴 23 个,使用频次为 151 次(25.00%)。⑤采用针刺疗法的文献有 53 篇(85.48%),采用电针、针刺+灸法各 14 篇,取穴均以眼周腧穴为主。结论:针灸治疗眼肌型重症肌无力以选穴十四经、阳经、眼周头面部为主,阴经、经外奇穴、下肢部为辅,常用穴位有足三里、攒竹、阳白、丝竹空、太阳、鱼腰、合谷、三阴交、百会、睛明、光明等。

王敏玉等探索了针灸治疗重症肌无力的临床选穴规律。他们以"针灸""重症肌无力""眼睑下垂"为关键词,检索中国期刊全文数据库及维普、万方数据库,收集针灸治疗重症肌无力的文献,并将纳入文献进行整理,建立针灸处方数据库,分析其选穴特点及规律。结果发现,针灸治疗重症肌无力最常用的穴位为足三里、合谷、攒竹、三阴交、阳白、百会、鱼腰、曲池、肾俞、内关、丝竹空、风池、脾俞、太阳、睛明、阳陵泉、气海、大椎、太冲等,分属最多的经络为足太阳膀胱经。针灸治疗重症肌无力最常用的特定穴为五腧穴、交会穴和下合穴。现代针灸医家在治疗重症肌无力上取得了较好疗效,体现了治病求本、标本兼顾的原则,选穴规律可为临床工作提供参考。

盛昭园等利用滚针治疗技术,通过对皮部进行大面积刺激,起到激发卫气、调整脏腑虚实、调和气血、疏通经络、平衡阴阳的作用,从而对重症肌无力起到良好的临床效果。主穴:大椎、脾俞、肾俞、足三里、曲池。大椎穴为督脉要穴,为手足三阳、督脉之会,有通督行气之功。配穴:①眼肌型配穴为攒竹、阳白、光明;②吞咽困难配穴为百会、廉泉;③四肢无力配穴为三阴交、血海、合谷。

二、灸 法

(一)概述

灸法是我国传统针灸医学的一个主要部分。灸法的种类很多,但总的来说可分为艾灸法和非艾灸法两大类。灸法和针刺法一样都通过刺激腧穴或特定部位激发经络、神经、体液的功能,调整机体各组织、系统的失衡状态,从而达到防病治病的目的。但是,灸法又有着自己较独特的作用特点。和针刺法不同,灸法是通过温热、寒冷及其他非机械刺激的作用来扶正祛邪,平衡阴阳,防治疾病,康复保健。尤其是灸法的防病保健作用在古代就得到了十分重视。《备急千金要方》提到以灸法预防"瘴疠温疟毒气"。《扁鹊心法》指出:"人于无病时,常灸关元、气海、命门、中脘,虽未得长生,亦可保百余年寿矣。"灸法在现代不仅已为大量的临床所证实,而且得以进一步发扬。同时,人们对灸法的作用机制进行了较广泛和系统的探讨。

艾灸法古称灸焫,又称艾灸,指以艾绒为主要材料,点燃后直接或间接熏灼体表穴位的一种治疗方法。也可在艾绒中掺入少量辛温香燥的药末,以加强治疗作用。该法有温经通络、升阳举陷、行气活血、祛寒逐湿、消肿散结、回阳救逆等作用,并可用于保健。对慢性虚弱性疾病和风、寒、湿邪为患的疾病尤为适宜,这与痿证的五脏虚损病机相对符合。因艾条制成的形式及运用方法的不同,艾灸可分为艾条灸、艾炷灸、温针灸和温灸器灸等数种。

(二)灸法作用机制现代研究

大量的临床研究表明,灸法的治疗作用是通过多方面的综合因素来实现的。为了探讨艾灸的作用机制,近年来一些学者从不同角度进行了试验研究,取得了一些进展。如用艾条灸治856例患者,灸感出现率达85%,病情愈重愈急,感传现象随之减弱与消失,在感传线与感传区域内出现温度上升与痛阈提高,且灸感走向与腧穴位置、疾病部位有关,说明艾灸是通过腧穴经络而起作用。国外有人观察单壮(艾炷$0.5 \sim 2.0$ mg)灸后,皮肤表面温度上升到$105\ ^\circ\text{C}$左右,皮肤内的温度亦明显上升,说明艾灸确有温煦作用,且有较强的渗透力。用艾条熏灸冠心病心绞痛患者的内关、足三里和膻中等穴,观察其球结膜微循环的变化,39例均明显改善。艾灸内关穴可使患者脑阻抗血流明显改善,流入容积速度加快,波幅升高$30\% \sim 50\%$;高血压患者的血压有不同程度下降,说明艾灸内关可使脑血管扩张,脑血流增加,脑部血液循环改善。艾灸冠心病患者的内关、膻中、心俞穴各20 min,可使心电图的ST-T波均明显升高,使心脏的收缩力增强,心脏的供血得到改善。上述研究结果均表明灸法对心脑血管病变有明显的调节作用。

国外学者在鼻两侧距皮肤$2 \sim 3$ cm处行艾条灸,治疗变应性鼻炎,发现88%的患者灸后症状显著改善,47%的患者灸后10 min给变应原无反应,也无症状表现;5例自愿参与该研究者灸后鼻内温度平均增加$3.1\ ^\circ\text{C}$(1 cm点)和$30\ ^\circ\text{C}$(4 cm点),其中4例灸后鼻液中白细胞数显著降低。用化脓灸治疗支气管哮喘,可使外周血嗜碱性粒细胞计数下降,对免疫球蛋白有双向调整作用,即高值者下降,低值者上升;使E-花环形成率和淋巴细胞转化率升高,且均有显著差异。以艾炷灸实验性结核病小鼠的大椎、关元穴,可提高巨噬细胞吞噬功能,促进T细胞功能调控作用,并对该病有明显疗效。以上研究表明,灸法对人体免疫功能具有明显的调节作用,这种调节作用是良性的、积极的,总体上是沿着对患者有利的方向进行调整。另外,对于灸法治疗肿瘤的现代医学机制,很多学者进行了大量研究。已证实,艾灸能提高免疫力可能是灸疗治疗肿瘤的主要机制。

艾灸足三里穴,可调节胃肠运动功能,在20次艾灸实验中,有18次胃肠活动出现兴奋性或抑制性改变。艾灸小鼠的神阙穴,不管是空腹状态,还是在用不同的药物使小肠运动已经有所改变的状态下,都可以使小肠内容物的推进速度减慢,具有抑制小肠运动的作用。在以氨基甲酸乙酯麻醉的家兔中艾灸至阴穴,并记录子宫活动曲线,发现艾灸可引起子宫活动的增强。说明灸法具有调整内脏活动功能的作用。

艾灸急性失血性休克犬百会穴发现,在血糖水平增高的情况下,灸后更见上升,提示灸后血浆游离肾上腺素水平显著升高,认为灸法可能有促进肾上腺活动的作用。艾灸流行性出血热大鼠模型的肾俞穴区7次,14 d后,其血浆和肺、肾组织中的5-羟色胺、5-羟吲哚乙酸水平明显降低,并趋于正常,说明艾灸能缓解流行性出血热病毒感染所引起的病理生理反应,在一定程度上纠正了体液因素分泌和代谢的紊乱,促进了机体内环境的改善和稳定,并能提高其血中流行性出血热病毒特异性抗体效价,对病毒有抑制作用。有研究还发现艾灸可使豚鼠气体代谢适量增高,并推断其耗氧量的升高可能是艾灸刺激了其作用部位神经感受器反射性地引起的,自主神经与内分泌腺是其中间环节。

近年来,除了传统的温热刺激外,应用艾烟熏灸,观察外科化脓性疾病患者575例,效果明显者528例;抑菌试验表明,艾烟对大肠埃希菌、金黄色葡萄球菌、乙型链球菌、铜绿假单胞菌均有抑制作用。

综述诸家研究资料可以看出,艾灸对循环、免疫、神经、内分泌、呼吸、消化、生殖等系统都有一定的促进和调整作用,这些研究为艾灸的临床应用提供了可靠的理论依据,但在其深度和广度上还有待进一步探讨和研究。有学者研究了重症肌无力的针灸治疗文献,发现为了获得更好的疗效,针刺治疗常与艾灸、口服药物、推拿等其他治疗方法结合,其中以针刺和艾灸的结合最多见,有几篇文献提到了温针治疗重症肌无力。

(三)温针灸

温针灸又称温针,主要是利用烧燃的艾条或艾绒使针体温度升高,其作用是以针刺为主,并借助热力,通过针体传入腧穴,以温通经脉、宣行气血。

1.温针灸的操作方法　根据治疗取穴方便,患者仰卧位或俯卧位。首先要针刺腧穴,针刺腧穴时要对腧穴和双手进行消毒,然后将消毒后的针具刺入穴位,进行提插、捻转,得气以后,再将艾条切成 2～3 cm 长的艾条段插在针柄上。艾条段距离患者的皮肤 2～3 cm,在针与皮肤之间隔上一厚纸片。点燃艾段的下方,留置 20～30 min,以艾段燃透为度。待艾段燃透之后,术者持镊子或血管钳夹住针柄下方,将带有艾灰的毫针迅速拔出,放在医疗垃圾盘内。

在艾灸的过程中要及时询问被灸者的感受,以免造成烫伤。温针灸一般灸三壮即可,在温针灸以后要避免被灸的地方受凉,使病情加重。

2.痿证的温针灸治疗　痿证是由邪热伤津,或气阴不足而致筋脉失养,以四肢筋肉弛缓无力,甚则肌肉萎缩或瘫痪为主要表现的一种病证。西医的周围神经病变、脊髓病变、肌萎缩侧索硬化、重症肌无力等疾病可参照本病治疗。灸法治疗该病,以疏调气血为主,多取阳明经穴,上肢多取手阳明,下肢多取足阳明经穴。痿证急性期以肺热和湿热多见,这两型不适合灸法治疗,宜用针刺治疗。其余 3 型,可采用温针灸(四肢穴)、隔姜灸(背部穴)治疗。

研究者通过临床观察针刺颈穴配合温针灸治疗眼肌型重症肌无力的临床疗效,对其作用机制进行初步探索。对照组与治疗组患者治疗后眼睑下垂等症状较治疗前均有改善。两组相比,治疗组的改善更明显,说明治疗组的疗效明显优于对照组。两组患者经颈部血管彩色多普勒超声检查,取颈内动脉(ICA)、颈总动脉(CCA)、颈外动脉(ECA)的收缩期峰值流速(PSV)结果比较,两组治疗前的 PSV 较正常值低,治疗组在治疗后 PSV 改善,而对照组治疗后 PSV 较治疗前无差异,说明在改善颈部动脉血流速度方面治疗组明显优于对照组。这与现代研究证实针刺颈部穴位能改善颈部动脉血流速度的结论一致。颈部动脉血液循环得到改善,促进了患者眼部的微循环,增加了物质的转运速度,这可能是针刺颈穴配合温针灸治疗眼肌型重症肌无力取得疗效的原因所在。针刺颈穴配合温针灸治疗眼肌型重症肌无力疗效肯定,值得推广。

痿证的温针疗法操作:取足三里穴、阳陵泉穴、髀关穴、伏兔穴、三阴交穴、太冲穴、肩髃穴、曲池穴、合谷穴、外关穴,以上穴位均温针灸20~30 min。

(四)隔姜灸

隔姜灸是隔物灸中的一种灸法,具有温经散寒、止呕解表的作用,常用于治疗感冒、发热、头痛、呕吐、泄泻、小腹冷痛、遗精、阳痿、早泄等疾病;隔姜灸还具有舒经活络的作用,可用于缓解周围性面神经麻痹、腰腿疼痛等症状。

1. 隔姜灸的操作方法　取生姜一块,沿生姜纤维纵向切取,切成0.2~0.3 cm厚的姜片,大小可据穴区部位所在和选用的艾炷的大小而定,中间用三棱针穿刺数孔。施灸时,将其放在穴区,置大或中等艾炷放在其上,点燃。待患者有局部灼痛感时,略略提起姜片,或更换艾炷再灸。一般每次灸6~9壮,以皮肤局部潮红不起疱为度。灸毕可用正红花油涂于施灸部位,一是防皮肤灼伤,二是增强艾灸活血化瘀、散寒止痛之功效。

2. 痿证的隔姜灸操作　脾俞、胃俞隔姜灸5~8壮;肝俞、肾俞隔姜灸5~8壮;膈俞、肝俞隔姜灸2~8壮。

三、眼针疗法

眼针疗法是针刺眼球周围、眼眶边缘的穴位,以治疗全身疾病的方法。晋代皇甫谧的《针灸甲乙经》就有针刺睛明、攒竹等眼周穴位治疗疾病的记载。

(一)取穴方法

1. 循经取穴　眼针循经取穴,即确诊病属于哪一经即取哪一经区穴位,或同时对症取几个经区。

2. 看眼取穴　据观眼识病哪个经区络脉的形状、颜色最明显即取哪一经区穴。

3. 病位取穴　按上、中、下三焦划分的界限,病在哪里即针所属上、中、下哪个区。例如头痛项强、不能举臂、胸痛等均针上焦区;胃痛、胀满、胁痛等针中焦区;脐水平以下、小腹、腰臀及下肢、泌尿生殖系统疾病均针下焦区。

(二)选取针具

在眼睛上扎针,非同小可,要选什么样的针呢?当然要选又细又短的针。

经过实验,对比多种针后,以29号直径0.34 mm、长15 mm即0.5寸的不锈钢针最合适。从此就用这种针作为标准的眼针针具。

(三)眼针刺法

1.点刺法　在选好的穴位上,一手按住眼睑,患者自然闭眼,另一手在穴区轻轻点刺5~7次,以不出血为度。

2.眶内刺法　在眶内紧靠眼眶眼区中心刺入,眶内针刺是无痛的,但要手法熟练,刺入准确。眶内都用直刺,针尖向眼眶方向刺入。进针12.5 mm。手法不熟时,切勿轻试。

3.沿皮横刺法　应用在眶外,在选好的经区,找准经区界限,向应刺的方向沿皮刺入,可刺入真皮达到皮下组织中,不可再深。眶外穴距眼眶边缘2 mm。每区两穴的针刺范围不可超越界限。

4.双刺法　不论直刺、横刺,刺入一针之后可在针旁向同一方向再刺入一针,能够加强疗效。

5.表里配合刺法　也叫内外配合刺法,即在选好的眼穴上,眶内、眶外各刺一针,效果更好。

6.压穴法　在选好的区穴,用手指压迫,患者感到酸麻为度。有的医生用火柴棒、点眼棒、三棱针柄代用针刺,效果相同。针刺的效果是有时间性的,患者如果疼痛,在医院针刺已止痛,夜间在家又发生疼痛,怎么办?可嘱其于疼痛发作时,手压医生针过的地方,效果亦佳。儿童、畏针的患者、路远不能常来的患者都可以使用压穴法。

7.眼区埋针法　对疗效不巩固的患者,在眼区穴埋王不留行、皮内针均可。

8.电针法　不得气的,经用眼针后5 min还不生效的患者,可在针柄上通电流以加强刺激,方法和一般电针一样。

9.缪刺法　一侧有病,针刺患侧无效时,可在对侧眼区同名穴针刺。

10.配合其他疗法　眼针可以单独使用,也可以配合其他疗法使用。如体针、头针、梅花针、耳针、皮内针、按摩、气功、药物、水疗、蜡疗及各种体疗。

(四)眼针进针法

眼针进针要稳、准、快。一手持针,另一手按住眼睑,把眼睑紧压在手指下面,右手拇、示二指持针迅速准确刺入。在眶外的穴位均距离眼眶 2 mm,眶上四穴在眉毛下际,眶下四穴与眼睑相接,如不把眼睑按在手指下面且按紧,就有皮下出血的可能。

(五)眼球定位

眼针穴位把全身的 361 个经穴的作用,归纳为 13 个穴,其穴位分布皆在眼眶边缘 2 分许。这些穴位是古今针灸书上没有的,故总称为"眼周眶区穴"。

两眼向前平视,经瞳孔中心作一水平线并延伸过内、外眦,再经瞳孔中心作一垂直线并延长过上、下眼眶。于是就把眼分为 4 个象限,再把每个象限划分为 2 个相等区,即成为 4 个象限区、8 个相等区。此 8 个相等区就是 8 个经区。左眼属阳,阳生于阴,8 区排列顺序是顺时针方向;右眼属阴,阴生于阳,8 区排列顺序是逆时针方向。但各区代表的脏腑左右相同。1 区为肺、大肠;2 区为肾、膀胱;3 区为上焦;4 区为肝、胆;5 区为中焦;6 区为心、小肠;7 区为脾、胃;8 区为下焦。每区所占的范围,用时钟计算为 90 min。如左眼 1 区为10 时 30 分至 12 时;右眼逆行,右 1 区为 7 时 30 分至 6 时,余次类推。其穴位则 1、2、4、6、7 区,每区各 2 个;3、5、8 区,每区各 1 个,统称 8 区 13 穴。

眼诊三焦区和眼针三焦穴的含义不拘于上焦心肺、中焦脾胃、下焦肝肾膀胱的说法,而是根据《灵枢·营卫生会》《难经·三十一难》《医经精义脏腑所属》中有关三焦的论述,把三焦的分布扩大到整个人体的内外。上焦是指膈肌以上,包括头面、五官、上肢、胸背及心脏、肺脏、食管、气管等;中焦是指膈肌以下至脐水平以上,包括腰背部、上腹部及所属区的内脏等;下焦是指脐水平以下,包括腰骶部、盆腔、臀部、泌尿生殖系统及下肢等。

(六)注意事项

(1)留针问题:眼针不宜留针过久,至少 5 min,最长 15 min。

(2)除病势垂危,抢救期间,精神错乱,气血虚脱已见绝脉者,皆可用之。对震颤不止、躁动不安、眼睑肥厚(俗名肉眼胞)可以不用。

(3)针刺时切忌碰伤眼睑,针左 8、右 4 区时,不宜过深,以防误伤内眦动脉。

(4)眼睑肥厚或眼睑上青色静脉很明显者,不宜施行眼针。如需要时宜特别慎重,轻刺、浅刺。

(七)眼针治疗痿证的临床研究

孙丽娜等探讨眼针疗法结合中医辨证施护对痿证患者的疗效。将140例痿证患者随机分为观察组和对照组。对照组给予中西医常规治疗和护理,观察组根据中医辨证的结果给予眼针疗法和中医辨证施护。结果:观察组有效率为96%,对照组有效率为73.5%,两组护理结果差异有统计学意义($P<0.05$)。得出眼针疗法结合中医辨证施护对痿证患者有较好的疗效的结论。

孙淑婷等观察眼针配合体针治疗痿证的疗效。将80例痿证患者随机分为两组,治疗组为体针加眼针组,对照组为体针组,疗程3周。结果:治疗组的疗效优于对照组($P<0.05$)。结论:眼针配合体针治疗痿证的疗效优于单纯的体针。

四、蜂针疗法

蜂毒疗法是指人类以蜜蜂螫刺器官为针具,循经络皮肤和穴位施行不同手法的针刺,用以防治疾病的方法,也称蜂针疗法、蜂刺疗法。蜂针本身可以与最先进的注射器相比拟,犹如天然注射针,药液可自动注入人体内。只要螫针接触机体,蜂刺便会脱离蜂体,在螫器官发动装置的作用下,毒囊仍会继续有节奏地收缩,直到蜂针深入,蜂毒液全部注入为止。

(一)适应证

风湿性关节炎、类风湿关节炎、强直性脊柱炎、痛风、神经衰弱、坐骨神经痛、颈椎病、腰椎间盘病变、三叉神经痛、神经炎、偏头痛、支气管哮喘、荨麻疹、变应性鼻炎、骨关节疼、下肢慢性溃疡、附件炎、盆腔炎、失眠、落枕、挫伤、癌性疼痛等。

(二)疗程

一般每天治疗1次,1个月为1个疗程,一般治疗1~2个疗程,但如风湿性关节炎、类风湿关节炎、强直性脊柱炎、产后风湿等顽固性病种,严重的病例需要3~5个疗程。

（三）治疗九法

国内外的研究和实践证明,蜂针疗法的适应证有 80 多种,因而在临床上得到广泛应用。但施行蜂针疗法的患者,都必须先做蜂毒过敏试验,只有对蜂毒不过敏的患者方可进行。国内外开展的蜂针治疗方法有如下 9 种,可根据病情选用不同的方法进行治疗。

1. 无痛蜂针疗法　无痛蜂针疗法是指利用蜜蜂尾针循络脉施针蜇刺,通过蜂针产生的机械针刺作用、蜂毒药理作用和温灸等综合作用达到治疗疾病的生物疗法。无痛蜂针疗法弥补了传统蜂针蜇刺产生的剧痛、过敏等缺陷,充分体现了无剧痛、无奇痒、过敏少的优势。其治疗机制是提高免疫力,调动人体自愈潜能,激活相关器官的功能。

无痛蜂针疗法兼有针、药、灸的三重功效。①"针":指蜂的尾刺似针,能刺激人体的经络、皮部,以疏通经络,调和气血。②"药":指蜂针中的蜂针液输入人体,发挥了蜂毒的一系列药理功效,可抗菌消炎、止痛消肿。③"灸":指蜂针刺后,局部充血红肿,皮温升高,似有温灸效应,可起到温经通络、扶正祛邪的作用。

蜂针循经散刺法属轻刺激,经穴直刺法为中等刺激,活蜂蜇刺法是强刺激,视个体反应辨证施治。蜂毒味苦、辛而性平,储藏在毒囊中,蜇刺时才通过蜇针排出。其最主要的成分是蜂毒肽(约占 50%)、蜂毒明肽等多肽类,还有多种生物酶(透明质酸酶、磷酸酶 A_2 等)、生物胺（组胺、多巴胺等）、酸类（甲酸、盐酸、磷酸等）、微量元素（硫、钾、钙、镁、铜等）。蜂毒中含有的蜂毒肽、蜂毒明肽、肥大细胞脱颗粒肽、多巴胺等物质,具有直接抑制炎症的作用,这是通过垂体-肾上腺系统,使皮质激素释放增加而产生抗炎、镇痛作用和达到抑制免疫的作用。同时蜂毒具有高度的生物学及药理学活性,能直接对细胞膜起溶解作用,并促使蜂毒中的抗菌、抗炎、抗凝血、抗高脂血症、抗纤维化及抗辐射成分迅速进入体内。蜂针还可提高针刺部位的皮表温度 3 ~ 6 ℃,调整自主神经,缓解肌肉、关节的紧张与挛缩,加速局部组织的新陈代谢,达到治疗疾病的目的。使用活蜂蜂针,将蜂针液中挥发性成分注入人体,这是蜂针液药剂所无法代替的。无痛蜂针疗法是将蜂毒中的致痛、致敏物质巧妙排除,从而减轻或减少了蜂针蜇刺时产生的剧痛、奇痒感和严重过敏的不良反应,并采用络脉施治,直接和间接地对病灶施针治疗,缩短了治疗周期,使得患者更易接受。

2.活蜂蜇刺法　活蜂蜇刺法是一种传统而古老的蜂针疗法,是以活体蜜蜂直接蜇刺选定部位(一般为痛点加根据经络学选取的其他穴位),使蜂毒进入皮下的方法。几个世纪之前一些国家就采用蜜蜂直接蜇刺的方法治疗风湿热,时至今日这种方法仍不失其治疗价值。此法既给人体经络以机械刺激,同时自动注入皮内的适量蜂毒液还具有药理作用,蜂蜇继发局部潮红、充血,兼具温灸效应。它是针、药、灸三结合的复合型刺灸法,具有简、廉、便的特点。国内外临床实践表明,活蜂蜇刺法比蜂毒其他疗法的疗效都显著。因为蜂蜇能使毒液的全部物质都进入体内,特别是挥发性物质亦不能逸散。而蜂毒中的挥发性物质,在收集蜂毒加工制成注射剂的过程中已经损失,这可能是蜂毒注射剂往往不如蜂蜇刺法疗效显著的原因所在。

活蜂蜇刺法属强刺激法,具体操作方法是:先选好受蜇部位,对蜇刺点做常规消毒后,用镊子轻轻夹住蜜蜂头胸部,使其腹部末端接触蜇刺点皮肤,蜜蜂即从腹部伸出有倒钩的蜇针并刺入皮肤内,蜇刺后将蜜蜂拉开,留在皮内的蜇针则有节律地收缩而逐步深入,并迅速向体内不断放出蜂针毒液,留置15~20 min,毒液基本放净后,收缩电完全停止,此时即可用镊子拔出蜂针。治疗刚开始,患者每次可用2~6只蜂,待患者适应后可逐渐增加用蜂只数,但1 d用量不宜超过40只。一般可每天治疗1次,也可每隔1~2 d治疗1次,10~15次为1个疗程,休息5~7 d,继续第2个疗程。实践证明,在临床上由于许多疾病用散刺法达不到理想的疗效,如类风湿关节炎、风湿性关节炎、肩周炎、坐骨神经痛、颈椎病等慢性病,则需采用活蜂蜇刺法。

3.散刺法　散刺法属轻刺激法,常规消毒治疗部位后,将蜜蜂蜇针从尾部用镊子拔出,钳夹部位最好在蜇针的1/3处为好,太上或太下都会影响蜂蜇器官的收缩和排放蜂毒液及夹断蜇针。蜇针拔出后立即使用,以免毒液排出而影响疗效,因此应进行快速蜇刺。当蜇针刚刺进皮肤时,即把它提起再刺第2个点,在患部或相关的部位循经进行点刺4~5穴甚至8~10穴。针法要领是针不离镊,点刺即出。散刺法基本上无痛苦或痛苦轻微,这种微刺激对调整"皮部""络脉"经气有特殊的功效。

散刺注适用于十四经皮部、耳穴和头面部,如面瘫、三叉神经痛、面神经痉挛、神经性头痛等的治疗。

4. 子午流注蜂针经穴疗法　现代时间生物医学研究表明,机体内的各种生理、生化活动几乎都呈近似昼夜节律。通过临床实践与实验研究,人们证实了依时开穴的蜂针经穴疗法效果优于非依时的单纯蜂针经穴疗法。观察结果:子午流注蜂针经穴疗法、蜂针经穴疗法、蜂毒穴位注射疗法的总有效率之间无明显差异($P>0.05$),但子午流注蜂针经穴疗法的治愈显效率明显高于蜂针经穴疗法和蜂毒穴位注射疗法($P<0.01$)。这说明子午流注蜂针经穴疗法由于顺应了人体气血盛衰开阖的节律,更有效地发挥了蜂毒的治疗作用,故能提高临床疗效。

5. 蜂毒注射法　蜂蜇法虽然效果好,简单易行,但必须饲养蜂群,否则就无法进行;在寒冷地区的冬季,蜂群进入越冬期,也不利进行蜂蜇疗法。如将蜂毒采集后,制成干燥的粉剂或注射制剂,就可以克服以上的缺点。因此,国内外都在采用蜂毒制剂进行疾病的治疗。

蜂毒注射法就是将蜂毒注射液行皮内、皮下、肌肉或穴位注射。临床参考剂量为 1 ~ 3 mg/d,最大剂量为 5 mg/d。穴注剂量:头面部腧穴每穴 0.3 mL,胸背部腧穴每穴 0.5 mL,四肢部腧穴每穴 0.5 ~ 1.0 mL,腰、股部腧穴每穴 1.5 ~ 2.0 mL 较适宜。南京市邮政医院丁志贤用蜂毒注射加穴位封闭交替使用,治疗坐骨神经痛、偏头痛、三叉神经痛 56 例,临床观察总有效率为 97% ,治愈率达 85% 。

6. 蜂毒直流电导入法　蜂毒直流电导入法是利用电离子导入机通过无损伤的皮肤将蜂毒离子导入人体内的一种治疗方法。用这种方法治疗时,仅通电的皮肤略有充血现象,别无任何不适的感觉,是蜂毒的一种无痛疗法,特别适用于过敏体质、痛阈较低及年老体弱的患者。昆明市中医院徐杰等用蜂毒注射液直流电导入治疗痹证 46 例,结果治愈 9 例,好转 37 例,总有效率为 100% 。

7. 蜂毒超声波导入法　超声波除产生其特有的治疗作用外,还能增加体表结构的通透性,把药物导入皮肤。由于超声的物理作用和蜂毒中透明质酸酶的化学作用,克服皮肤屏障,使蜂毒的其他成分易导入组织。蜂毒超声波导入法与直流电导入法相似,适用于多种疾病。

蜂毒超声波导入法是用超声波治疗机,以蜂毒软膏等为接触剂,进行超声导入的方法。P. Potchinkova 曾对 326 例脊椎退行性关节病患者进行蜂毒超声波导入的疗效观察。所有患者痒痛是其主要症状,治疗后疼痛消失者194 例(59.5%),疼痛减轻或仅在疲劳、寒冷等情况下感到疼痛者 98 例(30%),有效率为 89.5%,优于单纯采用超声波治疗(65%)和单纯注射蜂毒(70%)的疗效。

8. 蜂毒蒸气吸入 研究表明,人的肺脏是由大约 300 万个肺泡构成的,在肺泡壁内布满了无数的毛细血管网,如将所有的肺泡展开,其面积约为 40 m^2,可见其吸收面积之大,因而药物从肺内吸收极为迅速。因此,在蜂毒疗法中有蜂毒蒸气吸入疗法,即首先用雾化装置将蜂毒雾化,然后用吸入器所发生的水蒸气来带动雾化的蜂毒,患者由一个磁管将含有蜂毒的蒸气吸入肺里的方法,此法对支气管哮喘、慢性支气管炎和上呼吸道感染等有明显的疗效。

9. 外涂法 外涂法是将蜂毒做成软膏或油剂,涂于患处或作为按摩时的按摩膏使用。蜂毒软膏是将水杨酸 3 g、纯蜂毒 1 g、硅酸盐适量,用凡士林加至 100 g,调匀制成。根据不同疾病涂在病变部位,关节或相应部位,主要用于外科和皮肤科,有局部消肿止痛的作用,对肌肉疼痛、骨关节痛和风湿性关节炎等有良好疗效。

(四)蜂针的治疗作用

蜂针作用于人体的经络、皮部,可达到温经通络、调和气血、扶正祛邪的作用。蜂针刺甚至于不用消毒,也不容易引起皮肤感染。

1. 标本同治 蜂针疗法既可治标,又可治本。除针刺的局部作用外,蜂毒的药理作用也是非常重要的。蜂针治疗的临床病证大多是虚实夹杂的病证,如对风湿病,该疗法既要治标——止痛、消肿,又可治本——补虚、健脾、益肾,使正胜邪祛。治标与治本可通过选穴与留针时间、次数等方面来实现。如在关节肿痛局部治疗的基础上,加上背俞穴、足三里等穴治疗。病有轻重缓急,治病必求其本是其原则,而蜂针用阿是穴的治标也是为治本创造条件。

以痛痹蜂针治疗为例。治标,即局部止痛作用。表现为:①蜂针后局部有麻木,甚至感觉迟钝之感。②蜂毒中的主要成分蜂毒肽等有效物质,可抑制周围神经冲动的传导。有学者证明蜂毒对突触前、后膜均起作用,使突触传递困难与受阻,并使神经节后电位潜伏期延长,结果导致神经传导阻滞。

2. 消炎镇痛 蜂针液的全身调整作用不容忽视。蜂针的镇痛作用明显。有研究者将蜂毒的镇痛效应与镇痛药比较,结果发现,前者的镇痛作用比安替比林强。20 世纪 80 年代从蜂针液中分离出镇痛抗炎性很强的安度肽,其对脑前列腺素合成酶的抑制作用约为吲哚美辛(消炎痛)的 70 倍。蜂毒具有对微循环的广谱生物活性,可增加毛细血管的通透性,降低血小板聚集能力。蜂毒还可刺激垂体-肾上腺系统。

实验证明,蜂毒可使动物皮质酮、皮质醇分泌增加,免疫力提高等。给实验大鼠后肢刺 1 只蜜蜂,产生的效应约相当于皮下注入促肾上腺皮质激素(ACTH)4 个单位的效应。消炎止痛、抗风湿等作用的产生可能是蜂毒进入人体,抑制大脑皮质支配区的疾病兴奋灶,切断了疾病的恶性循环,使神经中枢恢复正常,紊乱的代谢得到纠正,从而使患者疼痛很快缓解。

3. 疏经通络、活血化瘀 蜂针有抗凝血作用,能降低血小板的凝集,调节心血管功能。小剂量蜂毒对离体心脏有兴奋作用,蜂毒肽具有抗心律失常作用,蜂毒注射引起动脉压降低,但同时又引起脑血容量明显增加。蜂毒对垂体-肾上腺系统有刺激作用:有实验证明豚鼠注射蜂毒后可使血浆 17-羟皮质醇水平明显增加;蜂针液或其组分蜂毒肽通过兴奋脑垂体前叶,使肾上腺分泌皮质醇增加。

4. 双向调节功能 蜂针疗法对机体的免疫功能具有双向调整作用。一方面对免疫低下的患者有提高免疫的作用;另一方面又能控制机体的自身免疫反应,治疗自身免疫病。临床上,蜂针治疗对免疫缺陷性疾病有效,对免疫功能亢进的疾病也有效。

蜂针液的毒素经血管和淋巴管吸收,能增强人体抗炎、抗菌能力,有镇痛及免疫调节等作用,促进机体新陈代谢。

(五)痿证的蜂针治疗

1. 治则 活血通经,温阳化湿。

2. 处方 以局部取穴和督脉、膀胱经穴为主。阿是穴、夹脊穴为主,配大椎、腰阳关、肾俞、脾俞、大肠俞、环跳、委中、承山、昆仑穴。

3.操作　根据病变部位的不同,分别选用相应的穴位,每次选择 6～10 个穴位,交替治疗。蜂针直刺,每次留针 15～20 min,隔日 1 次,10 次为 1 个疗程,可治疗 6～8 个疗程。

五、火针疗法

火针疗法是用火烧红的针尖迅速刺入穴内以治疗疾病的一种方法。早在《灵枢·官针》中就记载:"焠刺者,刺燔针则取痹也。"《伤寒论》中也论述了火针的适应证和不宜用火针治疗的病候。《千金翼方》有"处疖痈疽,针惟令极热"的论述。《针灸大成》中总结了明代以前用火针治疗的经验,可以参考。本法具有温经散寒、通经活络作用,因此在临床上可用于对虚寒痈肿等症的治疗。

【释名】燔针(《素问》)、焠针(《素问》)、烧针(《伤寒论》)、煨针。

李时珍曰:火针者,《素问》所谓燔针、焠针也,张仲景谓之烧针,川蜀人谓之煨针。其法:麻油满盏,以灯草二七茎点灯,将针频涂麻油,灯上烧令通赤用之。不赤或冷,则反损人,且不能去病也。其针须用火箸铁造之为佳。点穴墨记要明白,差则无功。

【主治】风寒筋急挛引痹痛,或瘫痪不仁者,针下疾出,急按孔穴则疼止,不按则疼甚。症块结积冷病者,针下慢出,仍转动,以发出污浊。痈疽发背有脓无头者,针令脓溃,勿按孔穴。凡用火针,太深则伤经络,太浅则不能去病,要在消息得中。针后发热恶寒,此为中病。凡面上及夏月湿热在两脚时,皆不可用此(李时珍)。

【发明】李时珍曰:《素问》云,病在筋,调之筋,燔针劫刺其下,及筋急者。病在骨,调之骨,焠针药熨之。又《灵枢经》叙十二经筋所发诸痹痛,皆云治在燔针劫刺,以知为度,以痛为输。又云:经筋之病,寒则反折筋急,热则纵弛不收,阴痿不用。焠刺者,焠寒急也。纵缓不收者,无用燔针。观此,则燔针乃为筋寒而急者设,以热治寒,正治之法也。而后世以针积块,亦假火气以散寒涸,而发出污浊也。或又以治痈疽者,则是以从治之法,溃泄其毒气也。而昧者以治伤寒热病,则非矣。张仲景云:太阳伤寒,加温针必发惊。营气微者,加烧针则血流不行,更发热而烦躁。太阳病,下之,心下痞,表里俱虚,阴阳俱竭,复加烧针,胸烦、面色青黄、肤润者,难治。此皆用针者不知往哲设针之理,而谬用以致害人也。又凡肝虚目昏多泪,或风赤,及生翳膜顽浓,或病后生白膜失明,或五脏虚劳风热,上冲于目生翳,并宜熨烙之法。盖气血得温则宣流,得寒则凝涩故也。其法用平头针如翳大小,烧赤,轻轻当翳中烙之,烙后翳破,即用除翳药敷点。

(一)操作方法

1. 选穴与消毒　火针选穴与毫针选穴的基本规律相同,根据病证不同而辨证取穴。选定穴位后要采取适当体位以防止患者改变姿势而影响取穴的准确性。取穴应根据病情而定,一般宜少,实证和青壮年患者取穴可略多。选定穴位后进行严密消毒。消毒方法:宜先用碘酒消毒,后用酒精棉球脱碘,以防感染。

2. 烧针　烧针是使用火针的关键步骤。《针灸大成·火针》说:"灯上烧,令通红,用方有功。若不红,不能去病,反损于人。"因此,在使用前必须把针烧红,才能起作用。

较方便的方法是用酒精灯烧针,有人采用打火机和一次性 5 mL 注射器(带针头)火针治疗脊椎损伤和小儿脑瘫,疗效确切。

3. 针刺与深度　针刺时,用烧红的针具迅速刺入选定的穴位内,即迅速出针。关于针刺深度,《针灸大成·火针》中说,刺针"切忌太深,恐伤经络,太浅不能去病,惟消息取中耳"。火针针刺的深度要根据病情、体质、年龄和针刺部位的肌肉厚薄、血管深浅而定。一般四肢、腰腹针刺稍深,可刺 5.0 ~ 12.5 mm 深;胸背部穴位针刺宜浅,可刺 2.5 ~ 5.0 mm 深;夹脊穴可刺 7.5 ~ 12.5 mm 深。

(二)适应范围

火针有温经通络、祛风散寒的作用。主要用于治疗痹证、胃下垂、胃脘痛、泄泻、痢疾、阳痿、瘰疬、风疹、月经不调、痛经、小儿疳积、扁平疣、痣等。

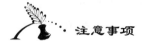
注意事项

(1)面部应用火针要慎重。《针灸大成·火针》说:"人身诸处,皆可行火针,惟面上忌之。"因火针刺后,有可能遗留有小瘢痕,因此除治疗面部小块白癜风、痣和扁平疣外,一般面部不用火针。

（2）血管和主要神经分布部位亦不宜施用火针。

（3）在针刺后,局部呈现红晕或红肿未能完全消失时,应避免洗浴,以防感染。

（4）发热的病证,不宜用火针。

（5）针刺后局部发痒,不能用手搔抓,以防感染。

（6）针孔处理:如果针刺 2.5 ~ 7.5 mm 深,可不做特殊处理。若针刺 10.0 ~ 12.5 mm 深,针刺后用消毒纱布贴敷,用胶布固定 1 ~ 2 d,以防感染。

（三）火针治疗痿证的临床研究

贾建婷等给予痿证患者扶阳益气的中药,配以火针点刺治疗,治疗 6 周后患者四肢无力症状明显改善,阳虚症状明显好转。扶阳益气中药联合火针点刺手足阳明经穴及督脉经穴治疗痿证取得了显著疗效,为该病提供了一种新的诊疗思路,同时也为扶阳学说日后的发展奠定了基础。

陈雅洁等观察和探讨近 20 年火针治疗痿证的临床进展,旨在体现火针疗法的优势,以期指导临床治疗。方法:查阅火针和痿证相关的古代文献,从命名、发展历程、作用原理及其临床应用方面概述火针,从命名、历史渊源、病因病机、临床表现及其辨证分型方面概述痿证;检索近 20 年火针治疗痿证的现代文献,从火针、火针配合毫针、火针配合中药、火针联合疗法这四个方面分述火针治疗痿证的临床进展。结果:火针与毫针在治疗痿证时均有效,但火针的疗效优于毫针;在联合火针治疗痿证时,其临床效果增强,疗程缩短。结论:火针治疗痿证的疗效确切,值得进一步推广和研究。

六、火罐法

拔罐法是指应用各种方法排除罐筒内空气以形成负压,使其吸附体表以治疗疾病的方法,又称吸筒疗法、拔筒法。通过吸拔,可引致局部组织充血或瘀血,促使经络通畅、气血旺盛,具有活血行气、止痛消肿、散寒、除湿、散结拔毒、退热等作用。

（一）治病原理

1. 机械刺激　拔罐疗法通过排气造成罐内负压，真空玻璃拔罐时，罐缘紧紧附着于皮肤表面，牵拉神经、肌肉、血管及皮下腺体，从而引起一系列神经内分泌反应，调节血管舒缩功能和血管的通透性，最终改善局部血液循环。

2. 负压效应　拔罐的负压作用使局部迅速充血、瘀血，小毛细血管甚至破裂，红细胞破坏，发生溶血现象。红细胞中血红蛋白的释放对机体是一种良性刺激，它可通过神经系统对组织器官的功能进行双向调节，同时促进白细胞的吞噬作用，提高皮肤对外界变化的敏感性及耐受力，从而增强机体的免疫力。另外，负压的强大吸拔力可使毛孔充分张开，汗腺和皮脂腺的功能受到刺激而加强，皮肤表层衰老细胞脱落，从而加速体内毒素、废物排出。

3. 温热作用　拔罐局部的温热作用不仅使血管扩张、血流量增加，而且可增强血管壁的通透性和细胞的吞噬能力。拔罐处血管紧张度及黏膜渗透性的改变，淋巴循环加速，吞噬作用加强，对感染性病灶无疑形成了一个抗生物性病因的良好环境。另外，溶血现象的慢性刺激对人体起到了保健功能。

（二）操作方法

1. 准备材料　玻璃火罐 2 个（备用 1 个），根据部位，选择型号，镊子 1 把，95% 酒精 1 小瓶（大口的），棉花球 1 瓶，火柴 1 盒，新毛巾 1 条，香皂 1 块，脸盆 1 个。

2. 术前检查　检查病情，明确诊断，判断是否合乎适应证。检查拔罐的部位和患者体位是否合适。检查罐口是否光滑和有无残角破口。

3. 具体操作　先用干净毛巾蘸热水将拔罐部位擦洗干净，然后用镊子夹紧棉球稍蘸酒精，火柴燃着，用闪火法，往玻璃火罐里一闪，迅速将罐子扣在皮肤上。

4. 留罐时间　过去留罐时间较长，通常为 10 ~ 30 min。这种长时间留罐容易导致局部皮肤出现黑紫，瘀血严重，增加吸收困难。因此，现在留罐时间普遍缩短，根据患者体质强弱及浅层毛细血管渗出的血液情况，可以考虑改为 3 ~ 6 min。实践证明，短时间留罐比长时间留罐好处多。严重瘀血减为轻微渗血或充血，便于吸收，增强抗病能力；皮肤不留瘢痕；防止吸过度，造成水疱伤,引起感染;时间虽短,但疗效较高。

5.起罐 左手轻按罐子,向左倾斜,右手示、中二指按准倾斜对方罐口的肌肉处,轻轻下按,使罐口漏出空隙,透入空气,吸力消失,罐子自然脱落。

6.火力大小 火力大小也要掌握好。酒精多,火力大则吸拔力大;酒精少,火力小则吸拔力小。还有罐子叩得快则吸力大,叩得慢则吸力小。这些都可临时掌握。

7.间隔时间 可根据病情来决定。一般来讲,慢性病或病情缓和的可隔日1次。病情急的可每日1次,例如高热、急性类风湿关节炎或急性胃肠炎等病,每日1次、2次,甚至3次,皆不为过,但留罐时间却不可过长。

8.疗程 一般以12次为1个疗程,如病情需要,可再继续几个疗程。

9.部位 肩端、胸、背、腰、臀、肋窝及颈椎、足踝、腓肠肌等肌肉丰厚、血管较少的部位,皆可拔罐。另外,还可根据病情及疼痛范围,可拔1~2个火罐,或4~6个甚至10个玻璃火罐。

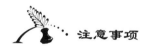

注意事项

(1)体位须适当,局部皮肉如有皱纹、松弛、瘢痕凹凸不平及体位移动等,火罐易脱落。

(2)根据不同部位,选用大小合适的罐。应用投火法拔罐时,火焰须旺,动作要快,使罐口向上倾斜,避免火源掉下烫伤皮肤。应用闪火法时,棉花棒蘸酒精不要太多,以防酒精滴下烧伤皮肤。用贴棉法时,须防止燃着的棉花脱下。用架火法时,扣罩要准确,不要把燃着的火架撞翻。用煮水罐时,应甩去罐中的热水,以免烫伤患者的皮肤。

(3)在应用针罐时,须防止肌肉收缩,发生弯针,并避免将针撞压入深处,造成损伤。胸背部腧穴均宜慎用。

(4)在应用刺血拔罐时,针刺皮肤出血的面积要等于或略大于火罐口径。出血量须适当,每次总量成人以不超过10 mL为宜。

(5)在使用多罐时,火罐排列的距离一般不宜太近,否则因皮肤被火罐牵拉会产生疼痛,同时因罐子互相排挤而不宜拔牢。

(6)在应用走罐时,不能在骨突出处推拉,以免损伤皮肤,或火罐漏气脱落。

（7）起罐时手法要轻缓，以一手抵住罐边皮肤，按压一下，使气漏入，罐子即能脱下，不可硬拉或旋动。

（8）拔罐后针孔如有出血，可用干棉球拭去。一般局部出现红晕或发绀（瘀血），为正常现象，会自行消退。如局部瘀血严重，不宜在原位再拔。如留罐时间过长，皮肤会起水疱，小的无须处理，防止擦破引起感染；大的可以用针刺破，流出疱内液体，涂以龙胆紫药水，覆盖消毒敷料，防止感染。

（三）痿证的拔罐治疗

痿证病因复杂，涉及多个脏腑、经脉等，罐疗相关经络穴区，可以直接祛除风寒湿火、瘀滞痰毒，疏通经络气血，扶正气和阴阳，促进本病好转，深度改善相关功能状态。

1. 拔罐的基本应用

（1）主要穴区

1）上肢：肩髃、曲池、手三里、合谷、外关穴。

2）下肢：髀关、足三里、丰隆、风市、阳陵泉、三阴交穴。

（2）主穴意义：阳明经多气多血，选上、下肢阳明经穴位，可疏通经络，调理气血，有"治痿独取阳明"之意；外关、风市分属于足少阳经，辅佐阳明经通行气血；阳陵泉乃筋之会穴，能通调诸筋；三阴交可健脾、补肝、益肾，以达强筋、壮骨、起痿之目的。

（3）罐疗方案：按疗程调治效果最佳。1 次/d，每次 30～60 min，10 d 为 1 个疗程。隔日、隔周亦可。综合运用罐疗基本手法。

（4）罐疗程序（常规五步）：选穴—留罐—点刺发疱—留罐—起罐。

2. 拔罐的辨证应用

（1）辨病归经：调治本病以大肠经、胃经、胆经为主。

（2）罐疗方案：按疗程调治效果最佳。1 次/d，30～60 min/次，10 d 为 1 个疗程。综合运用罐疗基本手法、技法。

（3）罐疗程序（专业七步）：辨病归经—辨证选穴—手法运罐—技法布罐—点刺发疱—适度留罐—规范起罐。

（4）随证应用

1）方法一：罐疗本病主要穴区。另外，肺热津伤加鱼际、尺泽、肺俞，以清肺润燥；湿热浸淫加阴陵泉、中极，以利湿清热；脾胃虚弱加脾俞、胃俞、章门、中脘，以补益脾胃；肝肾亏虚加肝俞、肾俞、太冲、太溪，以补益肝肾。

2）方法二：湿热型痿证，罐疗足三里、解溪、髀关、华佗夹脊、秩边。上肢证候配肩髃、手三里、外关、合谷、八邪。下肢证候配环跳、阳陵泉、阴陵泉、三阴交。

3）方法三：肺热型痿证罐疗少商、列缺、尺泽。上肢证候配肩贞、臂臑、曲池、四渎、阳池。下肢证候配环跳、阳陵泉、足三里、风市、绝骨、三阴交。

4）方法四：肝肾阴虚型痿证罐疗肾俞、肝俞、太溪、三阴交。上肢证候配肩髎、肩髃、肩缝、曲池。下肢证候配环跳、阳陵泉、绝骨、太冲、解溪、足三里、八风。

5）方法五：罐疗颈椎4~7及胸椎1~4两侧，罐疗腰骶部有结节、条索及压痛之处，另取腕骨、肩贞、窍阴、悬钟、足三里等。

七、耳针疗法

耳针疗法泛指用针刺或其他方法刺激耳郭穴位以防治疾病的方法。通过望耳、触耳诊断疾病和刺激耳郭防治疾病的方法，在我国古代文献中早有记载。近30年来，我国进行了大量耳针疗法的临床实践，并用现代科学知识开展实验研究，逐渐形成了我国独具特色的耳针学术体系。耳穴刺激方法除传统的毫针针刺外，还有电刺激法、埋针法、放血法、注射法、磁疗法、耳夹法、药敷法、贴膏法、压丸豆法、激光法等20多种。

（一）耳穴分布规律、定位与主治

与面颊相应的穴位在耳垂；与上肢相应的穴位在耳舟；与躯干相应的穴位在耳轮体部；与下肢相应的穴位在对耳轮上、下脚；与腹腔相应的穴位在耳甲艇；与胸腔相应的穴位在耳甲腔；与消化道相应的穴位分布在耳轮脚周围……耳穴的这些分布规律，大体形如一个倒置在子宫内的胎儿。

（二）耳穴诊断法

1. 耳穴视诊　耳穴视诊是根据耳郭上耳穴的变色、变形（隆起、结节、凹陷、肿胀等）、丘疹、脱屑、血管充盈等阳性特征，通过目视诊断疾病的一种方法。

视诊方法：视诊时，两眼平视，以拇指和示指牵拉耳郭对准光线，由内向外，由上向下，顺着解剖部位，分别仔细观察。

当发现可疑阳性反应点时，可用手指从耳背顶起，使阳性反应处先绷紧，再慢慢放松，也可反复多次，以鉴别阳性反应物大小、形状、色泽等变化。

当发现一侧耳郭有阳性反应点时，必须与对侧耳郭进行对比观察，以鉴别阳性反应的真伪和性质。

常见的阳性反应有以下几种。①颜色：点状或片状白色、红暗或暗灰色，或为红晕，常见于消化系统疾病、妇科病，点片状充血、红晕多见于急性炎症。②形态：结节状或条索状的突起或凹陷，常见于肝病、结核、肿瘤、脊柱炎、胆结石、胃下垂、慢性器官疾病。③丘疹：常见于皮肤病、妇科病、气管炎、胃肠病。③脱屑：常见于皮肤病和内分泌疾病。④血管充盈：常见于痹证、肝炎、心脏病。

2. 耳穴触诊

（1）划动法：是利用探笔在耳郭各区进行划动寻找阳性反应的一种方法。

划动法中常见的阳性反应如下。①凹陷：可触及点、线、片状凹陷，并注意观察凹陷后色泽改变和凹陷恢复的时间，以辨虚实。色淡、色红、凹陷恢复时间慢多为虚证，色深红、凹陷恢复时间快多为实证。②水肿：划动时在耳郭相应部位上出现凹陷性水肿、水纹波动感。③隆起：多见点状、片状、条索状、条片状、圆形结节等。

（2）点压法：是用一个直径约 1.5 mm 的金属或非金属探棒均匀按压耳穴，通过寻找压痛点来诊断疾病的一种方法。

本法主要适用于急性炎症病变、痛症和鉴别诊断，并为治疗确定刺激部位。

用耳穴压痛棒或毫针柄、火柴头等在耳郭相应部位逐一压迫检查。

（三）取穴原则与取穴方法

1. 按病变的相应部位取穴　如胃病选胃穴；肩周炎选肩关节、肩穴；阑尾炎选阑尾穴。这样以相应部位为主取穴，再以其他穴位协同，才能提高耳针效果。

2. 按中医理论选穴　如耳鸣选肾穴，因"肾开窍于耳"；目疾选肝穴，因"肝开窍于目"；失眠选心穴，因"心主神"，失眠多与心神不宁有关；皮肤病选肺穴，因"肺主皮毛"。

3. 按现代医学知识选穴　如高血压选降压沟；心律失常选心穴；月经不调选子宫穴；消化道溃疡选皮质下、交感两穴，因该病的发生与精神因素有关。

4. 依穴位功能取穴　耳针各穴都有其功效主治，故还可根据穴位功效取穴。如神门是止痛要穴，疼痛疾患除取相应部位外，可取神门；枕是止晕要穴，头昏、头晕可取枕；耳尖放血有退热、降血压、镇静、抗过敏、清脑明目的作用，故头昏健忘、发热、高血压、过敏性疾患可用耳尖放血。

5. 根据临床经验取穴　在耳针的临床实践中，人们发现了许多经验效穴，应适当应用，以提高耳针治疗效果。如神门、枕二穴都具有镇静、镇痛、催眠作用，主要是抑制作用。故在治疗肝炎、肝炎后综合征、胃肠功能紊乱等疾病时，勿用神门、枕二穴，以避免对胃肠功能活动起到抑制作用，从而造成腹胀、胁肋胀满等症状加重。这时，应选择疏肝健脾、理气消胀的穴位，如肝、脾、三焦、艇中、皮质下等。当肝胃不和，又伴失眠、多梦时，应以疏肝和胃为主。中医认为"胃不和则卧不安"，如果先治疗失眠、多梦或两症兼治，均收不到预期的效果。

（四）操作方法

1. 毫针刺法　应用毫针针刺耳穴。进针时，术者用左手拇、示二指固定耳郭，中指托着针刺的耳背，这样既可掌握针刺的深度，又可减轻针刺的疼痛。然后用右手拇指、示指、中指持针，在有压痕的耳穴或敏感处进针。进针法可分速刺法和慢刺法。刺激的强度和手法应视患者的病情、诊断、体质和耐痛度等综合情况决定。针刺的深度可根据患者耳郭局部的厚薄灵活掌握，一般刺入皮肤 1 cm 左右即可。刺入耳郭后，如局部感应强烈，患者症状即刻有所减轻，若局部无针感，应调整毫针针尖方向。留针时间一般为 20 ~

30 min,慢性病、疼痛性疾病留针时间可适当延长。儿童、老年人、体弱者不宜久留。起针时,左手托住耳背,右手起针,并用消毒干棉球压迫针眼,以免出血。

2. 电针法　电针法是将毫针法与脉冲电流刺激相结合的治疗方法,利用不同波形的脉冲刺激以强化针刺耳穴的调节功能,达到增强疗效的目的。凡适宜耳针治疗的疾病均可应用电针,电针在临床上常用于治疗一些神经系统疾病、内脏痉挛痛、哮喘等,还可应用于耳针麻醉。

3. 埋针法　埋针法是将皮内针埋于耳穴内治疗疾病的方法。此法适用于一些疼痛性疾病和慢性病,可起到持续刺激、巩固疗效或防止复发的功能。

使用时,消毒局部皮肤,左手固定耳郭,绷紧埋针处皮肤,右手用镊子夹住消毒的皮内针柄,轻轻刺入所选穴位皮内,一般刺入针体的2/3,再用胶布固定。一般仅埋患侧单耳,必要时可埋双耳。每日自行按压3次,留针3~5 d。如果埋针处疼痛影响睡眠时,应适当调整针尖方向或深浅度。埋针处不宜淋湿浸泡,夏季埋针时间不宜过长,以免感染。局部有胀痛时应及时检查。如果针眼处皮肤红肿有炎症或有冻疮,则不宜埋针。

4. 压丸法　压丸法是一种在耳穴表面贴敷压丸的简易刺激方法。此法安全无痛,副作用少,不易引起耳软骨膜炎,适用于老年人及幼儿、惧痛患者,对一些老年性慢性支气管炎、高血压、遗尿等慢性病更适宜。患者可以不定时地按压贴敷处以加强刺激。

5. 温灸法　温灸法是将温热刺激作用于耳郭以治疗疾病的方法,有温经散寒、疏通经络的作用。本法多用于治疗虚证、寒证、痹痛等。

6. 刺血法　刺血法是一种用三棱针在耳穴处放血的治疗方法。凡属血瘀不散所致的疼痛,邪热炽盛所致的高热、抽搐,肝阳上亢所致的头昏目眩、眼结膜肿痛等症,均可采用刺血法。刺前必须按摩耳郭使其充血,严格消毒,隔日1次,急性病可2次/d。

7. 耳针药物注射法　耳针药物注射法是用微量药物注入耳穴,通过针刺及药物作用,以治疗疾病的方法。

8. 梅花针法　梅花针法是用耳梅花针或耳毫针点刺耳穴治疗疾病的方法,具有疏通经络、调节脏腑功能的作用。

9. **割耳敷药法** 割耳敷药法是用刀片在耳穴上划破皮肤后敷药的治疗方法,具有镇静、止痛、止痒、脱敏等作用。

10. **耳穴贴膏法** 耳穴贴膏法是用有刺激性的药膏贴在耳穴上的治疗方法,适用于治疗气管炎、胃痛、头痛、哮喘、冠心病、腰腿痛、四肢关节痛、高血压。

11. **耳穴综合疗法** 耳穴综合疗法是把按摩、割耳、放血、针刺和注射疗法结合应用的方法。

12. **耳穴放射性同位素疗法** 耳穴放射性同位素疗法是应用不同的放射性同位素贴敷耳穴或进行耳穴注射的治疗方法。

13. **耳穴磁疗法** 耳穴磁疗法是用磁场作用于耳穴以治疗疾病的方法,分为直接贴敷法、间接贴敷法、埋针加磁法、磁电法、磁泥疗法等。在使用此法过程中,部分患者会发生不良反应,但绝大多数患者不良反应会自行消失,少数需摘除磁疗装置后症状才可消失。

14. **光针法** 光针法是用激光作用于耳穴以治疗疾病的方法。它以激光对人体组织的刺激作用和热作用代替古典针刺机械能,以提高疗效。

15. **耳夹法** 耳夹法是用耳夹作用于耳穴以治疗疾病的方法。本法的优点是患者自己可操作,可用于耳针治疗后的巩固疗效。其对扁桃体炎、结膜炎、头痛、胃痛疗效较好。

16. **按摩法** 按摩法是在耳部不同部位用双手进行按摩、提捏的治疗方法,分为全耳按摩、摩耳轮、提拉耳垂诸法。

(五)痿证的耳针治疗

1. **选穴位** 受累的相应部位肺、胃、肝、肾。

2. **方法** 每次选取 3~5 穴行毫针刺,每次留针 20 min,1 次/d,亦可揿针埋藏或王不留行贴压,每 3~5 d 更换 1 次。

3. **耳针法** 选取缘中、枕、内分泌、脾、肾、神门。每次选用 3~5 穴,用毫针刺法或压籽法。

八、其他针刺疗法

（一）头针疗法

头针是在头部进行针刺以治疗各种疾病的一种方法。有的是根据脏腑经络理论，在头部选取相关经穴进行治疗。有的是根据大脑皮质的功能定位，在头皮上划分出相应的刺激区进行针刺。

1.概述　《素问·脉要精微论》指出"头者精明之府"，张介宾注"皆上升于头"。说明头部与人体内各脏腑器官的功能有密切的关系。

头为诸阳之会，手足六阳经皆上循于头面。手足阳明经分布于前额及面部，足阳明胃经"起于鼻、交颈中，旁约太阳之脉，下循鼻外……上耳前，过客主人，循发际、至额颅……"手足少阳经分布于头侧部。手少阳三焦经"其支者，从耳后入耳中，出走耳前，过客主人前，交颊，至目锐眦"。足少阳胆经"起于目锐眦，上抵头角，下耳后，循颈行手少阳之前……其文者，从耳后入耳中，出走耳前，至目锐眦后……"

手足太阳经分布于头颊、头颈部。足太阳膀胱经"起于目内眦，上额、交巅；其支者，从巅至耳上角；其直者，从巅入络脑，还出别下项……"

督脉"上至风府，入于脑，上巅，循额，至鼻柱"。

六阴经中则有手少阴与足厥阴经直接循行于头面部，尤其是足厥阴肝经在"循喉咙之后，上入颃颡，连目系，上出额，与督脉会于巅；其支者，从目系下颊里，环唇内……"

除手少阴与足厥阴经脉直接上行头面之外，所有阴经的经别均合入相表里的阳经，并最终到达头面部。因此，人体的经气通过经脉、经别等联系集中于头面部。在气街学说中，"头之气街"被列为首位，其原因也在于此，并因而有"气出于脑"的阐述。这些都说明头面部是经气汇集的重要部位，针灸治疗非常重视头部腧穴的重要作用。焦氏头针是山西焦顺发于1971年首先提出，是以大脑皮质功能定位为理论依据，以针刺为手段治疗各种疾病。

2.适应范围　头针主要用于治疗脑源性疾病引起的瘫痪、麻木、失语等症。此外，还可治疗眩晕、腰腿痛、夜尿等。目前，在头针治病的基础上又创造的头针麻醉,已经应用于多种外科手术。如感觉区配合内脏区(胸腔区、胃区、生殖区)可以用于有关部位外科手术等。

3.操作方法 按照病情刺激区,采用坐位或卧位,局部进行常规消毒,用26~28号1.5~2.5寸长的不锈钢毫针,针与头皮呈30°左右夹角,用夹持进针法刺入帽状腱膜下,达到该区的应有长度后,要求固定不提插,捻转时用拇指掌侧面和示指桡侧面夹持针柄,以示指掌指关节连续伸屈,使针身左右旋转,每分钟捻转200次左右,捻转2~3 min,留针5~10 min。捻针时或间隔时都要嘱咐患者或其家属协助活动肢体,加强对患肢功能的锻炼。然后用同样的方法再捻两次即可起针,起针后用干棉球按压针孔,以防止出血。瘫痪患者一般每日或隔日针1次,连续10~15次为1个疗程,休息3~5 d后再开始下一疗程。

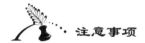

注意事项

(1)对脑出血患者,须待病情及血压稳定后方可进行头针治疗。

(2)如果患者并发高热、心力衰竭等,不宜立即进行头针治疗。

(3)由于捻转时间较长,要时刻注意观察患者的表情,以防止患者晕针。

(4)头部针刺易于出血,起针时须用干棉球按压针孔,并注意局部常规消毒,以防感染。

(5)痿证的头针治疗:①定位,取顶中线、顶颞前斜线、顶旁1线;②方法,28~30号长1.5寸毫针刺入头皮下,快速持续捻转2~3 min,每次留针5~10 min,反复操作2~3次,每日或隔日1次,10次为1个疗程。

(二)穴位注射疗法

穴位注射疗法是针刺疗法之一,即水针疗法,是选用中西药物注入有关穴位以治疗疾病的方法。它是以中医基本理论为指导,以激发经络、穴位的治疗作用,结合近代医药学中的药物药理作用和注射方法而形成的一种独特疗法。该疗法将绝不含任何激素的药液注入相应穴位内,以充分发挥穴位和药物对疾病的综合作用,从而快速彻底达到治疗目的。

1.用具 使用消毒后的注射器和针头。根据使用药物的剂量及针刺的深度选用不同的注射器和针头。常用的注射器为 1 mL(用于耳穴和眼区穴位)、2 mL、5 mL、10 mL、20 mL 注射器;常用针头为 4~6 号普通注射针头,牙科用 5 号长针头及封闭用长针头。

2. **常用药物** ①中草药制剂复方当归注射液、丹参注射液、板蓝根注射液、威灵仙注射液、徐长卿注射液、夏天无注射液、肿节风注射液、丁公藤注射液、鱼腥草注射液、银黄注射液等多种中草药注射液。②维生素制剂:如维生素 B_1、维生素 B_6、维生素 B_{12}、维生素 C、维生素 K_3 等。③其他常用药物:如葡萄糖注射液、生理盐水、盐酸普鲁卡因注射液、注射用水等。许多供肌内注射用的药物也可采用小剂量做穴位注射。

3. **操作方法**

(1)操作程序:根据所选穴位及用药量的不同选择合适的注射器和针头。局部皮肤常规消毒后,用无痛快速进针法将针刺入皮下组织,然后缓慢推进或上下提插,探得酸胀等"得气"感应后,回抽一下,如无回血,即可将药物推入。

一般疾病用中等速度推入药液;慢性病且体弱者用轻刺激,将药液缓慢推入;急性病且体强者可用强刺激,将药液快速推入。如需注入较多药液,可将注射针由深部逐步提出到浅层,边退边推药,或将注射针更换几个方向注射药液。

(2)注射角度与深度:穴位所在部位与病变组织的不同,决定了针刺角度及注射的深度。同一穴位可从不同的角度刺入。也可按病情需要决定注射深度,如三叉神经痛于面部有触痛点,可在皮内注射成一"皮丘";腰肌劳损多在深部,注射时宜适当深刺等。

(3)药物剂量:穴位注射的用药剂量决定于注射部位及药物的性质和浓度。头面部和耳郭等处用药量较小,每个穴位每次注入药量为 0.1~0.5 mL;四肢及腰背部肌肉丰厚处用药量较大,每个穴位每次注入药量为 2~15 mL。刺激性较小的药物(如葡萄糖注射液、生理盐水等)用量较大,如软组织劳损时,局部注射葡萄糖注射液可用 10~20 mL 以上;而刺激性较大的药物(如酒精)及特异性药物(如阿托品、抗生素)一般用量较小,即所谓小剂量穴位注射,每次用量多为常规用量的 1/10~1/3。中药注射液的常用量为 1~2 mL。

（4）疗程:每日或隔日注射 1 次,反应强烈者亦可隔 2~3 d 注射 1 次,穴位可左右交替使用。10 次为 1 个疗程,休息 5~7 d 再进行下一个疗程的治疗。

4.适应范围 穴位注射疗法的应用范围较广,凡是针灸的适应证大部分都可用本法治疗。

（1）运动系统疾病:痹证(肩周炎、风湿性关节炎)、腰腿痛(腰肌劳损、骨质增生、椎间盘突出症)、扭伤等。

（2）神经系统疾病:头痛、不寐、口眼歪斜、痿证、三叉神经痛、坐骨神经痛、肋间神经痛、癫狂痫证等。

（3）消化系统疾病:胃痛(胃下垂、胃溃疡、胃肠神经症)、腹泻、痢疾等。

（4）呼吸系统疾病:咳嗽(急、慢性支气管炎,上呼吸道感染)、哮喘、肺痨等。

（5）心血管疾病:心悸(心动过速)、心痛(冠心病心绞痛)、高血压等。

（6）外科、皮肤科疾病:乳痈、肠痈、腹痛(溃疡穿孔、肠梗阻、胆石症、胆道感染)、淋证(尿路结石)、风疹、痤疮、银屑病等。

（7）五官科疾病:咽喉肿痛、目赤肿痛、中耳炎、鼻炎等。

（8）妇产科、儿科疾病:阴挺(子宫脱垂)、催产;小儿肺炎、小儿腹泻等。

（9）用于外科手术的麻醉:穴位注射施行针麻的在五官科中应用最多,用穴有体穴、耳穴,用药有生理盐水、维生素 B_1 注射液,以及洋金花等中药制剂。

5.重症肌无力的穴位注射治疗

（1）方法一

1）取穴:阳白,临泣,鱼腰,攒竹,丝竹空。

2）药物:维生素 B_{12} 注射液 0.5 mg(1 mL)1 支。

3）治疗方法:穴位常规消毒,快速进针,得气后回抽无回血(此为穴位注射操作方法),取上药每穴注入 0.2 mL,1 次/d,10 次为 1 个疗程。适用于重症肌无力早期及单纯眼肌型患者。

（2）方法二

1）取穴:曲池,外关,合谷,风市,血海,足三里,阴陵泉,三阴交。

2）药物:维生素 B_{12} 注射液 0.5 mg(1 mL)3 支。

3)治疗方法:每组选 2 ~ 3 对穴位,按穴位注射操作方法,每穴注入 0.5 mL,1 次/d,15 次为 1 个疗程。

(3)方法三

1)取穴:膈俞,脾俞,足三里。

2)药物:黄芪注射液 2 mL 2 支,当归注射液 2 mL 2 支或甲硫酸新斯的明注射液 1 mg(2 mL)1 支。

3)治疗方法:按穴位注射操作方法,每穴注射上药任一种 0.5 ~ 1.0 mL, 1 次/d,10 次为 1 个疗程。

(4)方法四

1)取穴:合谷,曲池,太冲,足三里。

2)药物:加兰他敏注射液 5 mg(1 mL)1 支。

3)治疗方法:按穴位注射操作方法,取上药平均注入每穴,隔日 1 次, 10 次为 1 个疗程,左右穴交替使用。

(5)方法五

1)取穴:曲池,血海,足三里。

2)药物:黄芪注射液 2 mL 及香丹注射液 2 mL 混合。

3)治疗方法:按穴位注射操作方法,每穴注射 1 mL,1 次/d,10 次为 1 个疗程。适用于全身型患者。

(6)方法六

1)取穴:百会、风池、足三里、丰隆。

2)药物:丹参注射液、参附注射液或生脉注射液、维生素 B_1 注射液或维生素 B_{12} 注射液等。

3)治疗方法:每穴注射药物 1 ~ 2 mL。每次选用 2 ~ 3 穴,1 次/d,10 次为 1 个疗程。适用于全身型患者。

第十一章　中医外治法

（一）康丽萍等《中医外治法干预重症肌无力患者的临床结局评价研究》

按 3∶1 比例将 120 例重症肌无力患者随机分为试验组（90 例）和对照组（30 例）。对照组按照传统中医护理方法进行护理干预（包括日常生活起居调护、饮食调护、情志护理和用药护理）。试验组在传统中医护理基础上，按脾胃气虚、脾肾两虚、脾虚湿热 3 种不同证型给予热熨疗法、穴位贴敷、耳穴压贴、中药封包的中医外治法治疗。①脾胃气虚型：a. 热熨疗法。用"通络宝"热熨腹部，30 min/次，1~2 次/d。b. 穴位贴敷。遵医嘱以自制药散"温胃散"用姜汁和蜂蜜调匀后贴敷于足三里、内关、上脘、中脘、天枢等穴位，2~4 h/次，1 次/d。c. 耳穴贴压。采用王不留行贴压于耳郭上的脾、胃、交感、皮质下等耳穴，每天自行按压 3~5 次，每次每穴按压 1~2 min，每 3 d 治疗 1 次。②脾肾两虚型：a. 穴位贴敷。遵医嘱以自制药散"脾肾散"用姜汁和蜂蜜调匀后贴敷于脾俞、肾俞、关元等穴位，2~4 h/次，1 次/d。b. 中药封包疗法。遵医嘱使用自制药散"温阳固本散"封包置于脐部的神阙穴，4~6 h/次，1 次/d。c. 耳穴贴压。采用王不留行贴压于耳郭上的脾、肾、神门、内分泌等耳穴，每天自行按压 3~5 次，每次每穴 1~2 min，每 3 d 治疗 1 次。③脾虚湿热型：a. 穴位贴敷。遵医嘱以药散"清胃散"用蜂蜜调匀后贴敷于足三里、内关、上脘、中脘、天枢等穴位，2~4 h/次，1 次/d。b. 中药封包疗法。遵医嘱使用自制药散"舒降散"封包置于双足底涌泉穴，4~6 h/次，1 次/d。c. 耳穴贴压。采用王不留行贴压于耳郭上的脾、胃、神门、交感、皮质下等耳穴，每天自行按压 3~5 次，每次每穴按压 1~2 min，每 3 d 治疗 1 次。2 组患者均于入院后的第

1天开始治疗,直至患者出院。将重症肌无力复合量表、重症肌无力患者报告结局量表作为疗效评价指标,对两组患者的疗效进行评价。

结果发现:①试验组治疗后重症肌无力评分的估算平均值为6.705分,对照组为8.150分,组间比较,差异有统计学意义($P<0.01$),提示试验组患者在改善重症肌无力症状方面优于对照组。②试验组重症肌无力患者治疗后报告结局量表的生理领域、治疗领域、心理领域评分与对照组比较,差异均有统计学意义($P<0.05$ 或 $P<0.01$),提示试验组在改善患者生理领域、治疗领域、心理领域方面有优势。结果表明,应用中医外治法治疗重症肌无力的疗效确切,既能有效减轻患者的疾病症状,又能提高患者的生活质量。

(二)王文同等《中医外治法治疗重症肌无力30例临床观察》

对符合受试标准的60例重症肌无力患者给予基础治疗(有其他并发症的可给予相应治疗),其中对照组30例(西药治疗),治疗组30例(中医治疗组),疗程为15 d。对照组口服皮质类固醇药泼尼松1.0 mg/kg,3次/d,1周后减为40 mg/d,连服2周后再减为30 mg/d,症状明显改善后每月减量5 mg/d;同时口服溴吡斯的明200~300 mg,1次/d,症状缓解后溴吡斯的明减量到40 mg/次,3次/d,症状完全缓解的患者逐渐停用。治疗组在对照组的治疗基础上加用中医外治法治疗:①针刺治疗,取足三里、三阴交、合谷、百会穴,补法刺入;②灸法治疗,将艾条放入艾盒内,同时艾灸神阙、双肾俞、关元、气海穴;③穴位贴敷并中医透药治疗,生附子粉外敷神阙、双涌泉穴,并用神灯照射。以上3种疗法均1次/d,30 min/次,15次为1个疗程。中成药:0.9%氯化钠注射液250 mL加黄芪注射液60 mL,静脉滴注,1次/d,15 d为1个疗程。观察两组患者重症肌无力的临床绝对和相对评分改变情况及血清乙酰胆碱受体抗体(AChR-Ab)水平改变情况。

结果发现:治疗后治疗组30例中痊愈13例(43%),好转15例(50%),无效2例(7%),总有效率为93%;对照组30例中痊愈8例(27%),好转15例(50%),无效7例(23%),总有效率为77%。治疗后两组临床绝对评分比较,以及两组治疗前后组内临床绝对评分比较,差异均有统计学($P<0.05$)。治疗后两组血浆AChR-Ab水平比较,以及两组治疗前后组内血浆AChR-Ab

水平比较,差异均有统计学意义($P<0.05$)。提示中医外治法在治疗重症肌无力方面有明显疗效。

(三)张建立等《胸腺手术切除联合隔姜灸治疗重症肌无力疗效观察》

将46例重症肌无力患者随机分为对照组和治疗组,每组23例。对照组采用胸腺手术切除加口服溴吡斯的明片治疗,治疗组在对照组治疗基础上辅以隔姜灸治疗。长期服用溴吡斯的明片,60 mg/次,4 次/d,待症状减轻后,可以减少用量,5 mg/次,1 次/2 周。隔姜灸治疗,隔天治疗1 次,连续治疗30 次,术后2 周开始进行,选取腧穴[肝俞(双)、脾俞(双)、胃俞(双)、肾俞(双)、中脘、气海、关元、足三里(双)]。观察两组患者临床症状评分及血清AChR-Ab 水平,比较两组患者的临床疗效。

结果发现:治疗后两组患者的临床症状评分均低于治疗前,且治疗组患者的临床症状评分低于对照组,差异均有统计学意义($P<0.05$);对照组有效率为91.00%,治疗组有效率为61.00%,两组比较,差异有统计学意义($P<0.05$);治疗后两组患者血清 AChR-Ab 水平均低于治疗前,且治疗组患者血清 AChR-Ab 水平低于对照组,差异均有统计学意义($P<0.05$)。提示胸腺手术切除联合隔姜灸疗法能够显著改善重症肌无力患者的临床症状,降低血清AChR-Ab 水平,临床疗效显著。

(四)王勤鹰等《重症肌无力中医证治与进展》

王勤鹰等提出外治方法:表现重症肌无力的中医辨证为大气下陷型,治则益气回阳升陷,可选择张锡纯《医学衷中参西录》所拟定的治疗大气下陷方中的升陷汤加味,也可选用炙马钱子胶囊和中药鼻饲救逆回阳。

(五)黄志敏等《足反射疗法治疗重症肌无力病例介绍》

治疗方案分为3 步。①采用全足按摩、重点加强的方法:先按摩排泄系统,再按摩头部—消化系统反射区—心、脾、肝胆及腹腔神经丛,最后按摩免疫系统反射区。每个反射区的按摩时间为 0.5~2.0 min。②选取小腿反射区配合治疗,如头面部、脾、肾、生殖腺、胃、小肠、大肠、肩、膝、肝、胆、腰背等反射区,每个反射区按摩10 次。③从第2 个疗程开始,局部穴位按摩配合治疗,点按经络督脉-华佗夹脊穴;自第一胸椎下至第五腰椎,自脊中旁开 0.5 寸,每一侧 17 穴(经外奇穴),每一穴 3 次。隔 2 d 按摩 1 次。足部及小腿部反射区按摩,50～60 min/次,1 次/d,10 d 为 1 个疗程,按摩后喝温水 300 mL。

(六)贾河先等《三宝合璧中药、针灸、推拿治疗常见病、疑难病》

重症肌无力属于中医痿证的范畴,可以给予推拿治疗,目的在于使经脉气血流通,脏腑运化生津功能转旺,因之不论在预防肌肉萎缩和增加肌力上,都有一定的疗效。

1. 处方一:捏筋三法　患者直坐,医者坐其身前。①患者两手平伸,医者以拇指、示指、中指捏揉患者两侧肘窝后缘 3～5 次。②患者交叉抱肘固定后,医者用中指尖按揉少海穴 3～5 次。③医者以拇指在患者手三里处向外方按推 3～5 次,至外关、合谷穴再按揉 3～5 次。④医者以拇指、示指、中指分置患者大腿前面,自髀关至膝下止,揉捏 3～5 次。⑤医者用掌心置患者膝盖上,后用诸指揉其周围肌肉 5～10 次。⑥医者用拇指按患者足三里、外丘、解溪、中封、内昆仑、外昆仑、行间、内庭穴,各 3～5 次,继以揉法。⑦医者用拇指、示指、中指捏揉患者腘窝侧膝阳关、合谷穴,各 3～5 次。

2. 处方二:捏筋四法　患者直立,医者站其身前。①医者以两手握患者左、右手并轻轻上下左右摇动 5～10 次。②医者以示指第二节背屈按揉患者脑空、风池、风府、大椎穴,各 3～5 次。③医者用拇指、示指、中指按揉肩井穴前后各 5 分处 5～10 次,并每按揉 1 次,使患者轻咳 1 次。④医者以拇指尖按揉患者两肩胛后缘肩外俞、天宗、肩贞穴,各 5～10 次。⑤医者用拇指或示指背屈按揉患者心俞、肺俞、脾俞、胃俞、肝俞、肾俞穴,各 3～5 次。

(七)王养富《扶正胶囊灌肠疗法治疗重症肌无力的体会》

王养富采用自制扶正胶囊灌肠疗法治疗重症肌无力,在用药方面突破常规。蜈蚣具有辛窜有毒、攻毒散结之作用。全蝎,归肝经,走脏腑、达经络,具有活络通痹之功效。细辛,味辛性温,有温肺化饮之功效,一次使用细辛 15 g。水蛭,苦咸,有毒,具有破血化癥、消癥通经之功效。虫,咸、寒、有毒,具有破血化瘀、续筋接骨之功效。穿山甲,味咸、微寒,归肝、胃经,能通经络,直达病所,具有活血、祛瘀、消毒、排毒作用,用量为 50 g。老鹳草,辛、苦,入肝、大肠经,具有祛风除湿、通经活络之功效。灌肠疗法就是药物通过直肠强力渗透,温热刺激促进血液循环,末梢神经与新陈代谢协调一致,达到益气生肌、壮骨

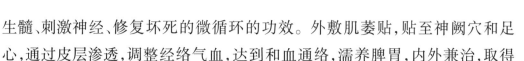

生髓、刺激神经、修复坏死的微循环的功效。外敷肌萎贴,贴至神阙穴和足心,通过皮层渗透,调整经络气血,达到和血通络,濡养脾胃,内外兼治,取得满意疗效。

(八)田景全等《神阙穴外贴强力散治疗重症肌无力的体会》

田景全等运用自拟强力散外贴神阙穴治疗重症肌无力取得了满意效果。强力散的配制主要根据中医学"脾为后天之本精血生化之源泉,脾虚则肌痿无力,肾虚不能温煦脾阳则后天失济"的医学理论配制而成。因为脾胃的正常运转需得到肾阳的协助才能使中焦温煦而健运不息。前人称之为"命火生脾土",故唐容川曰"脾……不得命门之火以生土,则水寒而不运,食少虚羸而诸病丛生"。命门之为即为元阳也,是生物之火,有了生物之火,才能生精化血,而精、气、血的生成及活动首赖于阳气的充沛。因此只有脾肾两脏的功能正常,精、气、血的生存才会旺盛,体有所养,才会体健有力。故重症肌无力从脾肾着眼诊治有其重要的临床研究价值。强力散外贴神阙穴治疗重症肌无力具有简、便、廉、验等特点。特别对于小儿患者更适用。此方法不但解决了打针、针刺、穴封等痛苦,也解决了煎药麻烦与服药困难的弊端。而费用只相当于常规治疗的10%左右。

神阙穴为脐部之所在,主要由脐韧带和脐动、静脉组成。由于脐部及周围皮肤薄而细嫩、血运丰富等结构特点,药物通过脐部吸收可直达病所,发挥治疗作用。中医学认为神阙穴位于任脉,故脐与诸经百脉相通,联系全身经脉。通过多经气循行交于五脏六腑,强力散外贴治疗正是体现了中医这一理论及内病外治的特点。采用具有健脾益肾、升阳举陷、渗湿通络等功效的中药配制而成的强力散,外贴神阙穴治疗重症肌无力,正是其获效的重要原因。具体用药方法:脐部常规消毒,每次用3 g强力散外贴神阙穴固定。每24 h换药1次。患者经上法治疗半个月后,精神好转,食欲增加,出汗减少。治疗1个月后,患者病情明显好转,眼睑已能睁大,看前方物体不再需仰头而视,腹胀、便溏缓解。治疗3个月后,患者诸症悉除。经近1年的观察,未见复发。

(九)姜建勇等《隔药饼灸治疗眼肌型重症肌无力30例》

采用补中益气丸作饼选穴治重症肌无力30例,疗效满意。30例患者全部经临床检查及新斯的明试验确诊为眼肌型重症肌无力。将补中益气丸平均分成两半并压成圆饼状,放于百会、膻中穴及眼周穴位丝竹空、阳白、攒竹、太阳。在药饼上放置小艾炷并点燃,每穴 3~5 壮,以施灸局部皮肤潮红为度,隔日 1 次,1 个月为 1 个疗程。患者经上述治疗最短 1 个疗程,最长 5 个疗程,其中痊愈 6 例(20%),好转 21 例(70%),无效 3 例(10%),总有效率为 90%。补中益气丸功具补中益气、升阳举陷;百会穴位于巅顶,属督脉,历来为升举之要穴;膻中穴为气海,主司一身之气;眼周穴位起近治作用。补中益气丸作饼于上述穴位施灸是将药物的作用与穴位的作用结合在一起,使药物通过穴位、经络发挥效用,故收良效。

(十)钟鸿《针灸推拿治痿心得》中关于重症肌无力外治法的阐述

1. 捏脊手法　捏脊具有健脾胃、理脏腑、和气血、调阴阳、壮筋骨、强体魄的作用,现代医学认为捏脊可以刺激脊神经根,促进下运动神经元性瘫痪的恢复。其手法一般取背部督脉、足太阳膀胱经。取穴按经脉循行方向,但以逆行为补。足太阳膀胱经取大杼、肺俞等穴从上而下,止于气海、关元穴;督脉取长强、腰俞穴由下往上,直至大椎穴。

2. 推拿手法　推拿具有疏通经脉、濡养筋经的作用。其手法运用:湿热证和肺热证,上肢可自手心向上沿前臂内侧推搓至上臂数十遍,以泻其实,再自手背沿前臂外侧推搓至上臂,过肩到颈数十遍以补虚。然后按其方向和顺序施以拿法,循按,滚法各 3~5 遍,最后用搓法收功。下肢可自腹股沟沿大腿内侧推搓至小腿内侧到足心数十遍,以泻其实,再自腰骶部向下过臀沿下肢前外侧推搓至足背数十遍,以补其虚,按此方向继以拿法、循按、滚法和侧击法各施术 3~5 遍,最后用搓法收功。肝肾阴亏证及外伤引起者治疗手法同前,但方向相反。

(十一)黄锦军等《气功点穴配合中药治疗眼睑下垂 1 例》

单纯眼睑下垂属重症肌无力中单纯眼肌型的病证。笔者在临床上采用气功点穴配合中药治疗的方法治疗本病 1 例,取得了非常满意的效果。手法治疗:疏通面部经络。①中指勾揉睛明穴 30 s;②叠双手拇指按揉印堂 1~2 min;③点按攒竹→鱼腰→丝竹空→太阳(每穴 30 s 至 1 min);④挤捏、分推眉弓 1~2 min;⑤一指禅推前额及颞部,并在两侧颞部施以扫散法 2~3 min;⑥按揉百会及四神聪 2~3 min。气功点穴:医者立于患者头部,取马裆式,中指、环指、小指三指微屈,示指置于中指远端指间关节背侧,拇指指腹置于其相对一侧,运用腕关节屈伸运动带动中指,以指端叩击穴位阳白、印堂、攒竹、鱼腰、丝竹空、太阳、四白、人中、承泣,同时意念功力,透过手指将气贯入穴道,使经络畅通、气血调达,以皮肤潮红为度。重点叩击阳白、印堂穴。结束手法:①勾揉风池、风府穴;②十指拿头部,结束手法。

治疗结果:2010 年 4 月 29 日首次给予手法治疗,当次施以手法后患者双眼睑下垂症状明显改善,双目均可睁开 1/3。然后予中药,嘱患者水煎内服,同时多做眼部功能锻炼,注意饮食,调畅情志。5 月 4 日复诊,查体:患者左眼睑可完全睁开,右眼睑已恢复至 3/4,舌质淡胖,苔薄白,脉沉。遂给予第 2 次手法治疗,重点为气功点穴,并嘱患者继续照原方服药 5 服。5 月 6 日再次复诊,患者诉双眼睑已可完全睁开,且视物清晰,迎风流泪症状亦消失,且无其他不适,舌脉近于正常。为巩固疗效,故给予患者第 3 次手法巩固治疗,并嘱其回家后继续照原方服药 5 服,如有不适随时来复诊。3 个月后回访,患者无复发。

(十二)王春丽等《针药按摩综合治疗重症肌无力疗效观察》

选择 84 例重症肌无力患者为观察对象,随机分为两组。治疗组 42 例,其中男 12 例,女 30 例;年龄为 15～60 岁;病程为 2 周至 1 年。对照组 42 例,其中男 10 例,女 32 例;年龄为 16～50 岁;病程为 1 个月至 1 年。治疗组治疗方法:①针刺取穴,取夹脊、肝俞、脾俞、肾俞、极泉、肩髃、曲池、合谷、手三里、环跳、殷门、委中、阳陵泉、承山、足三里、三阴交、悬钟、解溪穴。刺法:颈夹脊穴,向脊椎方向斜刺 1.5 寸,使酸、困、胀、麻等感觉向上肢放射;腰夹脊穴,向腰椎方向斜刺 2 寸,使酸、困、胀、麻等感觉向下肢放射;环跳穴,直刺 3 寸左右,使针感向下肢放射,有时可放射至足踝部;针刺极泉穴时应避开血管,针感可放射至整个上肢部;余穴常规消毒、常规刺法,行补法,得气后接通 G6805-2A 型电针治疗仪,用疏密波通电 30 min,隔日 1 次,每次留针 30 min,20 d 为 1 个疗程,2 个疗程之间休息 5 d,3 个疗程后观察疗效。②水针,取穴同针刺法,药物用维生素 B_1、维生素 B_6、维生素 B_{12} 的混合液,使用"合谷"刺法,有针感后回抽无血注入药物,每穴注入 0.5～1.0 mL 药物,隔日 1 次,与针刺交替进行,20 d 为 1 个疗程,2 个疗程之间休息 5 d,3 个疗程后观察疗效。

针刺、水针同时配合远红外线局部照射40 min,每天晚上用艾条灸足三里穴30 min。③按摩,患者取坐位,医者用推拿法自患者风池穴推至大椎穴、肩井穴等处,往返数次,弹拨颈部、上肢肌群,并点按上肢穴位,推揉法施于肩关节周围,用推拿法从三角肌经肱三头肌、肱二头肌、肘关节向下沿前臂到腕部,往返数次。患者取俯卧位,医者用推法或按揉法从患者腰部起,向下至骶尾部、臀部,循大腿后侧下至足跟,往返数次。配合点按环跳、肾俞、腰阳关穴,拿委中穴。接着患者取仰卧位,医者用推揉法或滚法从患者腹股沟向下经股四头肌至小腿前外侧,往返数次,配合点按伏兔、足三里、阳陵泉、绝骨、解溪等穴,最后以放松手法结束按摩治疗。40 min/次,1 次/d,20 d 为1 个疗程。2 个疗程之间休息5 d,3 个疗程后观察疗效。④中药,以健脾益肾息风为主,药用熟地黄、山药、白术、枸杞子各15 g,莲肉、钩藤、僵蚕、菟丝子、黄芪、党参、当归、全蝎各12 g,独活、杜仲、牛膝各10 g,蜈蚣3 条。煎服方法:1 剂/d,每剂煎3 次,每次煎200 mL,混合后分3 次服用。20 d 为1 个疗程,2 个疗程之间休息5 d,3 个疗程后观察疗效。结果发现,两组重症肌无力患者总有效率间有显著差异。

(十三)黎建海《推拿督脉治疗重症肌无力及肌萎缩侧索硬化的疗效观察》

选取50 例重症肌无力及10 例肌萎缩侧索硬化患者,均给予推拿督脉治疗,包括异常肌肉按摩、循经推按、穴位点压与捏揉等方式。①异常肌肉按摩:帮助患者取平卧位,充分暴露患肢,医者自上而下对患者进行滚法治疗,按压患者患肢肌肉。②循经推按:帮助患者取俯卧位,医者将拇指伸展,其余四指呈弯曲状,将拇指螺纹面作为轴心对患者各部分肌肉用力按压,自上而下螺旋状移动,随后用右手手指指腹、屈伸的示指以匀速与同等的力度自上而下推按患肢肌肉。③穴位点压:患者继续取俯卧位,医者骑跨于患者下肢,分别使用两手拇指自上而下点压患者百会、风池、脾俞、胃俞、腰俞等穴,要求医者两手用力相同,按摩时间相同,每个穴位点压30 s。④捏揉:患者继续取俯卧位,医者对其肌肉进行捏揉,两手拇指与示指交替自下而上捏揉,反复操作3~5 次,约30 min/次,1 次/d,6 d/周,1 个月为1 个疗程,共治疗3 个疗程。

观察指标:观察患者临床治疗效果,血清肿瘤坏死因子-α(TNF-α)、白细胞介素-6(IL-6)水平,以及肌张力波动情况。①临床治疗效果评价标准:患者治疗后临床症状得到较大程度缓解,身体功能得到较大程度恢复,为显效;患者治疗后临床症状得到有效改善,身体功能恢复正常,为有效;患者治疗后临床症状未消失,身体功能无任何改善,为无效。总有效率=(显效+有效)/总例数×100%。②血清 TNF-α、IL-6 水平测定采用酶联免疫吸附分析(ELISA)法检测。③肌张力评估:患者在安静状态下 Ashworth 评级与刺激状态下 Ashworth 评级相差 2 个级别以上为强,相差 1 个级别为弱。

结果显示:60 例患者治疗后总有效率为 98.3%(59/60);治疗后患者血清 TNF-α、IL-6 水平及强肌张力波动数明显低于治疗前,弱肌张力波动数明显高于治疗前,差异具有统计学意义($P<0.05$)。提示推拿督脉治疗重症肌无力与肌萎缩侧索硬化疗效显著。

(十四)谢忠祥《经络针灸、舒经活络推拿结合清燥汤剂治疗重症肌无力临床研究》

选取 78 例重症肌无力患者,将其依据不同的治疗方案分为对照组与观察组,各 39 例。对照组患者接受舒经活络推拿结合清燥汤剂治疗。①舒经活络推拿:以推、拿、弹、揉、点等手法为主,患者取坐位,医者自患者风池穴推至大椎穴,弹拨患者颈部、上肢肌群;继而患者转俯卧位,医者以患者病部为重点,推、按背部夹穴,配合环跳、肾俞、命门穴进行点按;患者转为仰卧位,医者使用手掌自患者腹股沟用力向下推至足背,反复数次,再使用多指从上到下捏拿受累肌群,反复数次;最后以放松手法结束治疗。1 次/d,1 h/次。②清燥汤剂:药方组成为黄芪、北沙参、玄参、炙枇杷叶、黄连、麦冬、生地黄、白术、泽泻、茯苓、柴胡、当归、陈皮、炙甘草、黄柏、猪苓、神曲、苍术、五味子、冬虫夏草、三七、甲珠、升麻。观察组患者在对照组治疗的基础上联合经络针灸治疗。经络针灸治疗选夹脊、委中、命门、悬钟、阳陵泉、三阴交、足三里穴。患者取俯卧位,常规消毒穴位皮肤,医者依据患者病情针刺上述穴位,确保针入到一定深度,找到感应。

结果显示:治疗后两组患者绝对评分与治疗前比较显著下降,组间比较差异有统计学意义($P<0.05$),且观察组绝对评分差值显著高于对照组($P<$

0.05）；观察组患者总有效率为97.4%，显著高于对照组的79.5%，差异有统计学意义（P<0.05）。提示经络针灸、舒经活络推拿结合清燥汤剂治疗重症肌无力疗效确切，可有效防止肌肉萎缩及关节挛缩变形，具有临床应用价值。

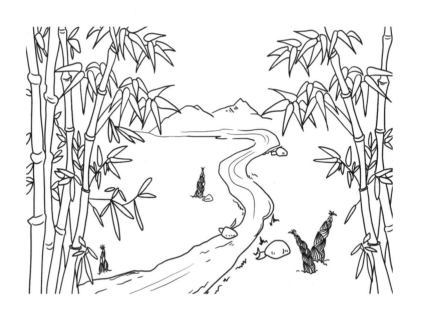

第十二章　中医护理

常言道"三分医治,七分护理",这是对护理工作重要性的高度概括,护理工作的质量直接关系到患者的医疗安全、治疗效果和身体康复。痿证患者病情有轻有重,病程较长,缠绵不愈,累及的病变部位较多,因此在痿证的康复过程中护理起着至关重要的作用。

痿证的中医护理包括以下几个方面。

一、一般生活护理

痿证的一般生活护理与五脏内虚、肢体失养、筋脉弛缓、软弱无力等有关。

1. 观察筋肉痿软的进展　要随时评估患者躯体活动能力,了解患者的自理缺陷并记录。

2. 起居护理　居室宜安置在建筑的低层,病床不适宜过高,以便于患者上下和出入。床边要有护栏。走廊、厕所墙壁上应装有扶手。地面要保持平整、干燥,防潮湿、防滑,去除门槛或其他障碍物,以利于患者活动和防止跌倒。室内要有良好的呼叫信号系统,方便患者随时与护理人员联系。

3. 生活护理

(1)指导和协助生活护理及个人卫生,帮助患者翻身和保持床单整洁,满足患者基本生活需要,将生活用品放于患者易取处。

(2)急性期或病情继续发展加重时患者应卧床休息。病情稳定或进入恢复期时,应鼓励患者进行功能锻炼,其锻炼方式与活动量应根据患者体质和局部病变的程度等而定。对于肢体痿废不能自己活动者,可加强被动功能锻炼;对于步态不稳者,可选用三角手杖等合适的辅助工具,并有人陪伴,防止受伤。

（3）对于伴有感觉障碍的患者,要注意患部保暖,要防止冻伤和烫伤。对于长期卧床的患者,要防止压疮、坠积性肺炎等并发症的发生。

4.心理护理　心理护理对重症肌无力患者十分重要。患者部分肢体丧失功能,失去正常人的活动能力,会产生绝望情绪,特别是青壮年患者思想负担更大,故要加强对患者的情志护理。关心体贴患者,协助生活护理,多与患者交谈,多向其提供有关疾病、护理、治疗及预后的信息,鼓励患者正确对待疾病,消除抑郁、恐惧心理和悲观情绪;尊重患者,避免出现任何刺激和伤害患者自尊的行为,并取得家属的配合,鼓励患者保持乐观情绪,帮助其树立战胜疾病的信心,积极配合治疗及护理。心理护理可以让患者保持良好的心境和愉快的心情,培养坚强的意志和乐观的心态。

二、潜在并发症的护理

潜在并发症——痿证(重症肌无力)危象的护理与吞咽困难、呼吸肌麻痹有关。

1.置单人房间或抢救室　室内空气应新鲜、流通,环境应安静。肺热致痿者,有一定的流行性,好发于儿童,应入隔离室观察,并向家属说明肺热致痿的特点及预防感染的重要性,病室应每晚用紫外线灯消毒30 min。

2.保持呼吸道通畅　重症肌无力危象发生时常表现为呼吸道分泌物增多、呼吸困难等,应给予氧气吸入,加强呼吸道管理,注意呼吸道湿化,每2 h翻身、拍背1次,及时有效排痰,防止痰液堵塞,保持呼吸道通畅。

3.遵医嘱处理　遵医嘱给予吸氧,常规准备气管切开包、气管插管和呼吸机,必要时配合行气管插管、气管切开和人工辅助呼吸。对于使用呼吸机的患者,要严密观察其病情变化,包括血氧、血压、心率、呼吸、痰液等指标的观察,定时做血气分析,根据血气分析结果调整呼吸机参数。加强呼吸道管理,预防肺部并发症;严密观察呼吸音变化,发现异常应及时报告医生处理。

4.密切观察病情　注意呼吸困难加重、发绀、咳嗽无力、烦躁不安等现象,发现异常应及时报告医生并协助处理。人机对抗是重症肌无力危象机械通气患者常见的问题之一。人机对抗的原因主要有患者恐惧及过度紧张导致自主呼吸频率过快,与机械通气不协调,呼吸机模式及参数设置不当,支气管痉挛和气道阻塞等。出现人机对抗现象时,要评估患者的情况,分析人机对抗出现的原因,进行针对性处理,如给予心理护理、使用镇静剂、调整呼吸机参数、解除支气管痉挛、吸痰、加强人工气道湿化等。

5. 其他护理 吞咽困难患者易出现误吸甚至窒息,用药不足或过量易产生重症肌无力危象。一旦出现上述情况,应及时报告医生并配合治疗与护理。

三、康复护理

痿证康复护理与筋肌痿软、无力活动、长期卧床、肢体废用等因素有关。

1. 避免不舒适的体位 被褥不宜过重、过紧;肢体须置于功能位置;患手应张开,手中不应握物,以避免处于抗重力的体位;患足上面也应避免放物受压,以防发生垂足。

2. 定时翻身 翻身主要是躯干的旋转,能刺激全身的反应与活动,既有助于痿废的恢复,又可防止因局部组织长期受压迫而引发压疮。翻身时要避免拖、拉动作,以防擦破皮肤。

3. 注意良肢位摆放 患侧卧位时,应使患者的肩关节向前伸展并外旋,肘关节伸展,前臂旋前,手掌向上放于最高处,患腿伸展、膝关节轻度屈曲等。

4. 休息与运动 急性期,患者应卧床休息,限制活动。卧床期间注意良性功能体位摆放,定期翻身以预防压疮、静脉血栓等,定时拍背以促进痰液咳出。病情一旦稳定,即应鼓励、指导和协助患者进行功能锻炼。痿废者先从被动运动开始,待恢复一定肌肉力量再进行主动运动;痿软者则应注意活动量和活动幅度要从小到大,循序渐进。任何锻炼都应适可而止,不宜过于疲劳,要持之以恒和确保安全。缓解期,注意较合理的生活习惯,注意相关的治疗,注意采取相应的措施。患者要根据自己的身体情况选择合适的体力活动,但要避免过度劳累。轻症患者不要进行剧烈的运动,比如打球、跑步等,最好选择消耗少的运动,像散步、打太极拳等。眼肌型患者不要长时间坐在电脑和电视前,避免用眼过度。适当休息与活动,避免劳累。避免到人多的地方,以防感染。

5. **遗尿护理** 对于痿软而导致遗尿的患者,要保持床单整洁、干燥并勤换、勤洗,保护会阴部和臀部皮肤免受尿液刺激,必要时行体外接尿或留置导尿管,并防止尿路感染。要定时给予便器排尿(或定时开放导尿管排尿)、指导患者进行骨盆底部肌肉的锻炼等,以帮助患者重建排尿功能。

6. **预防** 对于肢体痿废者,遵医嘱配合针灸、按摩、推拿、药物熏洗、穴位注射及理疗等方法,可防止肢体痿废,并有助于肢体功能的恢复。

7. **饮食护理** 患者的自身免疫力比较差,所以在饮食上要加强营养,可以多吃高蛋白、高维生素的食物,还可以多喝牛奶、吃大豆等食物,要注意少吃白萝卜、绿豆等寒性食物,注意营养搭配,避免辛辣刺激、油炸的食物。饮食宜低盐,高蛋白,富含钾、钙,切勿勉强进食。食疗:脾胃乃气血生化之源,脾胃运化得健,自能生化气、血、津液,濡养筋脉而有利于痿软的恢复,故应重视饮食调护。饮食宜清淡、易消化,忌肥甘厚腻、辛辣等生痰助热之品,并应根据不同证型配合食疗。如肺热津伤者可多食汤水及雪梨、荸荠、鲜藕、西瓜、番茄等滋养肺胃阴津之品;湿热浸淫者可多食鲤鱼、赤豆、冬瓜、荠菜、薏苡仁等清热利湿之品;脾胃亏虚者可多食鸡蛋、瘦肉、牛乳、鱼类、桂圆、红枣、莲子、山楂等补中健脾之品;肝肾亏损者可食鲜紫河车、牛羊猪蹄筋、牛羊猪骨髓等血肉有情之品,以滋补精血。

8. **进食护理** 进食自理缺失、咀嚼无力、吞咽困难者,在药物治疗生效后进食,以软食、半流食、糊状物或流食(如肉汤、鸡汤、牛奶)为宜。要协助患者进食和耐心喂食,若患者出现进食呛咳、无法吞咽,应尽早放置胃管给予鼻饲饮食,并遵医嘱静脉补充足够的营养。

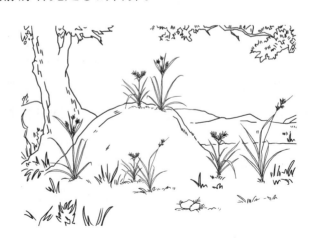

第十三章 名医名方

中医药历史源远流长,博大精深。在痿证的治疗上涌现出了一批名医,他们勤学古训,博采众方,在深刻总结自己的临床经验基础上创立了名方和验方,为我们临床诊治痿证留下了宝贵的借鉴经验。本章将对这些名方进行整理。

一、古文献记载的痿证名方

(一)鹿角胶丸

鹿角胶丸(《医学正传》卷四)

【药物组成】鹿角胶 500 g,鹿角霜、熟地黄各 250 g,川牛膝、白茯苓、菟丝子、人参、白术、杜仲各 60 g,当归身 120 g,虎胫骨(酥炙)、龟板(酥炙)各 30 g。

【歌诀】鹿角胶丸壮肾精,归菟龟虎杜仲苓;熟地黄牛膝白术参,纯补壮骨又强筋。

【主治】鹿角胶丸可以补肾益精,强筋壮骨。主治血气虚弱,两足痿软,不能行动,久卧床褥。

【方解】方中鹿角胶、鹿角霜平补肾气;龟板、杜仲、虎胫骨、川牛膝、菟丝子补益肾精;人参、白茯苓、白术健补脾胃,滋养后天生化之源;当归、熟地黄以养血,共起填精益气之功效。

【用法用量】上药研为细末,另将鹿角胶用无灰酒三盏烊化为丸,如梧桐子大。每服 100 丸,空心姜、盐汤送下。

【配伍特点】阴阳双补,气血双调。

【临床运用】①本方现代临床常用于治疗多发性神经病、急性脊髓炎、进行性肌萎缩、重症肌无力、周期性麻痹、肌营养不良、足跟痛等疾病;②本方主要用于治疗肝肾不足的痿证,临床应用以筋骨肌肉萎软欲废、舌红少苔、脉细弱为其辨证要点。

【加减】以鹿角胶为主要成分的鹿角胶丸具有改善骨代谢,增加骨胶原的利用,减少钙排出,促进骨形成,抑制骨吸收从而达到防治骨质疏松的作用。临床如见遗精早泄者,可加锁阳、肉苁蓉;耳鸣、头晕者,加枸杞子、潼蒺藜;小便频数而清长者,加肉桂、益智仁;腰酸腰痛者,加巴戟天、淫羊藿;兼见脾虚者,可选白术、党参、黄芪等益气健脾,促进消化、吸收。

【注意】由于老虎已经被列为国家一级保护动物,虎骨在临床已被禁用。研究表明,狗骨在化学成分微量元素和氨基酸方面与虎骨最相近。聚类分就选择虎骨的最佳替代品而言,狗骨是虎骨较好的药用替代品。

鹿角胶丸(《太平圣惠方》卷二十六)

【药物组成】鹿角胶、补骨脂、石斛、熟干地黄、牛膝、薯蓣、人参、附子、菟丝子、白茯苓各 5 分,杜仲、柏子仁、山茱萸、酸枣仁、虎胫骨各 4 分,五味子、巴戟天各 6 分,肉苁蓉 7 分。

【主治】骨极。肌体羸瘦,肾脏虚弱,腰脚无力,肢节烦疼。

【用法用量】上药研为末,炼蜜为丸,如梧桐子大。每服 30 丸,空心及晚食前以温酒送服。

鹿角胶丸(《太平圣惠方》卷三十)

【药物组成】鹿角胶、附子、干姜、桂心、杜仲、山茱萸、菟丝子、熟干地黄、肉苁蓉、五味子、巴戟天、牛膝。

【主治】虚劳腰脚疼痛,不可行步。

【用法用量】上药研为末,炼蜜为丸,如梧桐子大。每服 30 丸,食前以温酒送下。

鹿角胶丸(《杨氏家藏方》)

【药物组成】肉苁蓉、牛膝、菟丝子、附子、桑寄生、覆盆子、熟干地黄、山药、五味子、山茱萸、白蒺藜、当归、肉桂、川萆薢、破故纸、柏子仁、茴香、鹿角胶、茯神。

【主治】鹿角胶丸可以补养元阳,滋养气血,驻颜美容。主治真元虚弱,下元冷惫,脐腹疼痛,夜多小便,腰脚无力,肢体倦怠,怔忪恍惚,头昏目运,面色黧黑,耳内蝉鸣,饮食减少;妇人诸虚不足,一切冷病,久娠不成,发落面黑。

【用法用量】上药研为细末,酒煮面糊为丸,如梧桐子大。每服50丸,空心、食前温酒或盐汤送下;妇人温醋汤送下。

鹿角胶丸(《圣济总录》卷六十八)

【药物组成】鹿角胶、黄柏。

【主治】吐血。

【用法用量】上药研为末,入杏仁49枚,汤浸,去皮尖双仁,炒黄,研细拌匀,炼蜜为丸,如樱桃大。每服1丸,含化咽津。

(二)鹿角丸

鹿角丸(《三因极一病证方论》)

【药物组成】麋角一斤(酒浸一宿),熟地黄四两,大附子(生去皮脐)一两半。

【主治】五痿,皮缓毛悴,血脉枯槁,肌肉薄着,筋骨羸弱,饮食不滋,庶事不兴,四肢无力,爪枯发落,眼昏唇燥,疲惫不能支持。

【用法用量】上用大麦米二升,以一半藉底,一半在上,以二布巾隔覆,炊一日,取出药与麦,别焙干为末,以浸药酒,添清酒煮麦粉为糊,搜和得所,杵三千下,丸如梧桐子大,每服50丸,温酒、米汤任下,食前服。

(三)虎潜丸

虎潜丸(《丹溪心法》)

【药物组成】虎胫骨、干姜各30 g,牛膝、陈皮、白芍各60 g,熟地黄、知母、黄柏各 90 g,锁阳、当归各 45 g,龟板 120 g。

【歌诀】虎潜脚痿是神方,虎胫膝陈地锁阳,龟板姜归知柏芍,再加羊肉捣丸索。

【主治】虎潜丸可以滋阴降火,强壮筋骨。主治肝肾阴虚,症见腰膝酸软,筋骨痿软,腿足萎弱,步履维艰,舌红少苔,脉细弱等。

【方解】君——黄柏、熟地黄、知母、龟板、白芍滋阴降火治其本。臣——虎胫骨、锁阳强壮筋骨治其标,虎胫骨可用狗骨等替代。佐——干姜、陈皮温中健脾,理气和胃,兼制方中黄柏等主药之苦寒。使——牛膝引药下行,另用羊肉暖胃,有食疗之功。诸药合用,共奏滋阴降火、强壮筋骨之功。

【用法用量】上药研为末,羊肉煮烂,捣和为丸,每服 9 g,2 次/d,淡盐汤或温水送下。

虎潜丸(《医学心悟》)

【药物组成】龟板四两,杜仲、熟地黄、黄柏(炒褐色)、知母各三两,牛膝、白芍、陈皮各二两,虎骨(酒炙酥)、干姜各一两,当归一两半。

【主治】①《医学心悟》:痿。②《医学集成》:痿证属肝肾虚热者。

【用法用量】上药研为末,酒糊为丸。每服二钱,淡盐水送下。

虎潜丸(《活人方汇编》)

【药物组成】香附(炒,去毛,分四制,酒浸四分之一,盐水浸四分之一,醋浸四分之一,童便浸四分之一,俱炒,焙干)、益母草(端午日采,去土)、当归(酒洗)、川芎、熟地黄(酒洗)、芍药(炒)、白术、人参、茯苓、延胡索(炒)、炙甘草、虎骨、羌活、独活。

【主治】虎潜丸可以培补气血,壮骨舒筋。主治气血两虚,关节枯涩,筋骨软弱,周身烦痛,或麻痹不仁,肢节屈伸不利而步履艰难。

【用法用量】上药研为末,炼蜜为丸。早空心服四五钱,晚空心服二三钱,白汤送下。

虎潜丸(《仙拈集》)

【药物组成】熟地黄、锁阳、白芍、人参、黄芪、茯苓、黄柏、牛膝、杜仲、菟丝子、龟板、虎胫骨、破故纸、知母。

【主治】肾水不足,筋骨痿弱,不能步履。

【用法用量】上药研为末,以猪脊髓为丸,如梧桐子大。每服三钱,空心白汤送下。

(四)健步丸

健步丸(《脾胃论》)

【药物组成】羌活、柴胡各五钱,防风、泽泻各三钱,川乌、苦参(酒洗)各一钱,滑石(炒)、肉桂、炙甘草、瓜蒌根(酒制)各半两,防己(酒洗)一两。腿脚沉重无力者,于羌活胜湿汤中加酒洗汉防己五分,轻则附子,重则川乌少许,以为引用而行经也。上羌活、柴胡伸提气升,防己、苦参去湿热,肉桂、附子反佐之也。

【主治】治膝中无力,伸不能屈,屈而不能伸,腰脊腿脚沉重,行步艰难。

【用法用量】上药研为细末,酒糊为丸,如梧桐子大。每服10丸,煎愈风汤,空心送下(愈风汤在中风门)。

调元健步丸(《景岳全书》)

【药物组成】当归(酒洗)、川黄柏(盐酒炒)、枸杞子各二两,牛膝三两(盐酒浸),白芍(微炒)、白茯苓、白术(炒)、苍术、陈皮各一两,炙甘草三钱,木瓜、五加皮各八钱,川续断七钱,泽泻、防己各五钱。

【主治】阴虚血少,湿热兼行,足履无力。

【用法用量】炼蜜为丸,如梧桐子大。每服70~80丸或100丸,空心盐汤送下。

养血壮筋健步丸(《古今医鉴》卷十)

【药物组成】黄芪(盐水炒)、山药、五味子、破故纸(盐水炒)、人参、枸杞子、菟丝子(酒炒)、白术(炒)、虎胫骨(酥炙)、龟板(酥炙)各一两,白芍(酒炒)一两五钱,熟地黄四两,牛膝(酒浸)、川当归(酒洗)、杜仲(姜汁炒)、黄柏(盐水炒)各二两,苍术(米泔浸)三两,防风(酒洗)六钱,羌活(酒洗)、汉防己(酒洗)各五钱。

【主治】气血两虚,双足痿软,不能行动,久卧床褥。

【用法用量】上药研为末,用猪脊髓七条,炼蜜为丸,如梧桐子大。每服百丸,空心盐汤下。

(五)滋筋养血汤(《古今医鉴》)

【药物组成】川归一钱,熟地黄、白芍各一钱五分,川芎七分半,人参八分,五味子九粒,麦冬(去心)、黄柏、牛膝(酒浸)、杜仲(酒炒)、苍术、薏苡仁各一钱,知母五分,防风六分,羌活、甘草各三分。

【主治】血气两虚,双足痿软,不能行动,久卧床褥。

【用法用量】筋骨痿软,加桂枝三分,陈皮八分;如觉心烦,加黄连六分,酸枣仁(炒)六分,白茯神(去木)一钱。上锉一剂,姜、枣煎服。

(六)鹿角霜丸(《古今医鉴》)

【药物组成】川椒一把,葱三大茎,盐一把,小麦(面四五升许),酒一盏。

【主治】血气虚弱,两足痿软,不能行动,久卧床褥之症。蒸法治肾气虚弱,肝脾三经,风寒湿停于腿膝,使经络滞而不行,变成脚痹,故发疼痛,此荣卫通经络。

【用法用量】上药用醋和,湿润得所,炒令极热,摊卧褥下,将所患腿脚就卧熏蒸,薄衣被盖得汗出匀遍,约半个时辰,撤去炒麸,上就铺褥中卧,待一两个时辰,觉汗稍解,勿令见风,立效。

(七)金刚丸

金刚丸(《素问病机气宜保命集》)

【药物组成】萆薢、杜仲(炒,去丝)、肉苁蓉(酒浸)、菟丝子(酒浸)各等分。

【主治】金刚丸可以填精补肾,强筋壮骨。主治肝肾不足引起的筋骨痿软,四肢无力,步履艰难。

【用法用量】上药研为细末,酒煮猪腰子为丸。每服 50~70 丸,空心酒送下。

金刚丸(《赤水玄珠》卷四)

【药物组成】川萆薢、杜仲(炒)。

【主治】肾损骨痿,不能起床。

【用法用量】上药酒煮猪腰子为丸,如梧桐子大。每服 50 ~ 70 丸,空心盐酒送下。

金刚丸(《医略六书》卷二十四)

【药物组成】鹿胎一具(酥炙),杜仲(盐水炒)、肉苁蓉(酒洗,去甲)、菟丝子、巴戟天(酒炒)各四两,萆薢(盐酒炒)二两。

【主治】用于肾虚骨痿,脉缓涩。本方主要用来治疗肾虚精亏引发的痿躄症。方中肉苁蓉、菟丝子、杜仲等补肾生精之品,配以宣湿通痹的萆薢,使补中有泄,为其配伍特点。临床应用以腰膝酸软伴尿频遗泄、眩晕耳鸣、肢体困倦、舌淡嫩苔白、脉沉细为其辨证要点。凡四肢痿弱无力而伴发热、溲赤便结、心烦口渴、舌红苔黄者,非本方所宜。

【方解】肾脏虚衰,精髓空泛,无以充骨荣筋,故骨痿,不能起于床。萆薢分清以化精化气,杜仲补肾以健膝强腰,肉苁蓉润燥添精,巴戟天温肾益精,菟丝子补肾脏填精室,鹿胎暖肾脏补先天。紫河车捣丸,取气血之属,大补其血气也;参汤、米汤,调其胃气,临卧温酒服,助行药力。使肾液内充,则精血自足而筋荣骨泽,安有卧床不起骨痿之患乎! 此补精添髓之剂,为骨痿不起之专方。

【用法用量】上药研为末,紫河车隔水熬膏,捣为丸。每服 50 ~ 70 丸,空心盐酒送下。

(八)神龟滋阴丸(《医学纲目》)

【药物组成】用酒炙龟板四两,炒黄柏、知母各二两,枸杞子、五味子、锁阳各一两,干姜半两。

【主治】足痿。舌纵,口角流涎不止,口目歪斜,手足痿软。膏粱之人,湿热伤肾,脚膝痿弱。

【用法用量】上药研为末,清水为丸,如梧桐子大。每次 70 丸,空腹时用盐汤送下。

(九)加味四物汤(《丹溪心法》)

【药物组成】当归身、黄柏、麦冬、苍术各一钱,熟地黄三钱,白芍、川芎、杜仲各七分半,五味子九枚,人参、黄连各半钱,知母、牛膝各三分(足不软者不用)。

【主治】诸痿,四肢软弱,不能举动。

【用法用量】上药细切,作一服,水二盏,煎至一盏,空心温服,酒糊为丸服亦可。

(十)泻肝汤(《医方集解》引《太平惠民和剂局方》)

【药物组成】柴胡一钱,人参、知母、麦冬、天冬、龙胆草、山栀子、生甘草、黄连各五分,黄芩七分,五味子七粒。

【功效主治】泻肝汤可以泻肝胆实火,清下焦湿热。主治肝气热色青,爪枯口苦,筋膜干而挛急者,名曰筋痿,宜此方主之。(《方考》)

《重订通俗伤寒论》:肝为风木之脏,内寄胆府相火,凡肝气有余,发生胆火者,症多口苦胁痛,耳聋耳肿,阴湿阴痒,尿血赤淋,甚则筋痿阴痛。故以胆、通、栀、芩纯苦泻肝为君;然火旺者阴必虚,故又臣以鲜地、生甘,甘凉润燥,救肝阴以缓肝急;妙在佐以柴胡轻清疏气,归须辛润舒络;使以泽泻、车前咸润达下,引肝胆实火从小便而去。此为凉肝泻火,导赤救阴之良方。然惟肝胆实火炽盛,阴液未涸,脉弦数,舌紫赤,苔黄腻者,始为恰合。

【用法用量】吴谦等曰:"胁痛口苦,耳聋耳肿,乃胆经之为病也。筋痿阴湿,热痒阴肿,白浊溲血,乃肝经之为病也。故用龙胆草泻肝胆之火,以柴胡为肝使,以甘草缓肝急,佐以芩、栀、通、泽、车前辈大利前阴,使诸湿热有所以出也。然皆清肝之品,若使病尽去,恐肝亦伤也,故又加当归、生地黄补血以养肝,盖肝为藏血之脏,补血即所以补肝也。而妙在泻肝之剂反作补肝之药,寓有战胜抚绥之义矣。"《医宗金鉴·删补名医方论》

(十一)五痿汤(《医学心悟》卷三)

【药物组成】人参、白术、茯苓各一钱,炙甘草四分,当归一钱五分,薏苡仁三钱,麦冬二钱,黄柏(炒褐色)、知母各五分。

【主治】《医学心悟》曰:"五痿汤,治五脏痿,肺气热则皮毛先痿而为肺鸣。心气热则脉痿筋纵,不任地。肝气热则筋痿,口苦而痉挛。脾气热则肉痿,肌肤不仁。肾气热则骨痿,腰脊不举"。

【用法用量】水煎服。治痿之法不外补中祛湿,养阴清热而已。人参、白术、炙甘草以补中;当归、麦冬以养阴;茯苓、薏苡仁以祛湿;黄柏、知母以清热。心气热,加黄连三分,丹参、生地黄各一钱;肝气热,加黄芩、牡丹皮、牛膝各一钱;脾气热,加连翘一钱,生地黄一钱五分;肾气热,加生地黄、牛膝、石斛各一钱五分;肺气热,加天冬、百合各二钱;夹痰,加川贝、竹沥;湿痰,加半夏曲;瘀血,加桃仁、红花。

(十二)虎胫骨丸(《医学正传》卷四,名见《景岳全书》卷五十七)

【药物组成】苍术(米泔浸一二宿)、黄柏(酒浸晒干)各120 g,牛膝(去芦)、当归各60 g,龟板(酥炙)、虎胫骨(酥炙)、防己各30 g(一方加炮附子五钱)。

【主治】虎胫骨丸可以清热化湿,活血养阴,滋肾壮骨。主治湿热而致两足痿弱软痛,或如火焙,从足踝下上冲腿胯。症见肝肾阴虚,湿热下注而致两足痿弱,或兼微肿,扪之觉热,不能久立,步履维艰,小便黄赤,舌质红,苔黄腻,脉濡数。

【方解】方中苍术苦温性燥、辛香发散,外可祛风湿,内能燥脾湿为君,佐以防己、黄柏清热利湿,龟板养阴。当归活血,虎骨强筋壮骨,以牛膝为引,通利筋脉。合黄柏、牛膝则为三妙丸。

【用法用量】上药研为细末,面糊为丸,如梧桐子大。每服70丸或100丸,空心姜盐汤送下。

(十三)大防风汤

大防风汤(《奇效良方》)

【药物组成】防风、熟地黄、白术、羌活、人参、川芎、黄芪、牛膝各一钱,附子(炮,去皮脐)、当归(酒洗)、杜仲(姜汁炒,去丝)、芍药各一钱半,炙甘草半钱。

【主治】大防风汤可以去风顺气,活血壮筋。主治痢后脚痛缓弱,不能行履,名曰痢风;或两膝肿痛,脚胫枯细,名曰鹤膝风。

【用法用量】上药作一服,水二钟,生姜五片,红枣一枚,煎一钟,不拘时服。

大防风汤(《普济方》卷二二六引《如宜方》)

【药物组成】熟地黄、防风、白术、当归、杜仲(制)、黄芪(炙)、白芍各二两,羌活、牛膝(制)、人参、甘草各一两。

【主治】诸虚损风冷,腰膝筋骨疼痛。

【用法用量】上药咬咀。每服四钱,加生姜七片,大枣一枚,水煎服。

(十四)加味四斤丸

加味四斤丸(《三因极一病证方论》卷九)

【药物组成】肉苁蓉(酒浸)、牛膝(酒浸)、天麻、木瓜干、鹿茸(燎沫去毛,切,酥炙)、熟地黄、菟丝子(酒浸通软,别研细)、五味子(酒浸)各等分(一法不用五味子,有杜仲)。

【主治】加味四斤丸可以补血气,强筋骨。主治肝肾脏虚,热淫于内,致筋骨痿弱,不自胜持,起居须人,足不任地,惊恐战掉,潮热时作,饮食无味,不生气力,诸虚不足。

【用法用量】上药研为末,蜜为丸,如梧桐子大。每服 50 丸,食前温酒或米汤送下。

加味四斤丸(《济生》卷三)

【药物组成】虎胫骨,天麻,宣木瓜,川乌,肉苁蓉,没药,乳香,川牛膝。

【主治】肝肾俱虚,精血不足,足膝痿弱,步履无力,以及受风寒湿气,致脚痛脚弱者。

【用法用量】上药研为细末,入木瓜膏杵和,入少酒糊为丸,如梧桐子大。每服 70 丸,空心、食前温酒、盐汤任下。

(十五)抱龙丸(《三因极一病证方论》卷三)

【药物组成】赤小豆,五灵脂,白胶香,破故纸,狗脊,木鳖子,海桐皮,威灵仙,地龙,草乌。

【主治】肝肾脏虚,风湿进袭,流注腿膝,行步艰难,渐成风湿脚气,足心如火,上气喘急,小腹不仁,全不进食。

【用法用量】上药研为末,酒糊为丸,如梧桐子大,辰砂为衣。每服 50 丸,空心盐、酒任下。

(十六)泻心汤(《儒门事亲》卷十二)

【药物组成】大黄、甘草、当归、芍药、麻黄、荆芥、白术。

【主治】暴得痿证,腰胯两足皆不任用,痿躄而不行,脉滑有力,经涌吐泻下后,继服本方。

【用法用量】上药研为细末。每服二钱,水一盏,生姜、薄荷各少许,同煎至七分,去滓温服。

(十七)清燥汤(《脾胃论》卷下)

【药物组成】黄芪一钱五分,苍术一钱,白术、陈皮、泽泻各五分,人参、白茯苓、升麻各三分,麦冬、当归身、生地黄、神曲末、猪苓各二分,黄柏(酒炒)、柴胡、黄连各一分,五味子九个,炙甘草二分。

【主治】痿厥之病,腰以下痿软,瘫痪不能动,行走不正,两足欹侧。

清燥汤治六七月间湿令大行,子能令母实而热旺,湿热相合,而形庚大肠,故寒冷以救之,燥金受湿热之邪,绝寒水生之源,源绝则肾亏痿厥之病大作,腰下痿软瘫痪,不能动一履。

【用法用量】上药咬咀,如麻豆大。每服半两,以水二盏半,煎至一盏,去滓,稍热,空心服。

(十八)补益肾肝丸(《脾胃论》)

【药物组成】柴胡、羌活、生地黄、苦参(炒)、防己(炒)各五分,附子(炮)、肉桂各一钱,当归二钱。

【主治】治目中溜火,视物昏花,耳聋耳鸣,困倦乏力,寝汗憎风,行步不正,两脚欹侧,卧而多惊,脚膝无力,腰以下消瘦。

【用法用量】上药研为细末,熟水丸,如鸡头大。每服 50 丸,温水送下。此药如在冬天中寒,或心肺表寒,目中溜火,打喷嚏,鼻流清涕,咳嗽痰涎者,只可服 1 丸,须与姜附御汗汤等药相兼服之,不可单服此药。

(十九)参归养荣汤(《万病回春》)

【药物组成】人参、当归、熟地黄、白术(去芦)、茯苓(去皮)、白芍(酒炒)、陈皮、黄柏(酒炒)、知母(酒炒)、牛膝(去芦,酒洗)、杜仲(姜,酒炒)、破故纸(酒炒,各等分)、甘草(减半)。

【主治】痿证气血虚损,属虚热者。

【用法用量】上锉,水煎服。肥人属气虚有痰加半夏,去白芍;瘦人属血虚有火,倍加当归、熟地黄。

(二十)鹿茸四斤丸

鹿茸四斤丸(《太平惠民和剂局方》卷五)

鹿茸四斤丸又名鹿茸四神丸(《普济方》卷二二五)。

【药物组成】肉苁蓉(酒浸)、熟地黄、牛膝(酒浸)、鹿茸(燎去毛,酥炙)、菟丝子(酒浸软,别研细)、木瓜干、杜仲(酒浸)、天麻各等分。

【主治】鹿茸四斤丸补益肝肾。主治肝肾虚热,筋骨痿弱,不自胜持,足不任地,惊恐战掉,潮热时作,饮食无味,乏力少气。

【用法用量】上药研为末,蜜为丸,如梧桐子大。每服 50 丸,空腹时用温酒或米汤送下。

鹿茸四斤丸[《太平惠民和剂局方》卷五(续添诸局经验秘方)]

【药物组成】肉苁蓉(酒浸)、天麻、鹿茸(燎去毛,酥炙)、菟丝子(酒浸通软,别研细)、熟地黄、牛膝(酒浸)、杜仲(酒浸)、木瓜干各等分。

【主治】肝肾虚,热淫于内,致筋骨痿弱,不自胜持,起居须人,足不任地,惊悸战掉,潮热时作,饮食无味,不生气力,诸虚不足。

【用法用量】上药研为末,炼蜜为丸,如梧桐子大。每服 50 丸,空腹时用温酒或米汤送下。

鹿茸四斤丸(《魏氏家藏方》卷八)

【药物组成】肉苁蓉(酒浸一宿,去皱皮)、牛膝(去芦,酒浸一宿,焙)、干木瓜(大片者,去心)、天麻(通明者)各二两,鹿茸(去毛,酒浸,炙)、虎胫骨(醋炙令黄)、附子(炮,去皮脐,切片再用酒煮令透)、杜仲(去皮,锉,酒洒,炒去丝,勿令焦干)、五味子(去枝,研砂,作饼,焙)、川当归(净洗,酒浸一宿)各一两。

【主治】补气血,壮元阳,强筋骨,除风湿。主治腰重脚弱,筋骨酸痛,倦怠无力。

【用法用量】上药研为细末,炼蜜为丸,如梧桐子大。每服 30～60 丸,空心、食前温酒、盐汤送下;脚痛,木瓜汤送下。

(二十一)还少丹

还少丸(《杨氏家藏方》卷九)

【药物组成】干山药、牛膝(酒浸一宿,焙干)各一两半,白茯苓(去皮)、山茱萸、楮实子、杜仲(切、焙干)、远志、五味子各半两。

【主治】大补本气虚损及脾胃怯弱,心忪恍惚,精神昏愦,气血凝滞,饮食无味,肌瘦体倦,目暗耳聋。

【用法用量】上药研为细末,炼蜜入蒸熟,去皮核枣肉和匀,丸如梧桐子大。每服 50 丸,空心食前,温酒、盐汤下,日 3 服。

还少丹(《洪氏集验方》卷一)

【药物组成】干山药、牛膝(酒浸一宿,焙干)各 45 g,山茱萸、白茯苓(去皮)、五味子、肉苁蓉(酒浸一宿,焙干)、石菖蒲、巴戟天(去心)、远志(去心)、杜仲(去粗皮,用生姜汁并酒合和,涂炙令热)、楮实子、舶上茴香各 30 g,枸杞子、熟干地黄各 15 g。

【主治】还少丹可以温补脾肾,养心安神。主治虚损劳伤,脾肾虚寒,心血不足,腰膝酸软,失眠健忘;眩晕倦怠,小便混浊,遗精阳痿,未老先衰,疲乏无力。

【用法用量】上药捣罗为末,炼蜜入枣肉为丸,如梧桐子大。每服 30 丸,用温酒、盐汤送下,空腹,日进 3 服。

还少丹(《直指》卷九)

【药物组成】山药(炮)、牛膝(酒浸,焙)、白茯苓、山茱萸、舶上茴香(炒)各一两半,续断、菟丝子(洗,酒浸,烂研,焙)、杜仲(去粗皮,姜汁涂炙,截,炒)、巴戟天(去心)、肉苁蓉(酒浸,焙)、五味子、枳实、远志(姜汁腌,取肉,焙)、熟地黄各 1 两。

【主治】还少丹可以补虚劳,益心肾,生精血。主治心虚肾冷,漏精白浊,梦遗。

【用法用量】上药研为末,炼蜜为丸,如梧桐子大。每服 30 丸,盐汤送下。

还少丹(《扶寿精方》)

【药物组成】何首乌(黑豆一碗,水三碗同煮,去豆)半斤,牛膝(酒浸,炒)、生地黄(酒浸,九蒸九晒)、肉苁蓉(酒浸,刮去浮甲心膜,酒拌蒸,酥炙)各六两,黄柏(去皮,炒褐色,先用酒浸)、补骨脂(酒浸一宿,东流水洗,蒸半日)、车前子(微炒)、柏子仁(微炒)、麦冬(水润,去心,微炒)各四两,天冬(去心,酒拌蒸)二两。

【主治】发白返黑,益精补髓,壮元阳,却病延年。

【用法用量】上药研为细末,用煮熟红枣去皮核,同炼蜜共为丸,如梧桐子大。每服 50 丸,空心、午前酒送下。至百日,逢火日摘去白发,生出黑发。

【注意】忌莱菔子、猪血、羊肉。

还少丹(《叶氏女科》卷四)

【药物组成】熟地黄四两,山药、山茱萸、杜仲(姜汁制)、枸杞子各二两,牛膝(酒浸)、远志(姜汁浸炒)、肉苁蓉(酒浸)、五味子、川续断、楮实子、舶上茴香、菟丝子(制)、巴戟肉各一两。

【主治】男子虚寒艰嗣。脾肾虚寒,饮食少思,发热盗汗,遗精白浊,真气亏损,肌体瘦弱。脾肾不足而足痿者,以及一切亏损体弱之证。

【用法用量】上药研为末,炼蜜为丸。每服 50 丸,空心淡盐汤送下。

还少丹(《本草纲目》卷二十七引《瑞竹堂方》)

【药物组成】蒲公英(一名耩耨草,又名蒲公罂,生平泽中,三四月甚有之,秋后亦有放花者,连根带叶取一斤洗净,勿令见天日,晾干,入斗子)一斤,解盐一两,香附五钱。

【主治】固齿牙,壮筋骨,生肾水。

【用法用量】后二味为细末,入蒲公草内淹一宿,分为二十团,用皮纸三四层裹扎定,用六一泥即蚯蚓粪,如法固济,入灶内焙干,乃以武火煅通红为度,冷定取出,去泥为末,早晚擦牙漱之,吐咽任便,久久方效。

(二十二)五加皮酒(《本草纲目》)

【药物组成】五加皮半斤,苍耳子六两,枸杞子、薏苡仁各四两,生地黄二两,木香五钱。

【主治】治筋痿,拘挛疼痛,不便屈伸。

【用法用量】以好酒一大埕,将药用囊盛悬埕中,浸七日,取出焙干,为末,炼蜜丸,桐子大。空心,酒吞八九十丸。其酒听饮,但常使酒气频相接为妙。

(二十三)起痿汤(《医学衷中参西录》)

【药物组成】生赭石(轧细)、怀牛膝、天花粉各18 g,玄参15 g,生箭芪、柏子仁、生杭芍各12 g,生明没药、生明乳香各9 g,蟅虫4枚(大的),制马钱子末0.6 g。

【主治】脑部充血所致肢体痿废,迨脑充血治愈,脉象和平,而肢体仍痿废者。

【用法用量】共11味药,将前10味煎汤,送服马钱子末,至煎滓再服时,亦送服马钱子末0.6 g。

(二十四)起痿丹(刘河间)

【药物组成】菟丝子(酒洗,煨烂,捣饼,晒干)二两五钱,肉苁蓉(酒浸)二两,川萆薢、破故纸(酒炒)、胡芦巴(酒炒)、沙苑蒺藜(微炒)、川牛膝(去芦,酒洗)、川杜仲(酒炒)、防风(酒洗)、甘枸杞子各二两。

【用法用量】上药研为末,酒煮猪腰子捣烂和丸,如梧桐子大,每服七八十丸,空心酒下。

(二十五)五子益肾养心丸(《集验良方》)

【药物组成】六味地黄丸一料加四两甘枸杞子,二两覆盆子(去蒂),二两沙苑蒺藜(微炒),二两新柏子仁(去油),二两楮实子(炒)。

【功效】大补元气,培填虚损。

【方解】此六味地黄丸加味法也。枸杞子甘而微温,入足少阴、厥阴经血分,补肝之阴,益肾之阳;覆盆子甘酸而涩,入足少阴、厥阴两经,暖肾脏,缩小便,补肝脏,明耳目,壮阳治痿;沙苑蒺藜甘温,入足少阴经气分,益肾固精;柏子仁辛平微凉,入手太阴、足厥阴经气分,安五脏,宁神志,养心气,定惊悸;楮实子甘平,入足太阴经气分,益颜色,充肌肤,利阴气,通九窍。

【用法用量】炼蜜入鹿角胶四两,化匀,同和为丸,如梧桐子大,每服百丸,淡盐汤送下。

(二十六)补血荣筋丸(《杏苑生春》卷七)

补血荣筋丸是出自《杏苑生春》卷七的中药药方,主治阴血衰弱,不能养筋,筋缓不能自主,肢体痿软无力者。有滋补肝肾、祛风湿、舒筋通络止痛的作用,用于治疗久痹之肝肾不足,筋脉失养证。

【药物组成】肉苁蓉、牛膝、天麻、木瓜、鹿茸、熟地黄、菟丝子、五味子各等分。

【主治】主阴血衰弱,不能养筋,筋缓不能自主,肢体痿软无力者。

【方解】肝气虚衰,生阳不振,故肝血不能荣筋,筋痿不得自收持焉。熟地黄补阴滋肾以生肝血,鹿茸暖肾补阳以振生气,菟丝子补肾荣木,肉苁蓉润燥温肝,牛膝补肝肾壮筋骨,天麻散风湿发肝阳,五味子固津液以养肝,木瓜舒筋络以醒脾也。丸以白蜜之润下,以参汤之补使血气得力则精髓内充,而肝藏受荫,筋络得养,筋痿无不健旺矣。

【用法用量】上药研为细末,炼蜜为丸,如梧桐子大。每服 50 丸,空腹时用米汤或温酒送服。

(二十七)振颓汤

振颓汤(《医学衷中参西录》)

《医学衷中参西录·医方·治肢体痿废方》曰:"振颓汤,治痿废。热者,加生石膏数钱,或至两许。寒者去知母,加乌附子数钱。筋骨受风者,加明天麻数钱。脉弦硬而大者,加龙骨、牡蛎各数钱,或更加山萸肉亦佳。骨痿废者,加鹿角胶、虎骨胶各二钱(另炖同服)。然二胶伪者甚多,若恐其伪,可用续断、菟丝子各三钱代之。手足皆痿者,加桂枝尖二钱。"

【药物组成】生黄芪 18 g,知母、牛膝各 12 g,野台参、白术、当归、生明乳香、生明没药各 9 g,威灵仙 4.5 g,干姜 6 g。

【主治】振颓汤可以补气健脾,活血通络。主治痿废。在临床上常用于强直性脊柱炎晚期肢体关节痿废不用、气血两虚型患者。

【方解】黄芪补大气,白术健脾胃,当归、乳香、没药以流通血脉,威灵仙以祛风消痰,并以人参气血两补而防威灵仙性偏走泄,干姜以开气血之痹,知母解干姜、人参之热,其药性平和,久服无弊。方后加减亦颇具启迪之意。根据兼症,石膏以清阳明实热,附子以解营卫经络之寒,龙骨、牡蛎以熄内风敛真气,骨痿加鹿胶、虎胶以骨补骨,明天麻搜筋骨之风又能补益筋骨。牛膝引药下行,治痿专在于腿,再加桂枝可引之上行,以治手足并痿者。

【用法用量】水煎,1 剂/d,分早晚 2 次温服。

振颓丸(《医学衷中参西录》)

【药物组成】人参、于术(炒)各 60 g,当归、马钱子(法制)、乳香、没药各 30 g,全蜈蚣(大者)5 条(不用炙),穿山甲(蛤粉炒)30 g。

【主治】振颓丸可以补气健脾,活血通络。主治痿废、偏枯、痹木诸证。

【用法用量】上药共轧细过罗,炼蜜为丸,如梧桐子大。每服 6 g,无灰温酒送下,日再服。

【说明】于术即为白术。

二、近代治疗痿证名医名方

(一)名医

中医中药文化历史悠久,传承医家众多,加之每个机体的发病机制都错综复杂,很难达到治疗用药的统一。许多名老中医对痿证都有有效且独到的论治方法,以下 4 位为具有代表性的中药治疗经验丰富的名医。

邓铁涛教授提出了"脾胃虚损,五脏相关"和"五脏相关学说"。中焦脾胃为最主要的致病脏腑,且多因脾胃虚损所致,或兼有其他证型,因此治疗应从补脾益气着手。邓铁涛教授以补中益气汤为基础,从多年的临床实践中摸索研制出的强肌健力饮,由其弟子传承运用发展,治疗效果显著。有研究者将邓铁涛教授治疗痿证的 63 条处方和 73 味中药进行收集并归纳整理,发现使用频率最多的 5 味中药分别为白术、黄芪、柴胡、升麻、甘草,关联的核心药物是上述前 4 味,在四气五味、归经中,温性、甘味和脾肺肝肾为最多见。

况时祥教授认为湿、痰、瘀毒为痿证的致病原因。脏腑虚损是发病的前提,毒邪乘虚内生或乘虚从外入里,毒邪侵袭中焦,接着伤及脾胃,气血不生致肌肉失养,也可因运化不利痰湿瘀毒堆积,由此各脏腑互相传变,五脏皆损,以致重症肌无力病情恶化。因此况时祥教授将扶正解毒作为治疗痿证的原则,依据长期治疗痿证的临床用药,精选黄芪、人参、土茯苓、白芥子、淫羊藿、鹿茸和紫河车 7 味药材组成扶阳解毒丸,选取生地黄、石斛和鹿茸等 7 味中药组成滋肾解毒丸,二药均为蜜丸。根据不同患者适当配以加减,对本病治疗效果较好。

清·马培之提出"辨阳明有余不足,非独取阳明",但马培之也认为虽脏腑、津液亏虚致肌肉筋脉得不到濡养为痿证的根本原因。治痿独取阳明一直以来都被作为治疗痿证的主要纲领,因在痿证治疗中阳明脾胃处于核心地位。但由于患者往往不是单纯某一证型的患病,在脾虚的基础上会夹杂热邪或湿邪,所以在治疗时也不能单独针对脾胃进行调理,也应伴有清热、化湿药。马培之处方中大多为养血活血、补益肝肾和祛风除湿等药材,使用频次从高到低排序前 5 味的药材分别为当归、牛膝、茯苓、丹参、生地黄。

吴以岭教授提出"奇阳亏虚,真元颓废"。奇经八脉与十二经脉相互交错,督脉在奇经八脉中为阳脉之海,统督奇阳,当奇阳不足时不能推动经络气血运行,或是不能约束十二正经,出现一系列无力的临床症状。当真阳、真元不足时,宗气不足不能行呼吸,从而引发肌无力危象。吴以岭教授从奇经八脉和经脉的角度出发,结合各大医家的经验方剂和自身的治疗过程,研制出专药重肌灵散,内含人参、黄芪、当归、鹿茸、菟丝子等 7 味药材。

（二）名方

强肌健力饮

【创立者】邓铁涛。

【药物组成】黄芪、五爪龙各60 g,党参30 g,白术15 g,柴胡、升麻、当归头各10 g,陈皮3 g,炙甘草5 g。

【功效主治】补脾益损,强肌健力。主治脾胃虚损之睑废,痿证,大气下陷。

【方解】方中重用黄芪,甘温大补脾气,以作君药。五爪龙被粤人称为"南芪",与黄芪南北呼应,功效为补脾益肺,生气而不助火,与党参、白术同助黄芪,加强补气之功。血为气母,故用当归以养血生气,与上三药共助黄芪以为臣。脾虚气陷,故用升麻、柴胡司升阳举陷之职。脾虚失运,且重用补气之品,则须防气滞,故用陈皮以反佐,达理气消滞之目的,与升麻、柴胡共为佐药。甘草和中,调和诸药,任使药之职。本方源于李东垣之补中益气汤,但又有异于原方。李东垣用药偏轻,意在升发脾阳,以达补益中气,健运脾胃。本方党参、黄芪、白术之用量较大,针对脾胃虚损而设,虽只增五爪龙一味,其益损强肌之力倍增。

【用法用量】水煎,每剂药煎2~3次,口服2~3次。

【加减】复视、斜视者,可加何首乌以养肝血,或加枸杞子、山萸肉同补肝肾;抬颈无力或腰脊酸软者,加枸杞子、狗脊以补肾壮腰;腰酸、夜尿多者,加杜仲、桑螵蛸固肾缩泉;畏寒肢冷者加巴戟天、淫羊藿以温壮肾阳;口干咽燥者加旱莲草、女贞子以滋养肾阴;吞咽困难者,以枳壳易陈皮,加桔梗一升一降,以调畅气机;口干、舌苔花剥者加石斛以养胃阴;舌苔白厚或白浊者加茯苓、薏苡仁以化湿;咳嗽多痰者加紫菀、百部、橘络以化痰;夜寐多梦、心烦失眠者加熟枣仁、夜交藤养心安神。

【禁忌】生冷、寒凉之品。

扶阳解毒丸

【药物组成】黄芪,人参,土茯苓,白芥子,淫羊藿,鹿茸,紫河车。

【功效主治】补脾益肾,扶阳解毒。主治脾肾亏虚,湿毒阻络。

【方解】黄芪、淫羊藿益气扶阳,辅用土茯苓解毒除湿,佐用人参助黄芪益气扶正、鹿茸等助淫羊藿温肾扶阳,白芥子解毒散结,诸药合用脾肾并治,扶阳解毒。

滋肾解毒丸

【药物组成】生地黄,石斛,鹿茸,淫羊藿,土茯苓,白芥子,紫河车。

【功效主治】滋补脾肾,养阴解毒。主治肾阴亏虚,湿毒阻络。

【方解】生地黄、淫羊藿滋阴补肾,辅用土茯苓解毒除湿,佐用石斛助生地黄滋阴、鹿茸等助淫羊藿温肾扶阳,白芥子解毒散结,诸药合用脾肾并治,养阴解毒。

重肌灵散

【创立者】吴以岭。

【药物组成】人参、鹿茸、黄芪、淫阳藿、巴戟天、白术、陈皮、茯苓等。

【功效主治】温里奇阳,扶元振颓。主治全身型重症肌无力及眼肌型重症肌无力。

【方解】人参大补元气,入奇经,为君药;鹿茸入八脉中的督脉,具有补肾升阳的作用,黄芪补气升阳,共为臣药,以助人参补气升阳之功;淫羊藿、巴戟天补肾壮阳;白术、茯苓健脾益气为佐药;陈皮理气调中为使药。

益气温肾汤

【来源】徐杰,《湖北中医杂志》1988 年第 4 期。

【药物组成】党参 12 g,黄芪 18 g,柴胡、升麻各 7 g,干姜、肉桂各 6 g,防风、甘草各 8 g,赤芍、地龙、白芍各 10 g。

【功效主治】温肾运脾、益气升陷。主治眼肌型重症肌无力。

【方解】方中的党参、黄芪、甘草、柴胡、升麻益气和中,升提脾气;又加肉桂,温煦元阳,兼顾脾肾;久病体弱者肾阳亦亏,故再加熟附片以助干姜、肉桂温阳运脾,益气升陷,适当佐以防风、赤芍、白芍、地龙祛风胜湿,活血通络。

本方功专力著,疗效甚为满意。

【用法用量】水煎服,1 剂/d,分 3 次温服。待病情好转后,可用上方加工成冲剂,3 次/d,每次服 20 g,以巩固疗效。

【加减】畏光、流泪、纳呆,加羌活、苍术;复视、斜视、眼球活动受限,加川芎、全蝎、蜈蚣;面色苍白、活动乏力,则红参易党参;病程长,反复发作,四肢欠温,加熟附片、鹿角霜;烦热口渴、舌质红、苔黄,去防风、干姜,加仙鹤草、旱莲草。

【疗效】治疗 65 例,其中痊愈(眼裂大小正常,且早晚无改变,伴随症状消失,新斯的明试验阴性)24 例(其中重型 10 例、中型 14 例),好转(眼球症状好转、眼睑下垂上抬 0.2 cm、全身症状好转)36 例(其中重型 12 例、中型 22 例、轻型 2 例),无效 5 例(其中中型 4 例、轻型 1 例)。总有效率为 92.3%。平均治疗天数为 41 d,平均好转天数为 13 d。

马钱子方

【来源】裘昌林,《上海中医药杂志》1986 年第 1 期。

【药物组成】生马钱子适量。

【功效主治】开通经络,治痿强筋。主治重症肌无力。

【用法用量】先将马钱子制成胶囊。取生马钱子用清水浸泡半日,去毛,切片后,用香油煎至呈棕黄色。捞出后用六一散粉吸附,筛去六一散,磨粉,每粒胶囊装入炙马钱子粉 0.2 g,备用。3 次/d,每次服 1 粒,饭后即服,每隔 2~4 d 增服 1 粒,逐渐加至 7 粒为止。如不到 7 粒而自觉机体局部有一过性肌肉跳动、抽动感时,亦不可再增加。原来如服西药溴吡斯的明或新斯的明者,随着肌力逐步增加,可减少用量直至停药。肌力基本正常后减少马钱子用量,直至终止治疗。

【加减】中气虚弱者,加服生黄芪 30~45 g,当归、白术各 9 g,党参 15 g,炙甘草 6 g,升麻、柴胡各 4.5 g,淫羊藿 30 g;脾肾两虚者,加生黄芪、淫羊藿各 30 g,当归、白术各 9 g,党参、熟地黄、怀山药各 15 g,仙茅、知母、巴戟天各 12 g;寒甚者,可再加肉桂、附子、鹿角霜(胶)等。均为水煎服。

【疗效】治疗 8 例,近期治愈 4 例(肌力正常、恢复工作),好转 1 例(肌力明显增强),无效 3 例(其中眼肌型 2 例均无效)。

【说明】马钱子有毒,应严格掌握用药剂量。本品有开通经络、治痿强筋作用,药力强烈。经观察有效病例,均发现有局部肌肉的跳动感。这一反应在一定程度上可指导临床用药,提示已达到治疗的最高剂量。

本组多种病例日服马钱子胶囊 6~7 粒,就出现肌肉跳动,未出现此现象者,也不能无限制地加大剂量,以免中毒。为随时观察毒性反应,一般以住院治疗为宜。

玉锁润筋起痿汤

【来源】魏才旺,《中医杂志》1986 年第 9 期。

【药物组成】玉竹 15 g,锁阳、天冬、龟板、木瓜各 12 g,怀牛膝、麦冬、知母、枸杞子、甘草各 9 g,怀山药 20 g,炙黄柏 3 g。

【功效主治】润筋起痿。主治痿证(肢体筋脉弛缓、软弱无力,日久肌肉萎缩或瘫痪)。

【方解】方中用玉竹、天冬、麦冬、山药清热养阴,滋肾润肺,益肾生津;锁阳、枸杞子、龟板、怀牛膝补肝肾,益精血,健筋骨;知母配少量黄柏下润肾燥,上清肺金;甘草清热解毒,调和药性;木瓜舒筋活络,和胃化湿;更借黄柏配牛膝以清下焦湿热;甘草伍木瓜以酸甘化阴。诸药合用,既能调补肝肾肺胃、滋阴益精、强筋健骨,又能清热化湿、扶正祛邪、本标兼顾,具有润筋起痿之功。

【用法用量】水煎服,1 剂/d,日服 2 次。

【加减】热重者,加生石膏、忍冬藤;湿重者加生薏苡仁、茯苓;病后或久病阴精亏损,去黄柏,加熟地黄;气阴两虚,去黄柏、知母,加黄芪、五味子。

冯氏匡罢汤

【来源】《千家名老中医妙方秘典》。

【药物组成】生地黄 12 g,白芍、枣仁、麦冬、白附子、天竹黄、茯苓各 10 g,石斛、石决明、天麻各 12 g,石菖蒲、全蝎、炙甘草各 5 g,僵蚕 6 g。

【功效主治】滋补肝肾,平肝化痰,祛风通窍。主治重症肌无力,症见斜视、复视、闭目无力、语音低、吞咽困难、颈软头倾等以肝肾阴虚为主者。

【用法用量】水煎服,1 剂/d,日服 2 次,早、晚分服。

【说明】若腹胀、纳呆、肢体困重、便溏,不宜用本方。

参芪益力汤

【来源】《邓铁涛临床经验辑要》。

【药物组成】黄芪 60 g,党参 18 g,白术 15 g,甘草、陈皮各 3 g,当归头 10 g,柴胡、升麻各 10 g,五爪龙 30 g,何首乌 20 g,枸杞子 10 g。

【功效主治】补脾益气。主治重症肌无力。

【用法用量】水煎服,1 剂/d,日服 3 次。

【加减】肾阳虚者,加巴戟天、肉苁蓉、淫羊藿;肾阴虚者,加山萸肉、旱莲草或加服六味地黄丸;心血不足者,加熟枣仁、夜交藤;胃阴虚者,党参易太子参,加石斛、麦冬;兼湿者加薏苡仁、云苓;兼痰者,加浙贝母、橘络;有外感者用轻剂之补中益气汤原方,酌加豨莶草、千层纸、桑叶等。

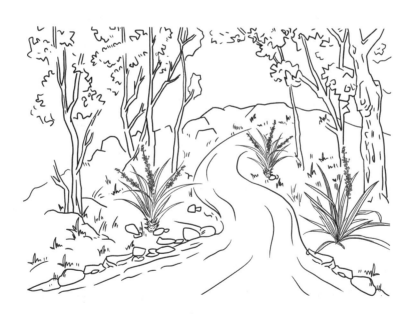

第十四章　重症肌无力中医治疗机制研究

一、单味中药/中药单体治疗重症肌无力的机制研究

(一)调节炎症、细胞凋亡等信号通路

1. 研究一　陈茱等运用网络药理学探讨中药葛根治疗重症肌无力的潜在作用机制。运用中药系统药理学数据库与分析平台(TCMSP),筛选出葛根的有效成分靶点信息;结合 UniProt 数据库,将葛根的靶点信息转化为基因名称;筛选 GeneCards、Drugbank、Therapeutic Target Database 数据库中重症肌无力的相关基因信息;通过 STRING、Metascape 数据库对中药-疾病交集作用靶点进行蛋白质互作网络(PPI)分析;运用 R 语言对作用靶点进行基因本体(GO)与京都基因与基因组百科全书(KEGG)富集分析;采用动物实验对白细胞介素-4(IL-4)、转化生长因子-β1(TGF-β1)、Bcl-2、胱天蛋白酶-9(Caspase-9)等作用靶点进行验证。共筛选出活性成分-疾病靶点基因27个,对应葛根 4 个活性成分。PPI 分析发现,IL-4、TGF-β1、Bcl-2、JUN、MAPK14 等可能是葛根治疗重症肌无力的重要靶点。KEGG 分析结果表明,葛根治疗重症肌无力主要与凋亡通路(apoptosis)、AGE-RAGE、PI3K-Akt、乙型肝炎(hepatitis B)等多条信号通路有关。动物实验结果证实,葛根及其复方配伍通过降低 Bcl-2、升高 Caspase-9 表达,干预骨骼肌细胞凋亡。此外,实验性自身免疫性重症肌无力(experimental autoimmune myasthenia gravis,EAMG)大鼠血清 TGF-β1 表达上调,AChR-Ab、IL-4 表达显著下降,验证了网络药理

学的结果。表明中药葛根治疗重症肌无力的主要生物学机制可能与多种因子及信号通路密切相关,葛根及其复方配伍能够通过影响 IL-4、TGF-β1、Bcl-2、Caspase-9 表达来干预重症肌无力的治疗。

2. 研究二 张新欣等探究青蒿琥酯对 EAMG 大鼠 TNF-α、IgG2a、IgG2b 的影响。用人工合成的大鼠来源的乙酰胆碱受体(AChR)α 亚基 97-116 肽段免疫 Lewis 大鼠制造重症肌无力模型,随机分为青蒿琥酯大剂量组(100 mg/kg)、小剂量组(10 mg/kg)和模型对照组,用流式细胞仪检测不同组大鼠淋巴结单核细胞(mononuclear cell, MNC)中 TNF-α$^+$ 细胞的百分比;ELISA 法检测 EAMG 大鼠血清中抗 R97-116 IgG2a 和 IgG2b 抗体的水平。结果发现,与模型对照组相比,青蒿琥酯小剂量组明显下调了 TNF-α$^+$ 细胞的百分比($P=0.046$),而大剂量组中 TNF-α 下调不显著,两治疗组血清中抗 R97-116 IgG2a 和 IgG2b 抗体的水平下降,且小剂量组血清中抗 R97-116 IgG2a 和 IgG2b 抗体的水平下降更显著。研究结果表明,青蒿琥酯主要是通过下调 TNF-α$^+$ 细胞的数量和降低血清中抗 R97-116 IgG2a 和 IgG2b 抗体水平来改善 EAMG 大鼠的病情。

3. 研究三 王艳君等探讨青蒿素对 EAMG 大鼠 R97-116 抗体及 γ 干扰素(IFN-γ)、白细胞介素-17(IL-17)表达水平的影响。方法:采用鼠源 AChR α 亚基 97-116 肽段免疫方法建立 EAMG 大鼠模型,将造模成功的大鼠 20 只随机分为青蒿素小、中、大剂量组和 EAMG 对照组。青蒿素小、中、大剂量组分别给予 15、30、45 mg/(kg·d)青蒿素溶液灌胃治疗,1 次/d。EAMG 对照组给予等浓度二甲基亚砜水溶液灌胃。评测各组大鼠体质量和临床症状,采用流式细胞术检测淋巴结单核细胞悬液细胞因子 IFN-γ、IL-17 水平,ELISA 法检测血清抗 R97-116 IgG/IgG1/IgG2b 水平。结果:青蒿素中、高剂量组大鼠体质量高于 EAMG 对照组($P<0.05$);青蒿素各剂量组大鼠临床评分低于 EAMG 对照组($P<0.05$)。青蒿素各治疗组 IFN-γ、IL-17 水平均低于 EAMG 对照组($P<0.01$)。青蒿素小剂量组血清 IgG、IgG1、IgG2b 水平与 EAMG 对照组比较差异无统计学意义($P>0.05$);中剂量组血清 IgG($P<0.05$)、IgG1($P<0.01$)、IgG2b($P<0.01$)水平低于 EAMG 对照组;高剂量组血清 IgG($P<0.05$)、IgG1($P<0.01$)水平低于 EAMG 对照组。研究结果表明,青蒿素能改

善 EAMG 大鼠临床症状,对 EAMG 大鼠具有免疫调节作用,其机制可能与其通过直接或间接降低血清抗 R97-116 抗体水平、抑制淋巴结单核细胞分泌 IFN-γ 和 IL-17 促炎性因子有关。

(二)改善淋巴细胞介导的免疫调节紊乱

1.研究一 刘兰涛等研究雷公藤多苷对 EAMG 大鼠的治疗作用。建立 EAMG 动物模型,依据 Lennon 评分法及体质量监测,初步评定雷公藤多苷对 EAMG 大鼠的治疗作用;并采用实时荧光定量聚合酶链反应(RT-PCR)方法,检测完全弗氏佐剂组、EAMG 模型组、雷公藤多苷治疗组大鼠胸腺及外周血单核细胞 T 细胞受体(TCR)BV 基因信使核糖核酸(mRNA)的表达情况。结果发现,雷公藤多苷可以改善 EAMG 大鼠肌无力症状,降低 Lennon 评分,增加大鼠体质量。EAMG 模型组大鼠 TCR BV 基因表达谱呈现偏移,而雷公藤多苷治疗组大鼠的 mRNA 表达量有所下降,差异具有统计学意义($P<0.05$)。研究结果表明,雷公藤多苷能有效缓解 EAMG 大鼠的临床症状,能控制 EAMG 大鼠基因的偏移,可降低特异性活化的抗原反应性 T 细胞活性。

2.研究二 邹莹等探讨炙马钱子对 EAMG 大鼠的免疫调节机制。从 50 只雌性 Lewis 大鼠中随机留取 8 只作为正常对照组,剩余的 42 只采用鼠源 AChR α 亚基 97-116 肽段免疫方法建立 EAMG 模型,经评估确定建模成功 40 只。将这 40 只大鼠随机分为模型对照组,阳性药物对照组,炙马钱子低、中、高剂量组。炙马钱子低、中、高剂量组分别给予 75、150、225 mg/(kg·d) 的炙马钱子药液灌胃;阳性药物对照组给予泼尼松(又称强地松);正常对照组、模型对照组给予药液等量的蒸馏水灌胃,共治疗 28 d。给药结束后观察各组大鼠临床表现和体质量的情况,采用 ELISA 法检测正常对照组和各组造模大鼠血清中体液免疫指标 AChR-Ab 及细胞免疫指标 TGF-β1 的水平。结果发现,模型对照组大鼠血清中 AChR-Ab、TGF-β1 水平相比正常对照组显著升高($P<0.01$),给药后炙马钱子各组和阳性药物(强的松)对照组大鼠的 AChR-Ab、TGF-β1 水平相比模型对照组都有所下降。炙马钱子高剂量组 AChR-Ab 水平比阳性药物对照组降低更显著($P<0.01$);炙马钱子中、高剂量组 TGF-β1 水平显著低于阳性药物对照组($P<0.01$);炙马钱子低、中、高剂量组之间,药物剂量越大,TGF-β1 水平越低,差异具有统计学意义($P<0.01$);

正常对照组比其余各组大鼠治疗后体质量变化显著（$P<0.05$）；模型对照组和炙马钱子中剂量组干预后体质量变化值显著高于阳性药物对照组（$P<0.01$）。研究结果表明，炙马钱子可能通过降低 EAMG 大鼠血清 AChR-Ab 水平，调节血清 TGF-β1 水平，维持机体免疫激活与免疫抑制的动态平衡，从而来减轻对突触后膜 AChR 的损害，一定剂量范围内的炙马钱子在改善 EAMG 体质量、调节免疫功能等方面表现更佳。

（三）多组分、多靶点、多通路

1. **研究一**　王宝亮等通过网络药理学探讨黄芪、附子治疗重症肌无力的药理机制，为益气温阳法的临床应用提供理论依据。方法：总结归纳出用益气温阳法治疗重症肌无力患者的主要中医临床症状，利用 TCMSP、Swiss Target Prediction 预测和筛选黄芪、附子的活性成分与作用靶点，用 Gene Cards 分别收集症状和重症肌无力疾病相关靶点，并在 Venny 2.1.0 获取共同靶点，通过 R 语言进行 GO 和 KEGG 富集分析，预测其作用机制。结果：筛选出 38 个化学成分和 796 个靶点，83 个共同靶点，包括 AKT1、IL-6、TNF、VEGFA、TP53、JUN、MAPK1 等。黄芪、附子治疗重症肌无力的机制可能涉及病毒感染通路、免疫相关通路、PI3K-Akt 信号通路等。研究结果表明，黄芪、附子治疗重症肌无力的药理机制是通过多组分、多靶点、多通路实现的，用益气温阳法治疗重症肌无力有一定的临床价值。

2. **研究二**　李鹏杰等利用网络药理学技术探讨甘草马钱子配伍治疗重症肌无力的作用机制。从 TCMID 数据库、TCMSP 挖掘甘草-马钱子活性成分及作用靶点；通过 TTD 数据库、GeneCards 数据库及 OMIM 数据库获取重症肌无力的预测靶点；利用 Cytoscape3.7.1 软件，构建"药物-靶点-疾病"网络；应用 STRING11.0 软件，进行网络分析，筛选甘草-马钱子治疗重症肌无力的核心靶点。DAVID6.8 数据库和 KOBAS3.0 数据库对药物与疾病的共同靶点进行 GO 功能富集和 KEGG 信号通路分析，并利用 Omicshare 数据库进行结果可视化。结果发现，从甘草-马钱子治疗重症肌无力中筛选出 84 个活性成分和 67 个共有靶点，核心靶点有 RAC-α 丝氨酸/苏氨酸蛋白激酶、白细胞介素-6（IL-6）、血管内皮生长因子 A（VEGFA）、肿瘤坏死因子（TNF）、Toll 样受体 4（TLR4）、CXC 趋化因子受体 4 型（CXCR4）等。GO 功能富集分析结果显示，甘草-马钱子参与信号的传导、刺激反应、生物过程信号的正或负调控及细胞、代谢、发育等多种生物过程,主要作用于细胞及细胞器。KEGG 通路富集分析结果显示,甘草马钱子配伍可以调控 T 细胞受体、Toll 样受体、TNF、PI3K-Akt 等信号通路。研究结果表明,甘草、马钱子配伍治疗重症肌无力的作用机制具有多成分、多靶点的作用特点,可以参与重症肌无力相关的信号通路,调节复杂的生物过程。

3.研究三　梁玉华等运用网络药理学的方法探讨黄芪治疗重症肌无力的潜在作用机制。利用 TCMSP 和文献挖掘获取黄芪的活性成分及与活性成分相关的潜在靶点,利用人类基因数据库 GeneCards 搜索重症肌无力的疾病靶点,并采用 Cytoscape3.7.1 软件构建黄芪活性成分-疾病靶点网络;使用 String 数据库进行 PPI 分析;借助 DAVID6.8 数据库对黄芪治疗重症肌无力潜在作用靶点进行 GO 分析和 KEGG 通路富集分析,以探究黄芪治疗重症肌无力的作用机制。结果显示,共筛选出黄芪 20 个活性成分,涉及 12 个作用靶点。GO 分析结果显示,黄芪治疗重症肌无力的潜在基因的生物过程主要涉及神经递质结合、细胞外基质结合、核受体活性、转录因子活性、铵离子结合、类固醇受体激素结合、受体调节活性、生长因子受体结合等;KEGG 通路富集分析结果显示,黄芪治疗重症肌无力潜在基因的通路主要涉及 PI3K-Akt 信号通路、AGE-RAGE 信号通路、胆碱能突触通路、乙型肝炎通路、EB 病毒感染通路、EGFR 酪氨酸激酶抑制剂耐药、HIF-1 信号通路、大肠癌通路、雌激素信号通路、JAK-STAT 等信号通路。研究结果表明,黄芪治疗重症肌无力是多成分-多靶点-多途径的复杂过程,主要通过调控 ESR1、IL-6、MYC、VEGFA、CRP、ESR2 等靶点,PI3K-Akt、AGE-RAGE、EB 病毒感染信号通路等多个途径发挥治疗重症肌无力的作用。

二、验方治疗重症肌无力的机制研究

(一)改善淋巴细胞介导的免疫失衡

1.研究一　朱洁等探讨升陷汤治疗 EAMG 大鼠的免疫机制。采用人工合成鼠源 AChR α 亚基 97-116 肽段免疫 Lewis 大鼠制备 EAMG 模型,经模型评估确定建模成功后将大鼠随机分为佐剂对照组,模型对照组,西药对照组(泼尼松),升陷汤低、中、高剂量组。给药1个月后检测各组大鼠肌电图,血清AChR-Ab滴度和IFN-γ水平,以及外周血中淋巴细胞亚型$CD4^+$、$CD8^+$细胞及$CD4^+/CD8^+$的比例。结果发现,与佐剂对照组相比,其余各组AChR-Ab、IFN-γ均显著上升($P<0.05$)。与模型对照组相比,给药的各组AChR-Ab、IFN-γ都显著下降($P<0.05$)。与模型对照组相比,升陷汤低、中剂量组$CD4^+/CD8^+$显著下降($P<0.01$),西药对照组$CD4^+$、$CD8^+$、$CD4^+$、$CD8^+$显著下降($P<0.01$)。研究结果表明,升陷汤可能通过升高$CD4^+$淋巴细胞数量,降低$CD4^+/CD8^+$的比例,从而降低IFN-γ水平,进而抑制AChR-Ab的合成或促进其降解,起到治疗EAMG大鼠的作用。

2.研究二　吴周烨等探讨益气升提法治疗EAMG大鼠的免疫机制。采用Rα97-116免疫Lewis大鼠构建EAMG,随机分为模型对照组、阳性药物对照组、升陷汤组、益气升提组、益气组、升提组。观察大鼠临床表现、体质量、低频重复电刺激(RNS)衰减率,检测血清AChR-Ab、IFN-γ、TGF-β、IL-17水平及外周血淋巴细胞$CD4^+CD25^+Foxp3^+Treg$比例。结果显示,治疗后升陷汤组、益气升提组、阳性药物对照组大鼠体质量回升,症状好转,RNS衰减率显著降低($P<0.05$或$P<0.01$),血清AChR-Ab、IFN-γ、IL-17水平显著下降,TGF-β水平显著升高($P<0.05$或$P<0.01$),外周血淋巴细胞$CD4^+CD25^+Foxp3^+Treg$比例显著升高($P<0.05$)。研究结果表明,升陷汤及益气升提组可以改善EAMG大鼠临床症状及体质量下降趋势,其机制可能是升高TGF-β水平,降低IFN-γ、IL-17水平,提高$CD4^+CD25^+Foxp3^+Treg$比例,降低血清AChR-Ab水平,从而减少神经肌肉接头处AChR损害。

3.研究三　杨娅等观察益气解毒复方对Ⅰ、Ⅱ型重症肌无力患者的临床疗效及血清滤泡辅助性T细胞(Tfr细胞)、滤泡调节性T细胞(Tfh细胞)、白细胞介素-21(IL-21)、AChR-Ab的影响。收集Ⅰ、Ⅱ型重症肌无力患者共60例,按随机数字表分为益气解毒复方组(常规西药+益气解毒复方)和对照组(常规西药),每组各30例,治疗12周,观察治疗前后定量重症肌无力(QMG)评分变化,评估临床疗效,采用流式细胞术、ELISA法检测并观察治疗前后血清Tfr、Tfh细胞比例及IL-21、AChR-Ab水平的变化,观察治疗期间不良反应情况。结果显示,治疗 12 周后,两组患者 QMG 评分均有下降($P<0.01$),但益气解毒复方组在降低 QMG 评分上较对照组更明显($P<0.01$),在愈显率及有效率方面也较对照组更显著($P<0.05$);两组重症肌无力患者血清 Tfh 细胞比例及 IL-21、AChR-Ab 水平均明显降低($P<0.01$),Tfr 细胞比例 Tfr/Tfh 比值均明显升高($P<0.01$),但与对照组相比,益气解毒复方组在降低 Tfh 细胞比例、AChR-Ab 水平及升高 Tfr 细胞比例上更明显($P<0.05$),在升高 Tfr/Tfh 比值、降低 IL-21 水平上也更明显($P<0.01$)。研究结果表明,在常规西医治疗的基础上联合益气解毒复方治疗重症肌无力近期疗效显著,可协同增效,安全性好,其机制可能与升高血清 Tfr 细胞比例、降低血清 Tfh 细胞比例、上调 Tfr/Tfh 比值、降低 IL-21 和 AChR-Ab 水平有关。

(二)调节免疫炎症相关因子的分泌

李春红等探讨温肾活血、益气升清的益筋方对 EAMG 小鼠的治疗作用。采用重症肌无力患者的血清被动免疫 C57BL/6 小鼠,建立 EAMG 模型。分组后分别给予益筋方、泼尼松灌胃 21 d,其间观察小鼠体质量和肌无力症状,处死动物后采血、取胸腺。利用流式细胞术,以 IL-2 为指标,观察益筋方、泼尼松对 EAMG 小鼠细胞因子的影响;检测胸腺 Bcl-2 的表达。结果发现,益筋方、泼尼松均能改善 EAMG 小鼠肌无力症状,降低 IL-2 水平,减少胸腺 Bcl-2 的表达。研究结果表明,益筋方能改善 EAMG 小鼠肌无力症状,通过影响 IL-2、Bcl-2 来调控免疫,起到治疗重症肌无力的作用。

(三)多途径、多靶点调节机制

黄琳文等运用网络药理学方法探讨补中益气汤治疗重症肌无力的潜在作用机制。通过 DisGeNET、TTD、Drugbank、GeneCards 及 OMIM 数据库检索获取重症肌无力疾病的相关靶点,利用 TCMSP 获得补中益气汤的化学成分和作用靶点,采用 R 软件对药物和疾病靶点进行匹配映射,使用 String 数据库构建靶点 PPI,利用 R 软件对交集靶点进行 GO 生物过程分析和 KEGG 通路富集分析,并使用 R 软件及 Cytoscape 软件对结果进行绘图可视化。结果发现,通过筛选得到补中益气汤的 133 个主要活性成分,共涉及 258 个作用靶点,作用于重症肌无力疾病的靶标 67 个,可能通过 AGE-RAGE、IL-17、TNF、T 细胞受体、Th17 细胞分化、Toll 样受体等信号通路而发挥治疗重症肌无力的作用。

研究结果表明,补中益气汤对重症肌无力的治疗作用体现了中药多成分、多靶点、多途径的特点,为进一步阐释其治疗重症肌无力的作用机制与临床应用提供了科学依据。

(四)调节唾液淀粉酶活性

赵馥等观察邓铁涛强肌健力方对重症医学科(ICU)获得性肌无力(ICU-AW)患者的临床疗效并探讨其作用机制。按随机数字表法将 40 例 ICU-AW 患者随机分为对照组和研究组,每组各 20 例。对照组行 ICU 常规治疗,研究组在对照组基础上服用强肌健力方汤剂。观察 2 组患者治疗前后的肌力英国医学研究理事会(MRC)评分、中医脾虚证积分和唾液淀粉酶(sAA)活性及其酸刺激前后活性比值变化情况。结果发现,①治疗后,2 组患者的中医证候积分均较治疗前降低($P<0.05$),MRC 评分均较治疗前提高($P<0.05$),且研究组对中医证候积分的降低作用和 MRC 评分的提高作用均明显优于对照组($P<0.05$ 或 $P<0.01$);②治疗后,研究组 sAA 活性及其比值升高,对照组降低($P<0.01$),研究组对 sAA 活性的改善作用优于对照组,差异均有统计学意义($P<0.01$);③治疗前后三大常规、肝肾功能、凝血功能、心电图检查均未见明显异常。研究结果表明,强肌健力方可改善 ICU-AW 患者临床症状,可能与调节唾液淀粉酶活性有关,且无明显毒副作用。

(五)介导 PI3K/Akt 信号通路调节

张艺缤等通过计算机网络药理学及分子对接技术,预测升陷汤治疗重症肌无力的药效基础和核心靶点,并通过动物实验进一步验证明确其作用机制。通过 TCMSP 筛选升陷汤的活性成分和潜在靶点,利用 GeneCards 等数据库筛选疾病相关的靶点;将药物与疾病靶点互相映射取交集;结合 STRING 数据库和 Cytoscape3.8.2 对交集靶点分别进行 PPI 分析、GO 富集分析和 KEGG 通路分析;运用 Cytoscape3.8.2 软件构建疾病-中药活性成分-靶点网络图;运用 AutoDock 和 PyMOL 软件对中药的关键活性成分与 Hub gene 进行分子对接验证,最后采用 Rα97-116 肽段主动免疫造模法,成功构建 EAMG 大鼠模型后将分子对接验证得到的核心靶点进行动物实验验证。结果显示,共获得 655 个疾病靶点,118 个药物活性成分,21 个药物与疾病交集靶点,3 个 Hub gene;GO 富集发现主要涉及活性氧代谢过程的调节、蛋白质转运的正调控、建立蛋白定位的正调控等生物功能;经过 KEGG 通路富集分析,其主要涉及 Toll 样受体、PI3K-Akt、低氧诱导因子-1(HIF-1)、T 细胞受体等信号通路。分子对接结果显示槲皮素与 Akt1 结合能最低且稳定,并通过氨基酸残基 LYS-30 发生相互作用。蛋白免疫印迹法分析结果显示,升陷汤能显著抑制 EAMG 大鼠脾脏内磷酸化(p)-Akt 蛋白的表达。该研究初步揭示了升陷汤治疗重症肌无力的药理机制可能是主要化学成分通过调节关键核心蛋白 Akt 的表达,进而可能参与并影响 PI3K-Akt 等信号通路来实现的,为进一步深入研究奠定了理论基础及实验依据。

三、中成药治疗重症肌无力的机制研究

(一)调节免疫相关因子

吕丹等观察复方黄杞颗粒对 EAMG 大鼠血清 IL-6、IL-17、铁(SI)、AChR-Ab 的调节作用。选择雌性 Lewis 大鼠 60 只,随机分为空白对照组,模型对照组、实验药物组、溴吡斯的明组。采用二次免疫注射法建立 EAMG 大鼠模型。二次免疫 1 周后,空白对照组给予生理盐水灌胃,模型对照组亦给予生理盐水灌胃,实验药物组给予复方黄杞颗粒灌胃,溴吡斯的明组给予溴吡斯的明灌胃。21 d 后,对比空白对照组、模型对照组、实验药物组、溴吡斯的明组大鼠血清 IL-6、IL-17、SI、AChR-Ab 水平。结果发现,实验药物组、溴吡斯的明组血清 AChR-Ab、IL-6、IL-17 水平明显低于模型对照组($P<0.05$)。研究结果表明,复方黄杞颗粒可影响 EAMG 大鼠血清 AChR-Ab、IL-6、IL-17水平。

(二)淋巴细胞介导的免疫机制调节

1.研究一　蒋荔等探讨芪参地黄颗粒对 EAMG 大鼠 B 细胞介导的免疫机制。通过 Rα97-116 肽段和完全弗氏佐剂免疫构建 EAMG 模型,随机分为模型组,芪参地黄颗粒低、中、高剂量组,阳性药组。进一步观察大鼠体质量及临床症状,检测血清 AChR-Ab 水平、脾脏组织 CD19 和 CD27 的蛋白表达及 B 细胞刺激因子(BAFF)、B 细胞趋化因子 CXC 配体 13(CXCL13)、C-X-C 趋化因子受体 5 型(CXCR5)mRNA 表达。结果发现,经给药治疗后芪参地黄

颗粒低、中、高剂量组和阳性药组与模型组相比体质量增加($P<0.05$)，临床症状评分均下降($P<0.05$)。经给药治疗后，与模型组相比，芪参地黄颗粒低、中、高剂量组血清 AChR-Ab 水平均降低($P<0.05$)，芪参地黄颗粒中、高剂量组脾脏组织 CD27 蛋白表达、CD19 蛋白表达和 BAFF mRNA 表达降低($P<0.05$)，芪参地黄颗粒高剂量组脾脏组织 CXCL13 和 CXCR5 mRNA 表达降低($P<0.05$)，且芪参地黄颗粒中、高剂量组脾脏组织 CD19 蛋白表达较阳性药组下降($P<0.05$)。研究结果表明，芪参地黄颗粒通过降低 EAMG 大鼠 CD19 和 CD27 蛋白及 BAFF、CXCL13、CXCR5 mRNA 的表达，减少 B 细胞的分化增殖，抑制 B 细胞产生 AChR-Ab，减少对 AChR 的破坏，使 EAMG 大鼠体质量增加，临床症状得到改善。

2.研究二　吴以岭探讨重肌灵片对重症肌无力患者的细胞免疫调节机制。将 60 例重症肌无力患者随机分为治疗组 30 例、对照组 30 例，治疗组服用重肌灵片及泼尼松模拟片；对照组服用泼尼松片及重肌灵模拟片，疗程为 12 周。应用流式细胞仪检测重症肌无力患者治疗前后外周血 T 细胞亚群分布的变化情况；ELISA 法测定患者外周血单核细胞培养上清液中细胞因子 IFN-γ、IL-4 和 TGF-β 的水平。结果发现，两组患者治疗后 CD4$^+$T 细胞百分率、CD4$^+$/CD8$^+$ 比值均有明显下降，治疗组 CD4$^+$/CD8$^+$ 比值与对照组比较有显著差异($P<0.05$)。治疗组治疗后 CD8$^+$T 细胞百分率明显增加，与治疗前比较有显著差异($P<0.05$)，而对照组治疗后 CD8$^+$T 细胞百分率无明显变化($P>0.05$)。与治疗前比较，治疗组治疗后 IFN-γ、IL-4 水平降低($P<0.01$)，TGF-β 水平升高($P<0.01$)，而对照组三者水平皆降低。研究结果表明，调节 T 细胞亚群比例及 IFN-γ、IL-4、TGF-β 等细胞因子的分泌，可能是重肌灵片发挥免疫调节作用的机制之一。

四、中药针剂治疗重症肌无力的机制研究

(一)促进血液循环，调节免疫功能

周婷婷等探讨补脾益肾方联合温针灸治疗重症肌无力的疗效及对免疫功能的影响。将 84 例重症肌无力患者随机分为西药组和针药组，每组各

42例。西药组给予常规西药治疗,即泼尼松片中剂量冲击,小剂量隔日维持治疗;针药组基于以上用药基础给予补脾益肾方联合温针灸治疗,治疗3个月后,统计两组治疗前后的中医证候积分,评估两组中医证候疗效,对比治疗前后的颈部血管血流速度、T细胞亚群水平和血清可溶性IL-6受体(sIL-6R)水平。结果显示,治疗后,两组中医证候积分显著降低,针药组的变化幅度大于西药组($P<0.05$);针药组的中医证候总有效率低于西药组($P<0.05$);治疗后,两组颈内动脉(ICA)、颈总动脉(CCA)、颈外动脉(ECA)血流速度显著提高($P<0.05$),两组T细胞中$CD3^+$、$CD4^+$亚群所占比例和$CD8^+/CD4^+$比值显著降低($P<0.05$),两组血清sIL-6R水平均显著降低($P<0.05$),针药组以上指标变化幅度大于西药组($P<0.05$)。研究结果表明,补脾益肾方联合温针灸治疗能缓解重症肌无力患者的中医证候症状,提高疗效,促进其颈部血管循环,纠正患者自身机体免疫功能紊乱。

(二)调控细胞炎症因子,介导免疫调控

1. 研究一　王晓玲等探讨针刺联合补脾强力方治疗对自身免疫性重症肌无力的免疫调控作用。将40只SD大鼠随机分为空白组、模型组、补脾强力方组、针刺治疗组和针刺联合补脾强力方组,除空白组外,其余组采用免疫乳剂的制备构建重症肌无力大鼠模型。造模成功后第2天,按不同组给予相应治疗,持续治疗21 d。进行肌无力评分;流式细胞术检测$CD3^+$、$CD4^+$、$CD8^+$水平;ELISA法检测血清IgG、IgA、IgM、IFN-γ、白细胞介素-18(IL-18)水平;qRT-PCR检测胸腺组织白细胞介素-10(IL-10)、FOXP3 mRNA表达;免疫印迹法检测胸腺组织CD19、CD4蛋白表达。结果显示,与空白组比较,模型组肌力评分,$CD3^+$、$CD4^+$水平,血清IgG、IgA、IgM、IFN-γ、IL-18水平,CD19、CD4蛋白表达明显升高,$CD8^+$水平及FOXP3 mRNA表达明显降低,差异具有统计学意义($P<0.05$或$P<0.01$);与模型组比较,针刺联合补脾强力方组可明显降低肌力评分,$CD3^+$、IgG、IgA、IgM、IFN-γ、IL-18水平,以及CD19、CD4蛋白表达,明显升高$CD8^+$水平及FOXP3 mRNA表达,差异具有统计学意义($P<0.05$)。研究结果表明,针刺联合补脾强力方治疗能下调重症肌无力大鼠中$CD3^+$、免疫球蛋白分泌及CD19、CD4蛋白表达,可介导免疫调控,缓解重症肌无力。

2.研究二 金迪等观察中药配合针灸对重症肌无力患者外周血 AChR-Ab、IL-6、IL-10 的调节作用。选取成年重症肌无力患者 60 例,患者均口服复方黄杞颗粒并配合针灸治疗,同时随机选取成人体检中心 60 例患者血清作为对照组。分别于第 1 次就诊和治疗 3 个月后检测重症肌无力患者外周血 AChR-Ab、IL-6、IL-10 水平及评价 QMG 评分、日常生活活动能力(ADL)评分。结果发现,重症肌无力患者组血清 AChR-Ab、IL-6、IL-10 水平高于对照组($P<0.05$),治疗后患者血清 AChR-Ab、IL-6、IL-10 水平明显降低($P<0.05$);治疗后患者 QMG、ADL 评分明显降低($P<0.05$)。研究结果表明,中药结合针灸治疗可影响重症肌无力患者血清 AChR-Ab、IL-6、IL-10 水平。

五、针灸治疗重症肌无力的机制研究

(一)调节免疫、炎症细胞因子

1.研究一 王洪峰等观察"温阳补气"针法对 EAMG 大鼠血清中白细胞介素-12(IL-12)、白细胞介素-18(IL-18)表达水平的影响,分析针灸治疗重症肌无力的作用机制。建立 EAMG 模型,随机分为针灸治疗组、药物对照组及模型对照组,并将同期购进未建模的大鼠设为空白对照组。针灸治疗组大鼠予以"温阳补气"针法治疗,30 min/次,1 次/d,7 d 为 1 个疗程,疗程间休息 1 d,连续治疗 2 个疗程;药物对照组予以溴吡斯的明灌胃治疗,18.5 mg/(kg·d),连续治疗 15 d;其余 2 组不予任何特殊处置,仅作对照观察。治疗后抽取大鼠尾根静脉血,采用 ELISA 法测定大鼠血清 IL-12、IL-18 的表达水平。结果发现,治疗后针灸治疗组、药物对照组与模型对照组比较,两组 EAMG 大鼠血清 IL-12、IL-18 表达水平均明显降低($P<0.05$ 或 $P<0.01$);针灸治疗组和药物对照组的组间比较显示,两组 EAMG 大鼠血清 IL-12、IL-18 表达水平无显著差异($P>0.05$)。研究结果表明,"温阳补气"针法可以降低 EAMG 大鼠血清 IL-12、IL-18 表达水平,从而达到治疗重症肌无力的效果,且其治疗效果与溴吡斯的明相近。

2.研究二 李开平等观察针刺阳陵泉对 EAMG 兔 AChR-Ab 和 IL-18 的影响。选用 3 月龄雌性日本大白兔造模,评估后随机分组:模型组、单纯针刺组、单纯中药组、针药结合组。予以相应处理。各组于第0、4、8周取血，测定AChR-Ab、IL-18水平。结果发现，针刺阳陵泉和中药均能不同程度地降低EAMG兔血液AChR-Ab、IL-18水平，针药结合有协同作用（$P<0.01$）。研究结果表明，针灸可以影响EAMG兔血液AChR-Ab、IL-18水平，这可能是针灸治疗重症肌无力的作用机制之一。

（二）调节免疫功能

廖运新等对42例重症肌无力患者针刺理脾健胃施治前后的T细胞亚群（CD）、血浆纤维连接素（PFN）及AChR-Ab进行检测，并以正常组30例作对照。结果发现，治疗前与正常组相比，重症肌无力组外周血中CD2、CD4无显著差异（$P>0.05$），而CD8显著降低（$P<0.01$），PFN显著降低（$P<0.005$），AChR-Ab显著升高（$P<0.001$）。重症肌无力组治疗后与治疗前相比，CD8显著升高（$P<0.01$）、CD4/CD8比值改善，差异显著（$P<0.05$），PFN显著上升（$P<0.01$），AChR-Ab显著下降（$P<0.005$），病情有不同程度改善。结果提示针刺对MG患者异常的免疫功能具有调整作用。

（三）调节神经肌肉接头处乙酰胆碱受体表达

胡英华等探讨"温阳补气"针法对EAMG大鼠神经肌肉接头处AChR mRNA表达的影响。AChRα1 129-145多肽片段主动免疫60只SPF三级Lewis雌性大鼠，构建EAMG大鼠模型，随机选取30只大鼠分为模型对照组、针刺治疗组和药物对照组，每组10只，并将同批购进且相同条件下饲养的另外10只SPF三级Lewis大鼠设为空白对照组。空白对照组及模型对照组大鼠不予任何干预，针灸治疗组大鼠施以"温阳补气"针法治疗，药物对照组大鼠施以溴吡斯的明灌胃治疗。15 d后，取实验大鼠腓肠肌神经肌肉接头处周围组织，采用RT-PCR法检测AChR mRNA表达水平，并定量分析各组之间的表达差异。结果发现，与空白对照组比较，针刺治疗组、药物对照组和模型对照组大鼠神经肌肉接头处γ-AChR和ε-AChR mRNA相对表达水平明显降低（$P<0.01$）；与模型对照组比较，针灸治疗组与药物对照组大鼠神经肌肉接头处γ-AChR和ε-AChR mRNA相对表达水平明显升高（$P<0.01$）。研究结果表明，"温阳补气"针法能够有效提高EAMG大鼠AChR mRNA表达水平，提示该方法可能是治疗重症肌无力的有效方法。

第十五章　重症肌无力治疗的中医临床路径

一、重症肌无力治疗的中医临床路径介绍

本路径适合于西医诊断为重症肌无力的患者。

1. 适用对象

（1）中医诊断：第一诊断为痿证［《中医病证分类与代码》（GB/T 15657—2021），即 TCD 编码为 BNV030］。

（2）西医诊断：第一诊断为重症肌无力［《疾病和有关健康问题的国际统计分类》第 10 版（ICD-10）编码为 G70.000］。

2. 主要临床表现　患者骨骼肌无力、易疲劳，动则加重，休息和应用药物（胆碱酯酶抑制剂）后上述症状明显减轻或缓解。

3. 诊断依据

（1）疾病诊断

1）中医诊断标准：参照中华中医药学会发布的《中医内科常见病诊疗指南·西医疾病部分》（ZYYXH-T50-135-2008）及中国中医脑病专业重症肌无力专家共识会议制订的中医证候分类（试行，2017 年）。

2）西医诊断标准：参照中国免疫学会神经免疫分会制定的《中国重症肌无力诊断和治疗指南（2020 版）》。

（2）证候诊断（辨证分型）　参照国家中医药管理局中医药标准《中医内科临床诊疗指南　重症肌无力》。临床常见证候如下。

1)痿证(脾胃气虚):患者多见舌质淡胖,边有齿痕,苔薄白,脉细弱。症见神疲,肢体无力,抬颈无力,少气懒言,胸闷气短,眼睑下垂或吞咽困难,咀嚼无力,饮水反呛,朝轻暮重,脘腹痞胀,食欲减退,面色萎黄,大便溏薄。

2)痿证(脾肾两虚):患者多见舌淡胖,苔薄白或白滑,脉沉迟无力或脉沉细。症见畏寒肢冷,四肢倦怠无力,眼睑下垂,复视,抬颈无力,呼吸、咀嚼无力及吞咽困难,面色㿠白,腹部冷痛,小便清长,或浮肿、少尿,久泄久痢,或便溏,或完谷不化。

3)痿证(气阴两虚):患者多见舌淡或舌红少苔,脉虚或细数。症见形体消瘦,气短,乏力,神疲懒言,眼球活动受限或迟滞、凝视,午后颧红,五心烦热,口燥咽干,干咳少痰,自汗或潮热盗汗。

4)痿证(大气下陷):患者多见舌质淡或暗,体胖大或边有齿痕,苔薄白或少苔或黄厚腻,脉滑数或脉沉细或沉细尺弱。症见躯干全身无力,眼睑下垂,颈软头倾,呼吸、吞咽、构音困难,咳痰无力或不能,喘脱,汗出频频,唇甲发绀,重者甚至不能平卧,俯仰难合,不能自持,精神烦躁,呼吸急促,张口抬肩,呼吸微弱表浅,意识障碍。

4.治疗方案的选择 参照中华中医药学会发布的《中医内科常见病诊疗指南·西医疾病部分》(ZYYXH-T50-135-2008)及国家中医药管理局中医药标准《中医内科临床诊疗指南 重症肌无力》。

(1)诊断明确,第一诊断为痿证(重症肌无力)。

(2)患者适合并接受中医康复治疗。

5.标准住院日为≤14 d。

6.进入路径标准

(1)第一诊断必须符合痿证(TCD 编码为 BNV030)和重症肌无力(ICD-10编码为 G70.000)的患者。

(2)患者同时具有其他疾病诊断,但在住院期间无须特殊处理也不影响第一诊断的临床路径流程实施时,可以进入路径。

(3)有以下情况者不能进入临床路径:重度昏迷、严重脑疝或并发心肌梗死,或合并严重肝肾功能障碍、重症感染、严重的糖尿病、短暂性脑缺血发作、蛛网膜下腔出血、脑出血等。

7.中医证候学观察　四诊合参,收集该病种不同证候的主症、次症,舌、脉特点。注意证候的动态变化。

8.入院检查项目

(1)必须检查的项目:①血常规。②尿常规。③大便常规+隐血。④生化检查,包括肝肾功能、心功能、血脂、电解质、血糖等。⑤心电图。⑥凝血指标、甲硫酸新斯的明试验、电生理检查、血清抗体检测。⑦胸腺影像学检查:纵隔CT或MRI。⑧康复评定项目。根据功能障碍,分别选取不同的评定(运动功能评定、日常生活活动能力评定、吞咽功能评定、语言-言语功能评定、疼痛评定、认知功能评定)。

(2)可选择检查的项目:根据病情需要而定,如头颅磁共振血管成像(MRA)、数字减影血管造影(DSA)或CT血管成像(CTA)、C反应蛋白、超声心动图、脑电图、经颅多普勒超声(TCD)、心脏彩超、血管功能评价(颈动脉和双下肢血管彩超)、全身骨密度测定等。

9.治疗方案

(1)康复方法

1)功能训练:根据功能障碍选择规范的康复训练方法(包括运动疗法、作业疗法、语言训练、吞咽训练、认知训练)。

2)针灸治疗:包括体针、头针、电针、穴位注射、耳针、灸法、腕踝针等。

3)推拿治疗:根据分期辨证选择推拿手法。

4)中药熏洗疗法、中医烫熨治疗、八段锦、太极拳等。

5)物理因子治疗:根据康复需要,选用神经肌肉电刺激疗法、肌电生物反馈、吞咽电刺激治疗、多频率微波治疗等。

(2)辨证选择口服中药汤剂、中成药

1)脾胃气虚证:治以益气升阳,调补脾胃。

推荐方药:补中益气汤加减(《内外伤辨惑论》)。药物有黄芪、人参、白术、升麻、柴胡、陈皮、当归、炙甘草、干葛等。

中成药:补中益气丸。

2)脾肾两虚证:治以温补脾肾。

推荐方药:补中益气汤(《内外伤辨惑论》)合右归丸加减(《景岳全书》)。

药物有黄芪、人参、白术、升麻、柴胡、陈皮、当归、炙甘草、熟地黄、附子、肉桂、山药、山茱萸、菟丝子、鹿角胶、枸杞子、盐杜仲等。

中成药:补中益气丸、右归丸或还少丹等。

3)气阴两虚证:治以益气养阴。

推荐方药:生脉散(《医学启源》)合补中益气汤(《内外伤辨惑论》)。药物有人参、麦冬、五味子、黄芪、白术、升麻、柴胡、陈皮、当归、炙甘草、干葛等。

中成药:生脉散注射液(静脉滴注)。

4)大气下陷证:治以益气回阳升陷。

推荐方药:升陷汤加减(《医学衷中参西录》)。药物有黄芪、知母、柴胡、桔梗、升麻、人参、山茱萸等。

本病因病机多从肝脾肾论治,治法上多以补脾益肾、补益中气、补养气血为主。另根据兼证辨证施治:兼有湿热下注证者,可合用四妙散加减;兼有痰湿内阻者,可合用温胆汤加减;兼有血瘀证者,合用桃红四物汤加减;兼见肝肾阴虚证者,可用六味地黄丸合用二至丸加减。

(3)静脉滴注中成药注射液:可选用具有补气健脾、益气养阴作用的中药注射液静脉滴注。如生脉散注射液、络宁注射液、刺五加注射液等。

(4)内科基础治疗:主要包括并发症的预防和治疗、血压和血糖的调整、合并感染及发热的处理原则与方法等。可参照中国免疫学会神经免疫分会制定的《中国重症肌无力诊断和治疗指南(2020版)》。

(5)护理:辨证施护。

10.出院标准　病情好转,肌无力、失语、呛咳、疲乏等主要症状改善;日常生活能力如进食、穿衣、转移、行走等改善;不存在需要住院治疗的并发症。

11.有无变异及原因分析

(1)康复治疗过程中出现严重并发症,或病情变化导致住院费用增加,时间延长的患者可退出本路径。

(2)合并其他系统疾病如心血管疾病、内分泌疾病等,住院期间出现病情加重需要特殊处理的患者可退出本路径。

（3）由于患者及其家属的个人意愿而影响本路径的执行时,可予退出该路径。

（4）进入路径的患者虽经过急性期抢救已病情平稳,但病情较重,仍存在意识障碍者,可予退出该路径。

二、重症肌无力治疗的中医临床路径住院表单

适用对象:第一诊断为中医痿证(TCD 编码为 BNV030)、西医重症肌无力(ICD-10 编码为 G70.000)的患者。

患者姓名:　　　性别:　　　年龄:　　　住院号:

进入路径时间:　年　月　日　　　结束路径时间:　年　月　日

标准治疗时间:≤14 d　　　　实际治疗时间:　d

	年　月　日 （住院第 1~3 天）	年　月　日至　月　日 （住院第 4~7 天）	年　月　日 （住院第 8~14 天）
主要诊疗工作	□采集中医四诊信息 □询问患者病史 □体格检查及康复评定 □拟订康复目标及计划 □防治并发症 □完成病历书写及记录病程 □上级医师查房 □向家属交代病情及康复治疗注意事项	□实施康复方案 □定期复查辅助检查 □并发症处理 □辨证论治 □上级医师查房 □根据康复治疗进展,调整康复目标及方案	□完成出院康复评定 □完成出院记录 □出院带药 □制订家庭康复计划,家居环境的评估和改造建议 □交代出院注意事项

	年 月 日 （住院第 1~3 天）	年 月 日至 月 日 （住院第 4~7 天）	年 月 日 （住院第 8~14 天）
重点医嘱	长期医嘱 □康复科常规护理 □分级护理 □膳食选择 □功能训练 □运动疗法 □吞咽功能训练 □作业疗法 □言语训练 □认知功能训练 □针灸、推拿治疗 □物理因子治疗 □中医辨证 □辨证选择口服中药、中成药 □静脉滴注中药注射液 □中药熏洗疗法 □内科基础治疗 临时医嘱 □康复评定 □血、尿、大便常规+隐血 □生化检查,包括肝肾功能、心功能、血脂、电解质、血糖等 □凝血指标、甲硫酸新斯的明试验、电生理检查、血清抗体检测 □心电图 □胸部正侧位片或胸部 CT □胸腺影像学检查:纵隔 CT 或 MRI □脑电图、颅脑 MRI 或 MRA、全身骨密度测定、颈部血管彩超、心脏彩超、双下肢血管彩超、全腹 B 超等(必要时)	长期医嘱 □康复科常规护理 □分级护理 □功能训练 □运动疗法 □吞咽功能训练 □作业疗法 □言语训练 □认知功能训练 □针灸、推拿治疗 □物理因子治疗 □中医辨证 □辨证选择口服中药、中成药 □静脉滴注中药注射液 □中药熏洗疗法 □内科基础治疗 临时医嘱 □对症处理 □复查辅助检查 □必要时会诊	临时医嘱 □出院评定 □出院带药

	年　月　日 （住院第1~3天）	年　月　日至　月　日 （住院第4~7天）	年　月　日 （住院第8~14天）
主要护理工作	□入院介绍 □护理评估、安全宣教（包括防跌倒、坠床、烫伤） □体位摆放及指导 □辨证施护 □病情监测 □疾病、药物宣教 □各项检查、检查前注意事项指导	□执行各项检验、检查 □康复护理及宣教 □饮食、日常生活指导 □辨证施护 □病情监测 □各种并发症预防（如压疮、肺部感染、尿路感染、静脉栓塞等） □疾病、药物宣教 □导引操	□饮食、日常生活护理 □指导出院带药的作用、用法 □指导办理出院手续、结账等事项 □家庭康复宣教 □完成住院患者满意度调查 □出院随访宣教
病情变异记录	□无□有,具体原因: 1. 2.	□无□有,具体原因: 1. 2.	□无□有,具体原因: 1. 2.
责任护士签名			
医师签名			

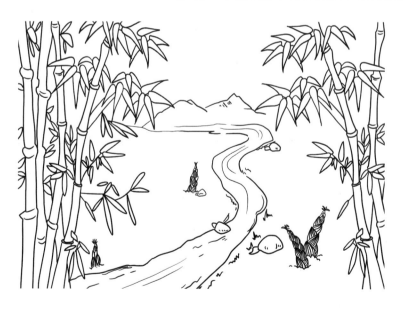

第十六章 重症肌无力中医论治标准化研究

重症肌无力的中医治疗久经临床实践验证，具有独特的优势，但随着生物科学及现代医学的引入，重症肌无力中医论治由于缺乏系统性和客观性的临床科学验证，且相关治疗机制大多不明确，影响了中医的推广和传承，中医论治该病受到越来越多的质疑，也面临着新的困难和挑战。在此背景下，重症肌无力的中医论治标准化研究显得尤为重要。

中医标准化基于中医药学术的进步，而且中医药学科发展也离不开中医标准化。中医标准化研究的目的是便于中医理论和应用技术更好地在疾病中推广应用，使得中医治疗的优势更加明确。其是中医事业发展的重要组成部分，对支撑和引领中医药事业发展具有重要意义。

20 世纪 70 年代末在党中央、国务院的大力支持下，中医标准化研究开启了探索之路。这不仅增进了中医临床信息的表达，而且推动了中医术语系统与生物医学术语系统之间的关联。随着中医药的传承与发展，以及现代中医学者陆续根据对重症肌无力已经取得的认识，中医论治标准化已有系统的开发。越来越多的中医学者开展了关于中医论治重症肌无力与疗效评定标准的研究，加强了对重症肌无力的认识，达到了提高疗效的目的。

一、重症肌无力中医诊断及分型标准

中医学一直没有"重症肌无力"的系统记载，重症肌无力在中医临床中的术语与现代医学中的术语存在差异，常与他病混治。中医治疗重症肌无力具有独特的优势,但在临床诊疗方面尚未达到统一标准;历代医家关于重症肌无力的辨证论治还未达到完全统一,不同医家根据自己的临证经验辨证,而且大多局限于自己的临证经验。依据临床表现的不同,重症肌无力被归属为痿证、睑废、视歧、头倾、大气下陷、虚劳等范畴。中华人民共和国中医药行业标准《中医病证诊断疗效标准》对痿证辨证论治和辨证分型针灸治疗进行了标准化。本书前文也引用了相关论述。

现有的重症肌无力中医诊治标准,统一参照中华中医药学会发布的《中医内科常见病诊疗指南·西医疾病部分》(ZYYXH-T50-135-2008)、中国中医脑病专业重症肌无力专家共识会议制订的中医证候分类(试行,2017 年)及国家中医药管理局中医药标准《中医内科临床诊疗指南　重症肌无力》的证候诊断(辨证分型),详见第十五章。

二、重症肌无力疗效评定标准

目前《中国重症肌无力诊断和治疗指南(2020 版)》制定的治疗目标:依据重症肌无力基金会(Myasthenia Gravis Foundation of America,MGFA)对该病干预后状态的分级,达到微小状态或更好,治疗相关副作用≤1 级。

MGFA 干预后状态分级如下。

完全缓解(complete stable remission,CSR):至少 1 年无肌无力的症状或体征,在此期间没有接受过任何重症肌无力的药物治疗;经专业的神经肌病医生检查未发现任何肌肉无力的证据,允许出现轻微眼睑闭合无力。

药物缓解(pharmacologic remission,PR):标准同 CSR,需要通过服药达到上述状态(服用胆碱酯酶抑制剂除外)。

微小状态(minimal manifestation status,MMS):没有任何因肌无力引起的功能受限,经专业的神经肌病医生检查可发现某些肌肉无力。

改善:与治疗前相比,肌无力临床症状明显减轻或重症肌无力治疗药物剂量明显减少。

无变化:临床症状及重症肌无力治疗药物剂量与治疗前比较无明显变化。

加重:与治疗前比较,肌无力临床症状明显加重或重症肌无力治疗药物剂量明显增加。

恶化:已经达到 CSR、PR 或 MMS,出现了新的临床症状。

死亡:死于重症肌无力或重症肌无力治疗的并发症,或者胸腺切除术后 30 d 内死亡。

中医标准化已然成了中医药发展战略的具体要求,中医标准化研究工作既要制定具有能够把握全局的发展战略,又要在战术上随机应变,搭建立足需要和目标导向的联动机制,中医标准化论治重症肌无力正受到越来越多的临床医师的关注和重视,其价值和优势也越来越得到社会认可。

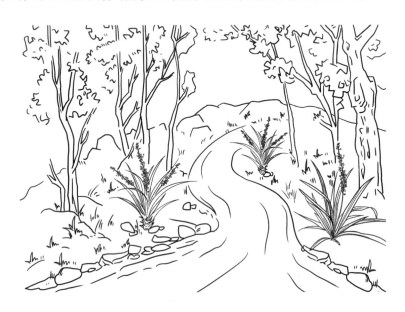

第十七章 重症肌无力中医证候分析

辨证论治是中医学诊治疾病的基本理论与思维方法,即根据中医理论分析四诊获得的临床资料,明确病变的本质,拟定治则治法。辨证是以中医理论对四诊(望、闻、问、切)所得的资料进行综合分析,明确病变本质并确立为何种证的思维和实践过程。由于疾病发生的原因、病变的部位、疾病的性质、疾病的发展变化趋势是辨证的要素,故中医学在辨识证时,要求辨明病因、病位、病性及其发展变化趋势,即辨明疾病从发生到转归的总体病机。①辨病因,即探求疾病发生的原因。根据中医病因理论分析疾病的症状和体征,探求疾病发生的原因和机制。某些病因,如外伤、虫兽咬伤等可直接观察或通过询问病史了解。然而,临床上很多疾病不能直接找到病因,只能"辨证求因",根据疾病的临床表现,推断病因病机特点以确定证候。②辨病位,即分析、判别以确定疾病之所在部位。不同的致病因素侵袭人体不同的部位,引起不同的病证。如外感病邪侵袭人体皮肤肌腠,称为"表证";情志内伤、饮食不节、劳逸失度,直接损伤脏腑精气,称为"里证";咳嗽咯痰病位多在肺,腹胀便溏病位多在脾。辨明病变部位,既可推知致病邪气的属性,又可了解病情轻重及疾病传变趋向,对确定证候非常重要。如水肿病,若全身水肿而以头面、眼睑明显者,属外感风邪所致,称为"风水",病在表,治当解表发汗;若腰部以下水肿,以下肢为重者,多为脾肾功能失调所致,病在里,治当温肾健脾利尿。③辨病性,即确定疾病的虚实寒热之性。疾病是邪气作用于人体,人体正气奋起抗邪而引起邪正斗争的结果,邪正盛衰决定病证的虚实,故《素问·通评虚实论》说"邪气盛则实,精气夺则虚"。病因性质和机体阴阳失调决定病证的寒热,外感寒邪,或阴盛阳虚,则见"寒证";外感热邪,或阳盛阴虚,则见"热证"。④辨病势,即辨明疾病的发展变化趋势及转归。疾病一般都有一定的发展变化规律。如《伤寒论》把外感热病分为 6 个阶段,以六经表示其不同的阶段和发展趋势,其传变规律可概括为:太阳→阳明→少阳→太阴→少阴→厥阴;温病学则用卫气营血和上中下三焦表示温热病和湿热病的传变规律;对内伤杂病的传变,《黄帝内经》是用五行的生克乘侮规律来表述,现在趋向于以脏腑之间的相互关系和精气血津液之间的相互影响来表达。掌握疾病的传变规律,可洞察疾病变化及转归的全局,预测在疾病进程中证候的演变,从而提高辨证的准确性。

一、症、证、病的基本概念

(一)症的基本概念

症,即症状和体征,是机体发病而表现出来的异常表现,包括患者所诉的异常感觉与医生所诊查的各种体征。如恶寒发热、恶心呕吐、烦躁易怒、舌苔、脉象等,都属于症的概念。症是判断疾病、辨识证的主要依据,但其表现的是疾病的表面现象甚至假象,所以未必能完全反映疾病和证的本质。同一个症状,可由不同的致病因素引起,也可见于不同的疾病和证候。孤立的症状或体征不能反映疾病或证的本质,因而不能作为治疗的依据。

(二)证的基本概念

证,是对疾病过程中一定阶段的病因、病位、病性、病势等病机本质的概括。如脾胃虚弱证,病位在脾胃,病性为虚。证是病机的概括,病机是证的内在本质,证所反映的是疾病的本质。证候,即证的外候,是指疾病过程中一定阶段的病位、病因、病性、病势等本质有机联系的反应状态,表现为临床可被观察到的症状等,一般由一组相对固定的、有内在联系的、能揭示疾病某一阶段或某一类型病变本质的症状和体征构成。如食少纳呆、腹胀便溏、倦怠乏力、面黄、舌淡红苔白、脉沉缓属于脾胃虚弱证的证候表现。证具有个体差异性、时相性、空间性和动态性特征。①证的个体差异性:由于人的体质差异,故人感受同一病邪,可能表现为不同的证。即便同一病证,由于个体反应性差异,人也可以表现出不同的症状。②证的时相性:同一疾病,由于所处阶段不同,临床表现各异,因而证也不同。如积聚,在初期、中期和晚期的不同阶段,证会发生变化。③证的空间性:如感冒,因不同地域的气候不同,可以形成风寒感冒证、风热感冒证、暑湿感冒证等。④证的动态性:由于受内外环境多种因素的影响,疾病可不断发生变化,故证在疾病发展过程中并非固定不变,而是始终处于动态变化之中。因此,在临床辨证过程中,只有充分考虑证的个体差异性、时相性、空间性和动态性特征,才能进行正确判断。证型分类是在中医辨证理论指导下,将疾病过程中某一阶段表现的相对稳定的证候给予定型分类的方法。如按八纲辨证可分为阴证、阳证、表证、里证、寒证、热证、虚证、实证;按气血辨证可分为气虚证、气滞证、气逆证、气陷证、血虚证、血热证、血瘀证;按六经辨证可分为太阳经证、太阳腑证、阳明经证、阳明腑证、少阳病证、太阴病证、少阴寒化证、少阴热化证、厥阴病证;按卫气营血辨证可分为卫分证、气分证、营分证、血分证;按三焦辨证可分为上焦病证、中焦病证、下焦病证。

(三)病的基本概念

病,即疾病的简称,指有特定的致病因素、发病规律和病机演变的一个完整的异常生命过程,常常有较固定的临床症状和体征、诊断要点、与相似疾病的鉴别点等。致病邪气作用于人体,人体正气与邪气相抗争,引起机体阴阳失调、脏腑形体损伤、生理功能失常或心理活动障碍,从而形成一个完整的生命过程。在这一过程中,始终存在着损伤、障碍与修复、调节的矛盾斗争过程,即邪正斗争。疾病反映的是贯穿一种疾病全过程的总体属性、特征和规律。如感冒、胸痹、消渴、积聚等,皆属疾病的概念。

症、证、病三者既有区别又有联系。病与证,虽然都是对疾病本质的认识,但病所反映的重点是贯穿疾病全过程的基本矛盾,而证反映的重点是当前阶段的主要矛盾。症状和体征是认识病和证的着眼点,是病和证的基本构成要素。具有内在联系的症状和体征组合在一起即构成证候,反映疾病某一阶段或某一类型的病变本质;各阶段或类型的证贯穿并叠合起来,便是疾病的全过程。因此,一种疾病可由不同的证组成,而同一证又可见于不同的疾病过程中。

二、重症肌无力证候分型

重症肌无力患者会有上睑下垂、复视、构音障碍、咀嚼困难、吞咽困难、饮水呛咳、四肢无力等临床表现,中医经典中有相关论述。重症肌无力的临床表现不同,在中医学中也有不同的称呼,如"痿证""大气下陷""睑废""胞垂""视歧"等。上睑下垂在《诸病源候论》中被称为"睢目""侵风",在《目经大成》中被称为"睑废";复视在《黄帝内经》中被称为"视歧";构音障碍在《黄帝内经》中被称为"喑";咀嚼困难在《黄帝内经》中被称为"舌痿";吞咽困难在《黄帝内经》中被称为"膈""膈塞不通",后世称其为"噎膈";呼吸困难在《医学衷中参西录》中被称为"大气下陷";颈部无力在《黄帝内经》中被称为"头倾";四肢无力在中医古籍中被称为"痿证",《黄帝内经》还设有痿论篇,专篇详细论述了五脏痿及五体痿。

根据症状,重症肌无力共有 56 种证候分类,其中,同我国《中医临床诊疗术语国家标准 证候部分》中相符的证型有肝肾阴虚证、气血两虚证、脾虚痰湿证、气虚血瘀证、湿热浸淫证、肺热津亏证、气阴两虚证、脾肾两虚证、肝郁血虚证、血瘀证、肝郁脾虚证、脾肾气虚证、脾虚气陷证、心火上炎证、肝风内动证、心脾两虚证 16 个。

吕志国等利用专家共识法,在系统检索重症肌无力中医证候相关文献后,归纳整理出 4 种最常见的证候:脾胃气虚证、脾肾两虚证、气阴两虚证、大气下陷证。①脾胃气虚证:眼睑下垂,朝轻暮重,少气懒言,肢体无力或吞咽困难,咀嚼困难或无力,胸闷气短,饮水反呛,抬颈无力,胃脘痞闷,肢体软弱无力逐渐加重,神疲肢倦,肌肉萎缩,少气懒言,纳呆便溏,面色㿠白或萎黄无华,面浮,舌质淡,苔薄白,脉细弱。②脾肾两虚证:眼睑下垂,复视,呼吸、咀嚼无力,抬颈无力,四肢倦怠无力,久泻久痢,五更泻,甚则泻下清冷水液,完谷不化,水肿,腹胀如鼓,小便短少,腰膝冷痛,下腹冷痛,面色㿠白,形寒肢冷,舌淡胖,苔白滑,脉沉迟无力。③气阴两虚证:形体消瘦,眼球活动受限或迟滞、凝视,乏力,自汗,干咳少痰,神疲形倦,肢体痿软无力,尤以下肢明显,腰膝酸软,不能久立,甚至步履全废,腿胫大肉渐脱,舌红少苔,脉细数。④大气下陷证:气短不足以息,或努力呼吸,有似乎喘;或气息将停,危在顷刻,其兼证,或寒热往来,或咽干作渴,或满闷怔忡,或神昏健忘,构音困难,颈软头倾,唇甲发绀,躯干全身无力,胞睑下垂,重者不能平卧,甚至俯仰难合,不能自持,精神烦躁,呼吸急促,张口抬肩,危重期则呼吸微弱表浅,意识障碍,舌质淡或暗,舌体胖大或边有齿痕,苔薄白或少苔或黄厚腻,脉滑数或脉沉细或沉细尺弱。

双晓萍等从文献角度出发,运用现代统计学方法对重症肌无力的中医证候、症状和证候要素及治疗方药的文献进行归纳、整理和分析。整理后得到9个证型:①肺热伤津;②湿热浸淫;③脾胃亏虚;④脾虚夹湿;⑤脾肺虚损;⑥脾虚肝郁;⑦肝肾阴亏;⑧脾肾两虚;⑨气虚血瘀。脾胃亏虚、脾虚夹湿、脾肾两虚为常见证型,占76.92%。双晓萍认为重症肌无力属于"痿证"。中医学对痿证的认识较早,历代文献中关于痿证、睑废、足痿之论述与重症肌无力症状类似。《黄帝内经》指出本病病机为"肺热叶焦",分皮、脉、筋、骨、肉五痿,提出了"治痿独取阳明"的治疗原则。

王瑞以94例重症肌无力患者为研究对象,对患者的一般资料、临床表现及中医四诊资料进行辨证分析,总结中医证型分布规律。左瑞认为患者均具备为肾元不足、脾气亏虚、气虚气陷、升提无力的共同病理机制,脾肾亏虚为根本,气虚气陷、肝气升提无力是发病的关键。按其程度不同,分为以下4个证型。①元气亏虚、升提无力型。主症:胞睑下垂,视歧,痿软无力,乏力,舌淡、苔薄白,脉沉。②中气不足、脾虚气陷型。主症:胞睑下垂,视歧,痿软无力,胸闷,气短,腹胀,排便无力,舌淡、苔薄,脉沉细弱。③脾胃亏虚、水湿内停型。主症:胞睑下垂,视歧,肢体困重,痿软无力,不耐疲劳,纳呆,大便溏稀,舌淡胖、边有齿痕,脉沉弦。④脾肾阳虚、寒湿内盛型。主症:胞睑下垂,肢体困重,痿软无力,复视,眼球活动受限,畏寒肢冷,腰膝酸软,舌淡、苔白润,脉沉弱无力。女性发病率高于男性,平均年龄为(39.21±20.62)岁。重症肌无力患者的中医证型分布依次为脾胃亏虚、水湿内停型占34.0%,脾肾阳虚、寒湿内盛型占30.9%,元气亏虚、升提无力型占19.1%,中气亏虚、脾虚气陷型占16.0%。重症肌无力虽属中医痿证范畴,但其主要临床表现是肌肉无力并未萎缩,且表现为朝轻暮重,而传统中医痿证是指因肌肉萎缩而致无力甚至瘫痪。因此,二者仅为相似不为等同。重症肌无力发病以眼睑下垂、肢体痿软无力为主要特点。①眼睑下垂:眼睑属脾,脾胃虚弱则眼睑下垂、上睑抬起无力。②肢体痿软无力:脾主肌肉、肝主筋,脾气虚而无力化生水谷精微,肝气不足则筋脉失养,故四肢肌肉、筋脉失于濡养而痿软无力。

三、眼肌型重症肌无力

重症肌无力可分为眼肌型重症肌无力和全身型重症肌无力,其中眼肌型重症肌无力多为首发症状,若治疗不当,可在 12 年内转为全身型。有研究发现,若患者在肌无力症状出现 3 年后仍仅局限于眼外肌,则患者发展为全身型重症肌无力的概率很低。眼肌型重症肌无力表现为眼部周围肌肉受累,以视歧(复视)和上睑下垂为主要临床表现。中医古籍对这两大症状早有记载。《灵枢·大惑论》中有言,"五脏六腑之精气,皆上注于目而为之精……邪其精,其精所中不相比也,则精散,经散则视歧、视歧则见两物"。记载中的"视歧"即为复视,是眼肌型重症肌无力的主要症状之一,这也是世界上最早记载视歧的地方。我国古代有多篇医学著作记载上睑下垂。《诸病源候论·目病诸侯》有言,"目是脏腑血气之精华,肝之外候,然则五脏六腑之血气皆上荣于目也。若血气虚,则肤腠而受风,风客于睑肤之间,所以其皮缓纵,垂覆于目,则不能开,世呼为睢目,亦名侵风"。文中"睢"意为仰视,"睢目"意为患者因上睑下垂,睑裂变小、视物受阻,通过抬头显露瞳孔,方便视物。对此,隋·巢元方认为:睢目一症是因血气虚、肤腠开疏、易受风邪、风邪逗留于睑肤之间,致使眼皮弛缓,下垂覆于目珠之上,眼睛不能张开,而成睢目之症。此种描述与现今眼肌型重症肌无力眼睑下垂表现极为相似。

眼肌型重症肌无力主要证候为脾胃气弱证,风痰阻络证,命门火衰、脾阳不足证,以及气血瘀滞证。

(一)脾胃气弱证

脾胃为后天之本,气血运化之源。脾胃虚弱则无力运化水谷精微。肝血不足,不能充养精目,故见二目复视。上睑属脾,脾主升清,脾气亏虚,则升举无力,故见眼睑下垂。脾气亏虚,失于运化,母病及子,后天无力充养先天,导致肺肾不足,无力鼓动声门,以致构音障碍。因此,重症肌无力中最常见的病因为脾气亏虚。症见眼睑下垂、肢体乏力、复视、目睛转动不灵、面色少华、少气懒言,可伴有头晕目眩、自汗、气短乏力、纳差、便溏、舌质淡或胖淡、苔薄白、脉弱细或缓弱等。主症为眼睑下垂、四肢乏力、吞咽困难、构音障碍、喝水困难、呼吸困难,常见症状为疲倦乏力、吞咽无力。舌质以淡舌最常见,舌苔以薄白苔最常见,脉搏以细脉最常见,好发于青年女性。琚星萌回顾性分析了 95 例脾气虚证重症肌无力患者,发现脾气虚证住院患者中临床改良 Osserman 分型以Ⅱb 型多见;伴随疾病以胸腺瘤最多见,其次为胸腺增生;常见主症为眼睑下垂,其次为四肢乏力、吞咽困难、构音障碍等;常见中医症状及舌脉有倦怠乏力、吞咽无力、精神疲乏、舌淡、苔薄白、脉细。眼肌型重症肌无力患者常见证候为脾胃气弱证,症见上胞提举乏力,掩及瞳神,晨轻暮重;严重时目珠转动不灵,视一为二;常伴有神疲乏力、食欲减退甚至吞咽困难等;舌苔薄白,脉弱。

(二)风痰阻络证

风有内风、外风之差,内风是人体内部脏腑引起的一系列病理变化,如热极生风、阴虚风动、血虚生风,临床表现为动摇、眩晕、抽搐、震颤、口眼歪斜、半身不遂甚至猝然昏倒,这些表现都具有"动""变""突然"等风的特征,因而取名为"风"。从病理角度,内风与肝联系密切,又被称为"肝风"。《素问·太阴阳明论》记载:"伤于风者,上先受之。"人的五官居上,而肝开窍于目,位置最高,易受风邪,故眼病的发生多与风邪有关。体内正气不足,时感风邪,上犯睑络,邪壅经络,血气不畅,卫气虚而胞睑失用,故出现上胞垂缓,难以上提,形成眼肌型重症肌无力症状。《素问》风论篇言:"风者善行而数变……故风者百病之长也,至其变化乃为他病也,无常方,然致有风气也。"重症肌无力患者肌无力表现具有波动性,与"数变"符合。患者病情发展迅速,可迅速累及其他肌群,甚至发生重症肌无力危象,这与"至其变化乃为他病也"相符。因此,眼肌型重症肌无力与风密切相关。风为百病之首,易与寒热兼夹为患,风邪入侵,郁久成瘀或郁久化热,炼津为痰,痰凝血滞,阳明、少阳络道不利,进而导致面部肌肉失其功用而生口僻。综上所述,风痰阻络证表现为上胞垂下骤然发生,眼珠转动不灵,目偏视,视一为二;头晕、恶心,泛吐痰涎;舌苔厚腻,脉弦滑。尚尔寿教授认为重症肌无力其病位主要在肝;其病因病机主要与风(外风、内风)有密切关系,临床从肝从风论治各型重症肌无力取得了满意的疗效。

(三)命门火衰、脾阳不足证

《难经正义》有言,"然实指右肾为命门,恐为尽是,以气脉论之,水升于左,火降于右,左右者……故左名肾,右名命门"。左阴右阳,命门在右、主火。故张景岳有言,"命门者,精神之所舍,而为阳气之根也"。命门火衰,温煦推动力量不足,出现阴冷,精神不振。脾主肌肉,脾虚易导致水谷精微不能濡养四肢,从而出现四肢不收、肌肉不用的痿软无力现象,属于痿证范畴。李庚和教授认为,重症肌无力缘起脾胃虚损,由脾虚及肾,可出现元气虚衰、阴竭阳脱之危象。有学者认为重症肌无力发病的内在原因主要在于脾虚导致阴阳失调,如外感六淫、内伤七情、饮食劳倦等是引起脾虚的重要病因。因此,命门火衰、脾阳不足证可见自幼双眼上胞下垂,无力抬举视物,仰首举额张口,或以手提睑,伴有体乏无力,面色无华,畏寒肢冷,小便清长,舌质暗、苔白,脉沉细。

(四)气血瘀滞证

《素问·生气通天论》有载:"因于湿,首如裹,湿热不攘,大筋缈短,小筋弛长,缈短为拘,弛长为痿。"湿邪内蕴,阻滞气机,气机不畅,郁久化热,而成湿热;湿热不除,气机不畅,阻滞经络,气血不通,筋肉不得濡养,则可出现"痿证",表现在目即为上睑下垂。患者湿热内蕴可致气滞血瘀,形成气血瘀滞证。气血瘀滞证见:骤然发生单侧上胞下垂,伴有一侧头痛,多见于有眩晕病史或外伤史的老年人;舌质紫暗、苔薄白或黄,脉弦。

四、儿童重症肌无力

当前中医对儿童重症肌无力主流认识以脾胃为主,患儿五脏娇嫩,形气未充,病理状态下五脏损伤更为明显,形成以脾胃为主的五脏相关论,其病位在肌肉筋脉,病因当从"湿"邪外感或内伤论。肺脏常为发病过程中的首发脏器,患儿在发病前多有呼吸道等感染症状,需关注"肺热叶焦"。患儿先天脾胃不足,后天喂养失调,易损伤脾胃。脾胃不和,气机升降不利,津液失布,聚而成痰湿水饮。痰湿水饮困胃,则患儿出现胃失和降,脾失升清,当饮食不利、吞咽困难。脾主四肢,脾伤则四肢无力;脾主肉轮之眼睑,脾失健运,则眼睑下垂;脾病及肾,肾气不足,肝体失充,无以上荣于目,则视瞻昏渺、斜视、复视。痰湿困肺,肺气不利,清降失肃,则呼吸不利,大气下陷并且痰湿水饮,病性属阴,伤阳耗气,患儿亦会出现乏力、眼睑下垂等诸虚不足之症;痰湿水饮或郁而化热,灼伤津液,内脏失养,肌肉失润,脉络虚滞,故患儿易出现肌肉萎缩、百脉弛软等,湿邪黏滞,病势缠绵,终至五脏虚损加重,百节缓纵不收,筋堕骨懈,沉痼难治,预后不佳。李宝珍教授认为重症肌无力患儿有脾气虚弱、脾肾两虚、肝肾不足的证候。裘昌林教授指出儿童重症肌无力多为眼肌型,多见脾气亏虚型。在病变的发生、发展和转归中,脾肾的盛衰起着关键的作用。后期多脾肾阳虚、肝肾阴虚,提示预后欠佳。此时调理脾肾尤为关键。裘教授主张调补脾胃、补中益气、顾护元气、整体调养、补虚益损、治中有防、用药柔和、突出重点。吴远华教授认为儿童为"稚阴稚阳"之体,脏腑娇嫩,形气未充,尤以肺、脾、肾三脏不足为主。吴教授主张补虚为本,健脾益肾、中西并用,取长补短、分期论治,随症加减,针药并用。李宝珍、裘昌林、吴远华三位教授均认为儿童比成人更容易因脾肾亏损而致重症肌无力。

五、重症肌无力危象

重症肌无力危象病情危重,临床表现为肌肉痿软无力、呼吸困难、气息微弱、病情危急。《医学衷中参西录》有言,"胸中大气下陷,气短不足以息,或努力呼吸,有似乎喘,或气息将停,危在顷刻"。这与重症肌无力危象的临床表现相似。重症肌无力累及呼吸机,影响气机运动,最终影响宗气。"宗气贯心脉而行呼吸。"宗气主要是由水谷之气与清气结合而成。《黄帝内经》曰:"饮入于胃,游溢精气,上输于脾,脾气散精,上归于肺。"其中之"精气"与肺吸入的自然界清气化生成宗气。宗气有行呼吸、行气血、助视听言动等作用。因此语言、呼吸、声音、气血运行、肢体寒温活动、心搏节律等都与之相关。故重症肌无力危象属于中医大气下陷证,与脾肾密切相关,脾肾虚损为本,甚者脉微息弱、元气耗散而气脱。邓铁涛教授认为重症肌无力危象表现为脾胃虚损、大气下陷、延及他脏。他根据中医"五脏相关"理论,提出:①心肺位于胸中,大气下陷,呼吸困难,心阳虚脱,危象出现;②心肺位于胸中,大气下陷,呼吸困难,心阳虚脱,危象出现;③脾虚及肾,天柱倒塌,颈软头倾,躯干全身无力;④损及肺金,构音不清,声音嘶哑,咀嚼乏力,表情呆滞;⑤肝血不足,肾精亏损,眼睑下垂,复视、斜视;⑥肝血不足,肾精亏损,眼睑下垂,复视、斜视;⑦肝血不足,肾精亏损,眼睑下垂,复视、斜视;⑧西药相关副作用,如腹泻、失眠、真菌感染、心悸等。

综上所述,重症肌无力病变部位在筋脉、肌肉,与肝、肾、肺、脾胃最密切。本病的病机演变常见于本虚标实之间。一般而言,本病以热证、虚证为多,虚实夹杂者亦不少见。外感温邪、湿热所致者,病初阴津耗伤不甚,邪热偏重,故属实证;但久延肺胃津伤,肝肾阴血耗损,则由实转虚,或虚实夹杂。内伤致病,脾胃虚弱,肝肾亏损,病久不已,气血阴精亏耗,则以虚证为主,但可夹湿、夹热、夹痰、夹瘀,表现本虚标实之候。故临床常呈现因实致虚、因虚致实和虚实错杂的复杂病机。此外,久痿虚极,脾肾精气虚败,病情危笃。足少阴脉贯行舌根,足太阴脉上行夹咽,连舌本,散于舌下。脾肾精气虚损则舌体失去支持,脾气虚损,无力升清,肾气虚衰,宗气不足,可见舌体瘫软、呼吸和吞咽困难等凶险之候。凡此种种,都是重症肌无力的并病或变证。

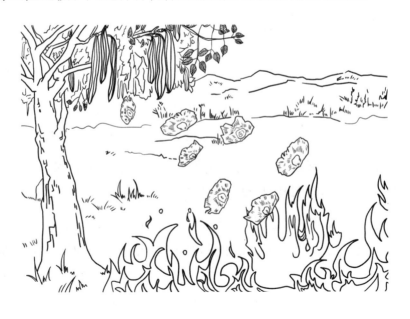

第十八章　重症肌无力危象的中医治验

重症肌无力是一种影响神经肌肉接头处信号传递的自身免疫性罕见病，其主要表现为上睑下垂、眼球活动受限、全身疲倦、吞咽困难，甚则呼吸困难等。当患者急骤发生呼吸肌严重无力以致不能维持换气功能时，称为重症肌无力危象（myasthenia gravis crisis，MGC）。重症肌无力患者一旦发生危象，必须紧急抢救。在抢救过程中往往因为药效不佳、肌无力改善不明显、机械通气无法早期脱机、呼吸道感染加重等一系列因素，患者最终死亡。MGC 最常见的诱发因素为感染，此外，不规律使用抗胆碱酯酶药物，应用阻断神经肌肉接头的抗生素或手术创伤，以及女性妊娠或分娩也是 MGC 的重要易感因素。现代医学治疗 MGC 多采用气管切开（或气管插管）机械通气、药物治疗（如抗乙酰胆碱酯酶药、肾上腺皮质激素）、胸腺放疗或切除、血浆置换，以及免疫抑制剂、免疫调节剂治疗等。目前针对 MGC 的治疗方案总体治疗效果偏差，近年 MGC 患者逐渐增多，上述西医治疗措施与中医治疗相结合，可以更有效地改善 MGC 的临床症状，缩短疗程，减少并发症。

一、重症肌无力危象的中医认识

中医认为重症肌无力的病位在肌肉，与脾肾密切相关，脾肾虚损为本，属于中医痿证、睑废等范畴。《素问·痿论》所云"阳明者，五脏六腑之海，主润宗筋，宗筋主束骨而利机关也"，提出了痿证表现为四肢肌肉筋脉痿弱乏力，原因在于阳明经气亏虚。睑废表现为眼睑肌无力，与脏腑精气不足有关，眼睑下垂是痿证最常见的表现。《诸病源候论》中称其为睢目,症状严重者被《目经大成》称为睑废。视歧以复视为主要表现,与脏腑精气不足有关。《灵枢·大惑论》云:"五脏六腑之精气皆上注于目而为之精,精散则视歧。""五轮"学说提出"上胞"为"肉轮",在脏属脾,脾为后天之本,主运化水谷,濡养四肢,脾运强健,清阳得升,肌肉得养,使肢体丰满而强劲有力,故有脾主肌肉之说。若脾气虚弱,气血不足,气虚下陷,清阳不升,则肢体肌肉痿软,眼睑无力、下垂。而脾虚日久及肾,致肾气亏损,后天不足影响先天体质。肾为一身阴阳之根本,温煦五脏六腑,若脾肾两虚,在临床症状上,除肌肉痿软无力之外,患者常伴有呼吸困难、声音嘶哑、腰膝酸软、全身无力、面色少华等,甚至出现脉微息弱不能维系生命的危候。《灵枢·海论》云:"气海不足,则气少不足以言。"《灵枢·经脉》云:"肌肉软则舌痿。"《脾胃论》云:"上气不足……头为之苦倾,目为之眩……皆由脾胃先虚,气不上行之所致也。"MGC 出现肌肉痿软无力、呼吸困难、气息微弱、病情危急的证候,乃大气下陷,脾肾气虚无法维系五脏精气,这是 MGC 发展的重要环节。张锡纯所著《医学衷中参西录·治大气下陷方》云:"胸中大气下陷,气短不足以息,或努力呼吸,有似乎喘,或气息将停,危在顷刻。"又云:"有呼吸短气者,有心中怔忡者,有淋漓大汗者,有神昏健忘者,有声颤身动者,有寒热往来者,有胸中满闷者,有努力呼吸似喘者,有咽干作渴者,有常常呵欠者,有肢体痿废者……"其描述与 MGC 的临床表现非常符合。

二、重症肌无力危象的病因

1. 感受温毒　当感受温热毒邪,或病后余邪未解,或高热不退,导致内热不解,肺燥阴津不能布散于五脏,五脏不能得到润养,肢体失养而痿弱无力。

2. 湿热浸淫　人体受湿邪侵袭,湿热阻滞于经脉之中,导致气血运行不畅,或湿邪久郁人体产生湿热,或人体痰热内生,最终致使湿热阻于人体筋脉之中,气血在筋脉中运行不畅,无以滋养人体筋脉,导致痿证发生。

3. 饮食不节　因长久以来都具有脾胃虚弱的体质或长期饮食失于节制,或久病气血耗伤,导致脾胃接收、运输、布散水谷精微功能受损,气血津液无法正常生化,五脏无法得到滋养,导致筋骨和肌肉营养不良;脾胃虚弱,运化水湿能力减弱,湿邪聚而成痰,痰湿阻滞于经脉之中;或饮食失于节制,损伤脾胃,导致脾胃运化功能失常。此外,如果服用或接触毒物,导致血液和经脉受到损害,气血于脉道中运行不畅,也可导致肢体痿软。

4.久病房劳　身体先天不足,或久病导致身体虚弱,或房劳太过而导致阴精亏损;或因过度劳累导致肾精受损,肢体筋脉无以得到濡养。

5.跌仆损伤　跌打损伤导致血液运行不畅,阻于经络之中,产生瘀血,影响机体气血运行,脏腑缺乏气血濡养,新血难以生成,因而大脑无充足的气血滋养,出现痿证。产后恶露不尽,导致瘀血留滞于腰腹之中,肢体气血瘀阻,出现肢体无力。

三、重症肌无力危象的病机

1.脾胃虚损,大气下陷　根据中医"脾主肌肉"的理论,张锡纯认为 MGC 的本质为脾胃虚损;MGC 的主要临床特征是严重四肢乏力、呼吸困难和吞咽困难。发病机制归纳为脾胃虚损和大气下陷,脾胃虚损不能滋养其他脏腑,最终导致五脏虚损。在风寒湿邪侵袭、劳累过度或治疗不当等情况下,患者突然出现大气下陷,发展为 MGC。

2.元气不足,络气虚滞　有学者从大气学说及经络学说角度出发,认为 MGC 发病根本是元气亏虚,而络气虚滞是其病机关键;元气沿三焦运行,可促进呼吸的宗气是由元气所产生的,若元气不足,将导致五脏六腑功能失调,肺气不能正常宣发肃降,脾胃不能升清降浊,气血产生不足,导致脏腑及肢体不能被濡养;络脉因长期无气血滋养则虚而滞,气血无以流动则导致邪气留滞,而邪气留置经脉又导致气机不畅,故"至虚之处,便是留邪之地",终致气血停滞而病情恶化。

3.脾肾阳虚,大气下陷　陶治平及刘俊根据脾主肌肉、脾气主升、肾藏精这一理论,认为脾肾的盛衰在重症肌无力的病程变化中起关键作用;脾肾阳气亏虚,导致肺气失于宜发,胃气不能不降,突然出现大气下陷,发展成 MGC。

4.肝血不足　患者因肝血不足而感觉疲劳,休息后肝血充盈可滋养筋脉,从而疲劳得以缓解。长期反复的肝血亏虚在某些诱因下会导致脾肾不足,筋脉迟缓,诱发 MGC。

总之,大多数医者将 MGC 的病机概括为大气下陷。"大气"出自《金匮要略》中"大气一转,其气乃散",具体表现为气促,喘促,张口抬肩,呼吸费力或呼吸无力,甚至呼吸停止。

四、重症肌无力危象的中医证型

当重症肌无力患者出现呼吸窘迫、喘促及痰涎壅盛时,中医将其归类为大气下陷。症见喘促汗出、咳嗽无力、呼吸困难、咀嚼乏力、构音不清、颈软头倾、双唇发绀、躯干及肢体无力、眼睑下垂,甚至出现不能平卧、呼吸费力、张口抬肩。在危重时期,可出现呼吸虚弱表浅、意识不清、舌质淡或暗、舌体胖大或舌边缘伴有齿痕、舌苔薄白或少苔或黄厚腻、脉滑数或沉细或沉细尺弱。

五、重症肌无力危象的中医治疗经验

(一)中医辨证论治经验

邓铁涛教授认为重症肌无力的病机为脾胃虚损,五脏相关,他从补脾益损、兼治五脏出发,采用大补元气、甘温益气、升阳举陷之法,创制了强肌健力饮系列治疗中药,救治了成千上万例重症肌无力患者,收到了良好的效果。方中重用黄芪甘温大补脾气,妙用五龙爪补而不燥。李顺民总结邓铁涛的思路,认为除坚持守法守方以强肌健力饮为主辨证用药外,患者出现咳嗽、痰多、气促危象时,应加大黄芪用量。有学者认为,应扶助真元,调平气机,治以升阳举陷、和胃降逆,药用人参、黄芪、白术等补元气及心脾肺之气以助一身之气,用黄芪、柴胡、升麻等升提胸中之大气。还有学者结合病机,整体辨治,以温补真元、调化脾胃、利肺强心、升阳举陷,同时注意益气固卫以未发先防,融合四逆汤、理中汤、人参蛤蚧汤、真武汤、升陷汤及玉屏风散之意,随证加减。另有学者认为,湿热致痿,治从峻补脾胃、清热化湿,巧用刘氏五妙,获效颇丰。也有人从调理气机入手,认为重症肌无力及其危象皆为气机升降失调所致,治疗时方选升降散,且僵蚕、蝉蜕用量大于姜黄、大黄,使全方升清之力大于降浊之力,并针对不同下陷脏腑之气,合用不同的升提药物。邓中光认为,若见大气下降,可参照张锡纯之升陷汤加人参、桔梗。阳虚较甚者加巴戟天、肉苁蓉、鹿角胶;阴虚较甚者可加服六味地黄丸;阴虚兼热者则西洋参代党参加知母、沙参等。李庚和认为患者发生感冒或肺部感染最易导致 MGC,根据气脱者喘汗导致阴阳离决的理论,认为 MGC 的病机涉及肾气损、脾气虚、心气衰。治疗以培补脾肾、扶正纳气为主,肃肺化痰为辅。基本方:别直参、蛤蚧尾、大熟地、沉香、紫河车、淡附子、煅龙骨、煅牡蛎、炙甘草、黑锡丹、猴枣散、鲜竹沥、生姜汁,鼻饲给药。初治阶段重点以养肺化痰为主,药用沙参、麦冬、凤凰衣、木蝴蝶、河车粉、川贝母、竹茹、枇杷叶等,痰液胶结甚时加海蛤粉等软化。病情减轻后加苍术以运化;待痰量显减,再转为脾肾并举,大补元气之法,随证用药。如意识不清者加苏合香丸。抢救重症肌无力患者10 例,其中 8 例成功,2 例死亡。患者脱离危险后,仍需大剂培补脾肾。奚凤霖以虎潜丸加减,治以补益肝肾、健脾益气为主,药用锁阳、龟板、熟地黄、茯苓、陈皮等治疗 7 周,并配血肉有情之品大补精血,配成膏滋以强筋壮骨、补益肌肉,进行较长时间调治,临床治愈一产后出现 MGC 的女性,随访 2 年无反复。钟大茂以大补阴丸加减治愈一长时间鼻出血而出现四肢无力,进而出现吞咽困难的重症肌无力患者,药用熟地黄、生地黄、白芍、龟板、山药、西洋参等,并配合紫河车、鳖等血肉有情之品,50 多日诸证悉除。王素兰以藿香正气散加减,药用藿香、苏叶、桔梗、陈皮、茯苓、白术、厚朴、半夏等,治疗因产后腹泻及过早劳动而出现全身无力,进而出现咀嚼、吞咽困难的重症肌无力患者1 例,3 个月后患者痊愈。郑家本以补阳还五汤,药用黄芪、当归、桃仁、红花、川芎、葛根、麻黄治疗 1 例老年女性重症肌无力出现咀嚼吞咽困难患者,连用24 剂诸症皆愈。李纲以滋胃阴益气健脾法治疗重症肌无力 1 例,方用黄芪、党参、山茱萸、天冬、麦冬、五味子、知母、生地黄、白芍、当归、葛根、柴胡、升麻、甘草,并适当调整连服24 剂,咀嚼吞咽不利基本改善。王爱华以肾阴阳俱补之地黄饮子加减治疗重症肌无力 1 例,药用熟地黄、山茱萸、石斛、麦冬、肉苁蓉、巴戟天、附子、肉桂等,治疗 4 个月临床治愈。陆亚年治疗重症肌无力出现吞咽困难、进汤水则呛咳、少气懒言2 例,方以生脉散和一贯煎化裁,药用西洋参、生地黄、枸杞子、麦冬、五味子、沙参、当归、川楝子等,服百余剂,基本治愈。何春凤以归芪异功散加味治疗重症肌无力 1 例,药用黄芪、西洋参、茯苓、白术、陈皮、当归等,肾阳不足加菟丝子、补骨脂、巴戟天,重者加熟附子 6 ～ 15 g,服药 3 个多月临床痊愈。

(二)专方专药

有学者在西医抢救措施的基础上合用重肌灵散、黄芪益气散和复方灵仙散,可减少溴吡斯的明及激素的用量,增强疗效,减少复发。有学者采用中西医结合救治 21 例 MGC 患者,根据病情均使用强肌健力口服液或强肌健力胶囊,同时重视应用黄芪注射液补气升提,反对使用活血化瘀类成药,治疗后患者全部康复或好转出院。另有学者应用马钱子治疗重症肌无力数十年,强调加强规范炮制,总结出"小剂量渐加量法(分次服用,单剂量不超过 0.4 g),观察药物有效反应,适时调整剂量"的用药经验,认为其可通经络、透关节。除此之外,考《医学衷中参西录》谓马钱子"令胃腑瞤动有力,则胃中之食必速消",称其为健胃妙药。况时祥等认为,马钱子在治疗重症肌无力时具有益气强肌、扶助正气、解毒散结、通络化瘀的作用。臧海生和蒋方建针对痰涎壅盛以猴枣散或鲜竹沥兑生姜汁化痰肃肺以治标。有学者重用黄芪,增强温升补气升清之力,每剂最大量可达 320 g,不少于 60 g,达生化有源之功,收强肌健力之效。孟文格等治疗重症肌无力时,既采用建立呼吸通道、药物治疗(糖皮质激素、丙种球蛋白、抗生素)等西医手段,又在中医辨证后给予补中益气汤的基础上加用参芪扶正注射液治疗,这样更有利于提高患者一次脱机成功率、总脱机成功率,改善患者的预后和提高患者的生活质量。另有学者于补中益气汤加味中重用鸡血藤,意在活血补血,改善机体血供,取"血为气之母"之意,促进经络组织间气血贯通,从而提高神经肌肉的传递功能,改善肌无力症状。

(三)中药治疗减少西药用量及毒副作用

西医抢救措施多选用大剂量糖皮质激素冲击、静脉滴注大剂量免疫球蛋白、有效足量的抗生素及机械通气,邓铁涛教授认为在减少激素用量的同时可运用茯苓、猪苓、薏苡仁等祛湿化浊药来减轻易致水肿的副作用;还认为黄芪、党参、白术等甘温补益之品是该病支持疗法的重要药物,在一定程度上可起到相应的作用。在抗生素选用上,邓教授认为抗生素只有在正气旺盛的基础上才能起到好的作用,即使并发感染,中药治疗原则仍然是健脾补肾、升阳益气、强肌健力,不轻易使用苦寒、清热、泻火之药。尽管机械通气能够挽救危重患者的生命,但也存在多种并发症,加之长期卧床、营养不良等,使患者病情加重,脱机困难,所以在长期的临床治疗中给予患者中药大补中气的辅助治疗,提高患者的免疫力,增强患者的康复能力,缓解病情,提早脱机。有学者从中药性味归经角度出发,认为激素属温热之品、甘味之药,归脾肾二经,在重症肌无力的治疗中,从激素不良反应的表现和机体阳气消长的变化考虑,分为少火期、壮火期、脾肾阳虚期、相对稳定期和反跳期,据此进行辨证论治,有助于减量不反跳。

(四)预防调护

1.畅达情志　《素问·阴阳应承大论》云"思伤脾",病者忧思不解,不仅直接伤脾,而且可致肝气郁结、横逆脾土,加重已有之脾胃虚损。患者经历了重症肌无力的长期折磨,且见效慢、反复发作,容易出现悲观、烦躁、焦虑不安等心理问题。医护人员应乐观、详细、耐心地向患者及家属解释重症肌无力脾胃虚损之病机和疾病发展的规律,使他们对疾病有正确的认识和心理准备;以高度的责任心和同情心赢得患者的信任,如紧握患者的双手、利用亲切的语言与关注的眼神等增加患者的安全感,以获取患者的信任,建立良好的护患关系,消除患者的焦虑和恐惧感,使其树立战胜疾病的信心,积极主动配合治疗,及时留置胃管,使治疗得以顺利进行。

2.重视顾护脾胃　脾为后天之本,主运化食物和水液,胃气的盛衰关系着机体的营养来源,乃至于人体生命活动的强弱与存亡。MGC患者往往呼吸、吞咽困难,在临床治疗过程中,更要时刻注意顾护脾胃之气,以勿伤胃气为要,并要设法促进脾胃升降功能的发挥。根据劳者温之、损者益之的理论,饮食以少食寒凉、多食温补为原则,忌生冷、油腻、粗糙硬固之品,以免损伤脾胃。除了选用运脾、健脾、护胃之品外,还要注意及时进服药物及食物,此时正常的饮食往往等同于药物治疗。如肌内注射新斯的明之后,患者吞咽功能可暂时改善,可趁机服用食物及药物,置入鼻饲管之后更需提供高热量、营养全面的膳食,如营养液之类。

3. 注重护理及健康宣教　充分应用中医整体护理可促使邪毒浊气从表而出,恢复肌肉筋脉的正常功能,有助于缩短疗程、促进恢复、预防并发症、减少后遗症。向患者普及重症肌无力及危象的相关知识,提高患者依从性及自我保养意识,注意季节气候变化,减少外界环境刺激,具有重要意义。另有研究发现,长期服用膏滋剂可有效改善肌无力现象,提高生活质量,临床疗效确切。

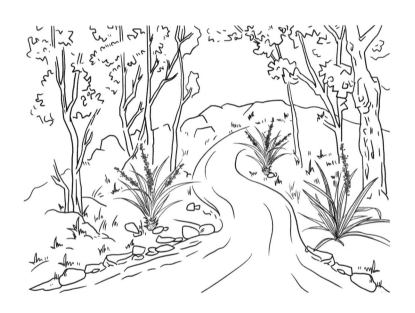

第十九章 重症肌无力并发症的中医治验

重症肌无力是一种危害性很大的疾病，不仅会导致患者出现眼睑下垂和眼球转动不灵活等情况，而且还可能导致表情淡漠和咀嚼无力等。此外，重症肌无力最可怕之处还在于这种疾病会带来一些并发症，严重时可出现呼吸困难，治疗不及时可危及患者生命。下面我们就给大家介绍一下常见的重症肌无力的并发症。

一是肌无力性危象。这种类型的并发症通常由疾病发展和抗胆碱酯酶药的剂量不足引起。通常情况下，患者常表现出吞咽、咳嗽不能，呼吸窘迫、困难乃至停止的严重状况。体检可见瞳孔扩大、浑身出汗、腹胀、肠鸣音正常和新斯的明注射后症状好转等特点。二是胆碱能性危象。此类型并发症通常占危象例数的 1% ~ 6%，由抗胆碱酯酶药过量引起。除肌无力的共同特点外，患者还有瞳孔缩小、浑身出汗、肌肉跳动、肠鸣音亢进、肌内注射新斯的明后症状加重等特征。三是反拗性危象。通常情况下，这种并发症由感染、中毒和电解质紊乱等引起，应用抗胆碱酯酶药后可暂时减轻，继之又加重。

重症肌无力并发症可对患者造成巨大的危害，因此，建议患者在生活或工作中如果出现类似或者疑似症状，一定要及时就诊并接受治疗。

一、重症肌无力并发症的中医认识

重症肌无力并发症往往会出现危急的状态，常见临床表现包括吞咽困难、呼吸困难、浑身出汗等。目前西医治疗仍面临病死率高、不良反应大等困难。中医多从虚证，特别是大气下陷来探讨重症肌无力危象的病机，同时涉及胃气、元气、经络气血及肝血等因素;在治疗上重视辨证组方施治,结合辨病选用一定的专方专药,强调顾护胃气,及时恢复脾胃升降功能,注意在治疗中应用中医药来减少西医治疗的不良反应;在治疗及后期预防中突出整体观念,从情志、饮食、护理等各方面积极预防危象再发。

(一)病名

重症肌无力归属虚损范畴,根据其并发症的证候特点,下文分别用"呼吸困难""吞咽困难"等进行详细论述。咀嚼无力及吞咽困难与其他症状相比,对该病病情判断最重要。

(二)病因

内因首当责之于人体先天禀赋不足,正气亏虚,脏腑、经络功能不足及精血亏虚等,在此基础上,而复随情妄用形体,房劳过度,或七情内伤,或饮食失宜,或起居失调,或外感六淫,或手术外伤,或多产、崩漏、产后体虚,或吐泻过度,或疾病失治,或病后失养等致病。

(三)生理病理

重症肌无力病位在肌肉,症状在无力,与脾肾关系密切。随着病程延长、病情加重,脾肾虚损,大气虚衰。脾肾虚损可延及五脏,转为五脏虚损。故重症肌无力并发症的基本病机为脾肾亏虚,延及五脏。

肌肉位于皮下,生理上为脾主,脾将水谷精微物质上输于肺,再由肺宣发布施以营养肌肉。肌肉的厚薄、丰瘦能反映脾气的强弱盛衰。肌肉对人体起着支撑、保护与协调、辅助运动的作用,人体的站立及姿势平衡、吞咽、说话、眨眼等运动亦有赖于肌肉的辅助;脾胃为后天之本,气血生化之源,五脏六腑及四肢百骸皆赖以养,又有主统血,主升清,主四肢肌肉活动及营养,甚统摄一身肌肉等重要的生理功能;肾是命门元气所根,主藏精,被视为元阳、元阴生发之源,主人体生长发育。肾调节全身阴阳平衡极为重要,肾主纳气,故被视为先天之根、元气之根,上连于肺,肾气盛则肺卫充实,呼吸自如有根。宗气的现代定义为聚集于人体胸中,由先天元气化生,为后天脾胃运化的水谷精微之气和肺吸入的清气一起充养的后天之气。功能为统摄全身诸经之气,主宰周身血脉,统摄三焦;贯心脉而主心搏动,保合神明并司运动知觉。

脾胃虚损,相应肌肉失于气、血、津液濡养,而致功能降低或丧失,加之脾气不足,失于统摄,不能为肌肉行津液、通血脉,表现为眼睑下垂或眼肌活动障碍,四肢乏力或痿软,咀嚼无力。肾为胃关,伤肾则脾肾俱损,表现为吞咽困难,甚则饮水呛咳,颈软头倾、屈伸无力。肺为声之门,肾为声之根,声虽发自肺,而实根于肾,肾气不足则声音低微而不清,且大气不足亦可致语声低微,声出不扬。脾气虚弱,生化乏源,母病及子,后天不养先天,则肺肾虚弱,鼓动声门无力所致,构音障碍或构音不清。此外,病日久而易传变,根据五脏相关理论,脾脏虚损,则其所不胜的肝及所胜的肾也将受损。肝开窍于目,肝受血而能视,瞳神为水轮居,肾为藏精之所,五脏之精皆上注于目。故肝肾虚损可见肝血不足,肝窍失养,精不足,精明失养,而致眼部病变,出现眼睑下垂加重或眼球活动受限,精脱则视歧,视歧见两物,故见视物如蒙、复视、斜视等。脾病及肾,肾不纳气,气难根,加之大气下陷,无力以贯心脉而行呼吸,故呼吸短浅、呼吸困难,导致肌无力危象的发生。同时,由于脾为生痰之源,肺为储痰之器,脾虚则易生痰湿,肺虚则豁痰无权。必将导致痰涎壅塞不通,致使气息不畅,加重呼吸之困难,甚则堵塞气道,致窒息死亡。

另一方面,脾肾亏虚不仅表现为气虚,同时表现为阳虚,故劳累时阳气虚衰,无以振奋人体功能则病情加重,休息后阳气得复而病情减轻。清晨为阳气生发之时,虚乏之阳气尚可温煦经脉,夜晚阳气渐衰则虚乏之阳气尤为困顿,难以自持,自汗淋漓,温煦之功逐渐失去,故病情加重。

中医认为邪之所凑,其气必虚,由于该病长期脏腑虚损,卫外不固,六淫之邪亦侵之,又有体虚而生痰湿热瘀等病理产物,均可致病情加重且复杂化。

(四)病机

《金匮翼·虚劳统论》曰:"虚劳,一曰虚损。盖积劳成虚,积虚成弱,积弱成损也。虚者,空虚之谓,损者,破散之谓。虚犹可补,损则罕有复完者矣。"这是疾病发展到形体与功能都受到严重损害的概括。且因脾主肌肉,脾胃虚损,故导致肌肉失养,表现为眼睑下垂、四肢乏力或痿软,同时本病尚可损及五脏,易向纵深发展。脾虚乏源,五肌不利,精血不能上注于目,肝窍失养,则视歧而见二物复视或斜视;脾气虚弱,生化乏源,母病及子,后天不养先天,则肺肾虚弱,鼓动声门无力所致,构音障碍或构音不清。肾为胃关,伤肾则致吞咽困难;若损及肺肾,可致扬音不清以致气息断续,危在顷刻;若伤及心血,则致心悸、失眠。重症肌无力并发症的基本病机为脾肾亏虚,延及五脏。

(五)转归与预后

临床上有些重症肌无力患者出现并发症,经过治疗后可达到临床痊愈(即患者的临床症状和体征消失,能正常生活、学习、工作,并停止使用一切治疗重症肌无力的药物)。但本病复发及加重的诱因很多。患者主要因精神创伤、全身各种感染、过度劳累、妇女月经不调等多种因素而复发。另有临床仅靠服用中药而停用其他任何药物的患者,多因天气突变外感加重,或过度劳累后加重,甚至危及生命。住院的该类患者病情加重,除自身原因之外,医源性的治疗失误是引起该病最主要的原因。此外,患者的心理状态及战胜疾病的信心对于治疗亦至关重要。

二、呼吸困难

重症肌无力并发症的主要表现为呼吸困难。中医认为:脾胃为气机升降之枢纽,气出于肺而根于肾,需脾于中间斡旋转运,使宗气充足以司呼吸。脾胃虚损则枢机不运,聚湿生痰,壅阻于肺,故见胸闷、疼痛、气促等。脾病及肾,肾不纳气,气难归根,甚或大气下陷,出现呼吸困难。治疗上应辨证虚实,如实证的呼吸困难,可选麻杏石甘汤治疗张口抬肩之喘证;虚证的呼吸困难,可选升陷汤治疗气短不足以息的大气下陷。重症肌无力患者表现的呼吸困难,多属于医籍所描述的大气下陷。

大气之名,首见于《金匮要略·水气病脉证并治第十四》,桂枝加黄芪汤下,"阴阳相得,其气乃行,大气一转,其气乃散"之语。

清·喻昌《医门法律》曰:"五脏六腑,大经小络,昼夜循环不息,必赖胸中大气斡旋其间。大气一衰,则出入废,升降息,神机化灭,气立孤危矣。"

张锡纯结合《黄帝内经·热论》认为,大气皆去病日已矣,对大气的生成及命名做了非常细致详尽的阐释。《医学衷中参西录·治大气下陷方》原文曰:"大气者,充满胸中,以司肺呼吸之气也。人之一身,自飞门以至魄门,一气主之。然此气有发生之处,有培养之处,有积贮之处。天一生水,肾脏先成,而肾系命门之中,有气息息萌动,此乃乾元资始之气,《内经》所谓'少火生气'也。此气既由少火发生,以徐徐上达。培养于后天水谷之气,而磅礴之势成。绩贮于膺胸空旷之府,而盘踞之根固。是大气者,原以元气为根本,以水谷之气为养料,以胸中之地为宅窟者也。夫均是气也,至胸中之气,独名为大气者,诚以其能撑持全身,为诸气之纲领,包举肺外,司呼吸之枢机,故郑而重之曰大气。"

另外,胎儿未生之时,靠脐带供养呼吸,知其胸中原无大气,亦无须乎大气,而推演出大气生成本源为迨胎气日盛,脐下元气渐充,遂息息上达胸中而为大气。大气渐满,能鼓动肺膜使之呼吸,即脱离母腹,由肺呼吸而通天地之气矣。同时,《医学衷中参西录》清晰指出了大气与呼吸之气的区别,"大气者,内气也。呼吸之气,外气也"。

大气的生理功能及病理变化在《医学衷中参西录》中亦有论述,曰"此气且能撑持全身,振作精神,以及心思脑力,官骸动作,莫不赖乎此气"。此气一虚,呼吸即觉不利,而且肢体酸懒,精神昏愦,脑力心思,为之顿减。若其气虚而且陷,或下陷过甚者,其人即呼吸顿停,昏然罔觉。故认为大气者与全身有密切关系,具有撑持全身、振作精神,以及心思脑力、官骸动作之功能。

另外,张锡纯对大气下陷之病名、病因病机、证治进行了较系统的论述。

(一)大气下陷的证候特点

张锡纯在《医学衷中参西录·治大气下陷方》中曰:"治胸中大气下陷,气短不足以息。或努力呼吸,有似乎喘。或气息将停,危在顷刻。其兼症,或寒热往来,或咽干作渴,或满闷怔忡,或神昏健忘,种种病状,诚难悉数。其脉象沉迟微弱,关前尤甚。其剧者,或六脉不舍,或参伍不调。"

(二)病因病机

张锡纯认为,大气下陷证病因多为或过劳负重,或得病日久,或因泄泻日久,或服破气药太过,或气分虚极自下陷,等大气下陷而致"人觉有呼吸之外气与内气不相接续者,大气虚而欲陷"而发病。曰:"其证多得之力小任重或枵腹力作,或病后气力未复,勤于动作,或因泄泻日久,或服破气药太过,或气分虚极自下陷,种种病因不同。"

对于大气下陷证的病机演变及医生误治后疾病的变化,张锡纯也进行了阐述:"医者不知病因,犹误认为气郁不舒,而开通之。其剧者,呼吸将停,努力使能呼吸,犹误认为气逆作喘,而降下之。则陷者益陷,凶危立见矣。其时作寒热者,盖胸中大气,即上焦阳气,其下陷之时,非尽下陷也,亦非一陷而不升也。当其初陷时,阳气郁而不畅则作寒;既陷之后,阳气蓄而欲宣则作热。迨阳气蓄极而通,仍复些些上达,则又微汗而热解。其咽者,津液不能随气上潮也。其满闷者,因呼吸不利而自觉满闷也。其怔忡者,因心在膈上,原悬于大气之中,大气既陷,而心无所附丽也。其神昏健忘者,大气因下陷,不能上达于脑,而脑髓神经无所凭借也。"

(三)辨证治疗

张锡纯根据大气下陷证病机方予"升陷汤"主之,其组成为"生箭芪六钱,知母三钱,柴胡一钱五分,桔梗一钱五分,升麻一钱",方中黄芪为君药,善补气,又善升气,因黄芪性热,佐以知母凉润之性;柴胡为少阳之药,能引大气之陷者自左上升;升麻为阳明之药,能引大气之陷者自右上升;桔梗为药中之舟楫,能载诸药之力上达胸中,故用之为向导,总功效即为提升大气,升阳举陷。主治胸中大气下陷,气短不足以息;或努力呼吸,有似乎喘;或气息将停,危在顷刻。并结合临床证候表现给予加减变化。若见气分虚极者,酌加人参数钱,加强培气之本;或加山萸肉,以防止气机涣散;若少腹下坠或更作疼,其人之大气直陷至九渊,必需升麻之大力者,以升提之,故又加升麻五分或倍作二钱也。除此之外,张锡纯还对寒饮结胸与大气下陷证进行了脉诊鉴别,即"然诊其脉似寒凉,而询之果畏寒凉,且觉短气者,寒饮结胸也;诊其脉似寒凉,而询之不畏寒凉,惟觉短气者,大气下陷也。且即以短气论,而大气下陷之短气,与寒饮结胸之短气,亦自有辨。寒饮结胸短气,似觉有物压之;大气下陷短气,常觉上气与下气不相接续。临证者当细审之"。

(四)典型医案

张锡纯在《医学衷中参西录》中记载了一个病案,其证候表现与重症肌无力及危象极为相似。"因力田劳苦过度,致胸中大气下陷,四肢懒动,饮食减少,胸中满闷,其实非满闷乃短气也,病患不善述病情,往往如此……迟延二十余日,病势垂危,喘不能卧,昼夜倚壁而坐;假寐片时,气息即停,心下突然胀起,急呼醒之,连连喘息数口,气息始稍续;倦极偶卧片时,觉股中重千斤,不能转侧,不敢仰其脉乍有乍无,寸关尺或一部独见,或两部同见,又皆一再动而止。此病之危,已至极点。"

三、吞咽困难

重症肌无力患者在病情较重期,常常出现吞咽困难。临床表现主要为吞咽液体或食物方面的异常。吞咽困难,饮食不下,且无咽喉部疼痛不适,相当于中医"不能食""噎""食少""饮食不下""食饮不下""饮食不入""厌厌不能食""咽膈不通"等。中医学认为,吞咽功能的完成与口、舌、咽喉功能有关。《灵枢·经脉》曰:"脾足太阴之脉……属脾,络胃,上膈,挟咽,连舌本,散舌下。肾足少阴之脉……其支者,从肺出,络心,注肺中,循喉咙,挟舌本。足厥阴肝经……挟胃,属肝,络胆,上贯膈,布胁肋,循喉咙之后……足阳明胃经……其支者,从大迎前,下人迎,循喉咙,入缺盆,下膈,属胃,络脾。"可见从经脉循行来看,脾、肾、肝、心四条经脉均循喉舌,即脾、肾、肝、心的功能正常与否直接影响口、舌、咽喉的功能发挥,且"咽喉者,水谷之道也"。

吞咽困难、饮食不下,中医责之肾。咽为胃之系,上接口腔,下贯胃腑,是胃接纳水谷之门户。脾胃虚衰,则摄纳运化无权,又肾为胃关,胃肾亏损,则吞咽困难。

(一)历代医书记载

《黄帝内经》中早已有吞咽困难的描述,如"饮食不下""不能食""食饮不下""饮食不入""不欲食""不欲食饮"等。与吞咽无力有关的饮食不下病因病机的论述,最早见于《素问·六元正纪大论》,"故民病胃脘当心而痛,上支两胁,膈咽不通,食饮不下"。《素问·玉机真藏论》曰:"脉细,皮寒,气少,泄利前后,饮食不入,此谓五虚。"王冰注:"虚谓真气不足也。然脉细心也,皮寒肺也,气少肝也,泄利前后肾也,饮食不入脾也。"五虚并见,不能食,反映五脏功能严重衰退,特别是脾之气衰退,则出现吞咽无力,饮食不入。《素问·太阴阳明论》云:"喉主天气,咽主地气。"因水谷之物为地气,故吞咽困难导致的饮食不下均与咽有密切关系。陈无择认为:"夫喉以候气,咽以咽物,咽接三脘以通胃,喉通五脏以系肺,气谷攸分,皎然明白。"

张子和在《儒门事亲》中曰："咽与喉,会厌与舌,此四者,同在一门,而其用各异。喉以候气,故喉气通于天;咽以咽物,故咽气通于地;会厌与喉,上下以司开阖,食下则吸而掩,气上则呼而出,是以舌抵上腭,则会厌能闭其咽矣。四者相交为用,阙一则饮食废而死矣! 此四者,乃气与食出入之门户最急之处。"脾主身之肌肉,胃为水谷之海。虚劳则脏腑不和,脾胃气弱,故不能食也。李东垣在《脾胃论·脾胃盛衰论》中曰:"胃中元气盛,则能食而不伤,过时而不饥。脾胃俱实,则能食而不废;脾胃俱虚,则不能食而瘦。"明·王肯堂在《证治准绳·诸呕逆门》中曰:"噎谓饮食入咽而阻碍不通,梗涩难下,有下者,有不得下者,有吐者,有不吐者,故别立门。"明确指出咽喉不利,吞咽困难,而致饮食不下,有下者多为流质食物,不下者多为固体或较硬食物。

(二)病因病机

吞咽困难,饮食不入,病急多责之肺肝与风痰瘀血,病久则以肾脾虚损为主,并重视经络在咽喉的循行与吞咽困难的关系。

1.脾胃亏虚,饮食不下 吞咽困难,饮食不下,属于脾胃病证治范畴。丹波元简在《杂病广要·东垣内伤外辨概略》中曰:"鼻中气短,少气不足以息,语则气短而怯弱,妨食或食不下,或不欲食,三者互有之。"李东垣在《脾胃论·随时加减用药法》中曰:"堵塞咽喉,阳气不得出者,曰塞。阴气不得下降者,曰噎。夫噎塞迎逆于咽喉胸膈之间,令诸经不行,则口开目瞪气欲绝。"他在《脾胃论》中提到咽喉不利,饮食不下,并指出其为重症。明·王肯堂曰:"胃病者,腹胀,胃脘当心而痛,上支两胁,膈咽不通,饮食不下。"饮食入胃,游溢精气,上输于脾。精气输脾归肺,上行春夏之令,以滋养周身,乃清气为天者也;升已而下输膀胱,行秋冬之令,为传化糟粕,转味而出,乃浊阴为地者也。脾胃亏虚,或见于五脏虚弱,则吞咽困难,饮食不下。故脾胃病可以引起饮食不下,且属于重症。

2.脾肾亏虚,饮食不下 肾为胃关,肾虚则门户启闭出入不利。关者,门户要会之处,司启闭出入,肾司胃吞咽受纳之关,肾气虚则胃饮食受纳功能减弱。肾主髓,肾虚则髓衰,延髓支配吞咽肌受累可出现吞咽困难、咀嚼无力,致水谷之物不能下咽,或出现饮水反呛,或食物吞之不下,或仅能吞服流质食物。《素问·水热穴论》曰:"肾者,胃之关也。"张介宾认为:"胃为五脏六腑之海,而关则在肾,关之为义,操北门锁钥之柄,凡一身元气消长,约束攸赖。故许知可云,补脾不若补肾者,谓救木之道,莫先乎此也,诚万古不易之良法。"由此可见,重症肌无力的吞咽困难、饮食不下与脾肾亏虚关系较大,其与痿证四肢无力、肌肉消瘦证候相互关联。正如王好古在《此事难知》中讲到:"四肢无力,怠惰嗜卧,食不入,皮肤燥涩,面色黧黑,肌肉销铄。"

3.噎膈、反胃　吞咽困难,饮食不下,亦归属中医"噎膈""反胃"。食管胸膈病变,或痰结咽喉,或见于思虑过度等均可导致饮食不下。

《诸病源候论》"五膈气候""五噎候"篇均有饮食不下的论述。如《诸病源候论·五噎候》曰:"夫五噎,谓一曰气噎,二曰忧噎,三曰食噎,四曰劳噎,五曰思噎。虽有五名,皆由阴阳不和,三焦隔绝,津液不行,忧恚嗔怒所生,谓之五噎。噎者,噎塞不通也。"《诸病源候论·五膈气候》曰:"忧膈之病,胸中气结,烦闷,津液不通,饮食不下,羸瘦不为气力。"又如《诸病源候论·冷痰候》:"冷痰者,言胃气虚弱,不能宣行水谷,故使痰水结聚,停于胸膈之间……不能食饮也。"《诸病源候论·食噎候》曰:"此由脏气冷而不理,津液涩少而不能传行饮食,故饮食入则噎塞不通,故谓之食噎。"由此可见,巢氏认为其病位在胸膈,病因可为愁忧思虑、饮食不节、脾胃气虚等,致阴阳不和,脏腑生病,结于胸膈。此外,有并发症时,如咳嗽、咳痰、咽痛时,其吞咽困难、饮食不下症状会加重,正如《诸病源候论·咽喉不利候》所述"腑脏冷热不调,气上下哽涩,结搏于喉间,吞吐不利,或塞或痛,故言喉咽不利。也可出现吞咽不利,饮食不下"。多由外感,加重脏腑亏虚而致。

王肯堂认为忧思伤脾可致不食,认为咽喉不利,饮食不下,与肝肾二脏有关,如《证治准绳·诸气门》言:"劳气所至,为嗌噎病,为喘促,为嗽血,为腰痛骨痿……思气所至,为不眠,为嗜卧,为昏瞀,为中痞,三焦闭塞,为咽嗌不利,为胆瘅呕苦,为筋痿,为白淫,为得后与气,快然如衰,为不嗜食。"又云:"人身之中,上下有七冲门,皆下冲上也。幽门上冲吸门,吸门者,会厌也,冲其吸入之气,不得下归于肾,肝为阴火动相拒,故咽膈不通,致浊阴之气不得下降。"

丹波元简在《杂病广要·膈噎胃反之别》中曰:"夫饮食入于噎间,不能下噎,随即吐出,自噎而转,故曰噎。"认为"丹溪谓膈噎反胃之病,得之七情六淫,遂有火热炎上之化,多升少降,津液不布,积而为痰为饮,被劫时暂得快,七情饮食不节,其证复作,前药再行,积成其热,血液衰耗,胃脘干槁,其槁在上,近咽之下,水饮可行,食物难入,入亦不多,名之曰噎"。

(三)辨证论治

1.饮食不下,宜调补脾胃之气 李东垣对于病久厌厌不能食,而脏腑或结或溏,胃气虚弱之证,使用白术和胃丸治疗。而和中丸治疗病久虚弱,厌厌不能食之证。其在《脾胃论·和中丸》曰:"治病久虚弱,厌厌不能食,而脏腑或秘或溏,此胃气虚弱也。常服则和中理气,消痰去湿,厚肠胃,进饮食。"和中丸药物组成为木香二钱五分,枳实(麸炒)、炙甘草各三钱五分,槟榔四钱五分,陈皮(去白)八钱,半夏(汤洗七次)、厚朴(姜制)各一两,白术一两二钱。上为细末,生姜自然汁浸蒸饼为丸,如梧桐子大。每服三五十丸,温水送下,食前或食远。"

王肯堂在《证治准绳·劳倦所伤虚中有热》中曰:"调中益气汤,治因饥饱劳役损伤脾胃,元气不足,其脉弦,或洪缓,按之无力,中之下时一涩。其证身体沉重,四肢困倦,百节烦疼,胸满短气,膈咽不通。"《证治准绳·虚劳》曰:"脾劳,意外致思而成。虚寒则气胀咽满,食不下,嗳气,宜白术汤、生嘉禾散、大建脾散""脾虚面黄肌瘦,吐利清冷,腹胀肠鸣,四肢无力,饮食不进,宜快胃汤、进食丸之类,以调其饮食"。王氏治疗膈咽不通,饮食不下,取三里穴位,并以黄芪补中汤送下,"如两足痿厥,行步恇怯,欹侧欲倒,臂臑如折,及作痛而无力,或气短气促而喘,或不足以息,以黄芪、人参、甘草、白术、苍术、泽泻、猪苓、茯苓、橘皮等作汤,送下滋肾丸一百五十丸。六七月之间,湿热之令大行,气短不能言者,加五味子、麦冬。如心下痞,膨闷食不下,以上煎白术、苍术等汤,送下消痞丸五七十丸,更当审而用之。"可见其对于该证候的治疗大法主要为补脾胃之气。

2.饮食不下,宜升阳益气 《史记·扁鹊仓公列传》有"六不治"说,其中"形羸不能服药,五不治也。"故饮食不下,不能服药,属于重症。张锡纯以"升陷汤"治疗胸中大气下陷致饮食不下,言"大气之下陷也,其脾胃若因大气下陷,而运化之力减者,必然少食"。

认为危重之证尚可"浆粥入胃,泄注止,则虚可活"。治用黄芪建中汤、理中汤之类。浆粥即为水谷之物,可养胸中大气。

3.饮食不下,宜除痰理(顺)气　李东垣在《内外伤辨惑论·暑伤胃气论》中采用皂角化痰丸治疗膈饮食不下。"劳风,心脾壅滞,痰涎盛多,喉中不利,涕唾稠黏,嗌塞吐逆,不思饮食,或时昏愦。"皂角化痰丸药物组成为皂角木白皮(酥炙)、白附子(炮)、半夏(汤洗七次)、天南星(炮)、白矾(枯)、赤茯苓(去皮)、人参各一两,枳壳(炒)二两。上为细末,生姜汁面糊为丸,如梧桐子大,每服30丸,温水送下,食后。故胃脘痰瘀互结可致咽膈饮食不下,属于实证或本虚标实。王肯堂在《证治准绳》中也有相关论述,"有痰饮,粥药到咽即吐,人皆谓其翻胃,非也,此乃痰气结在咽膈之间,宜先以姜苏汤下灵砂丹,俟药可进,则以顺气之药继之""有痰在咽喉间,如绵絮相似,略不出,咽不下,并宜四七汤,未效,进丁沉透膈汤""痰多,食饮才下,便为痰涎裹住不得下者,以来复丹控其痰涎,自制漆痰丸,半夏曲、枯矾、皂角火炙刮去皮弦子、玄明粉、白茯苓、枳壳各等分,霞天膏和丸"。

4.典型医案　张锡纯所著《医学衷中参西录》记载了两个案例。

一妇人,年三十许。胸中满闷,不能饮食。医者纯用开破之药数剂,忽然寒热,脉变为迟。医者见脉迟,又兼寒热,方中加黄芪、桂枝、干姜各数钱,而仍多用破气之药。购药未服,愚应其邻家延请,适至其村,病家求为诊视,其脉迟而且弱,问其呼吸觉短气乎?答曰:今于服药数剂后,新添此证。知其胸中大气因服破气之药下陷。时医者在座,不便另为疏方,遂谓医曰:子方中所加之药,极为对证,然此时其胸中大气下陷,破气药分毫不可再用。遂单将所加之黄芪、桂枝、干姜煎服。寒热顿已,呼吸亦觉畅舒。后医者即方略为加减,又服数剂痊愈。

一妇人,因临盆努力过甚,产后数日,胁下作疼,又十余日,更发寒热。其翁知医,投以生化汤两剂,病大见愈。迟数日,寒热又作。遂延他医调治,以为产后瘀血为恙,又兼受寒,于活血化瘀药中,重加干姜。数剂后,寒热益甚,连连饮水,不能解渴。时当仲夏,身热如炙,又复严裹浓被,略以展动,即觉冷气侵肤。后愚诊视,左脉沉细欲无,右脉沉紧,皆有数象。知其大气下陷,又为热药所伤也。其从前服生化汤觉轻者,全得芎升提之力也。治以升陷汤,将方中知母改用八钱,又加玄参六钱,一剂而寒热已,亦不作渴。从前两日不食,至此遂能饮食。惟胁下微疼,继服拙拟现郁升陷汤,二剂痊愈。

附录 重症肌无力常用评定量表

目前,重症肌无力的治疗仍旧是一项世界性的难题,但是通过对该病的定量或定性评估,医生可以更直观、客观地评价患者病情的严重程度,这对于进行临床观察、判断疗效、评估预后等具有重要意义。临床对重症肌无力严重程度的评估量表众多,本章将对如下 4 种信度和效度均较好的量表进行介绍,以期对临床实践有所帮助。

一、重症肌无力定量评分

重症肌无力定量评分(QMGS)于 2000 年由美国重症肌无力协会提出,完成完整量表所需时间约 25 min,使用时需要测试设备辅助,包括手持握力计和秒表。该量表内容见附表 1。

附表 1 重症肌无力定量评分

检查项目	计分			
	0 分(正常)	1 分(轻度)	2 分(中度)	3 分(重度)
复视:左、右外侧凝视,出现复视时间/s	≥61	11 ~ 60	1 ~ 10	自发
睑下垂向上凝视,出现睑下垂时间/s	≥61	11 ~ 60	1 ~ 10	自发
面肌:双唇闭合及其力量	正常闭合	可以闭合,有阻力	可以闭合,但无阻力	不能闭合

续附表 1

检查项目		计分			
		0 分(正常)	1 分(轻度)	2 分(中度)	3 分(重度)
吞咽:快速吞咽 100 mL 水		正常	轻度咳嗽或清嗓	重度咳嗽,经鼻反流	不能吞咽
发音:大声报数 1~50,出现构音困难		正常	30~49	10~29	0~9
右上肢:坐位、持续外展/s		≥240	90~239	10~89	0~9
左上肢:坐位、持续外展/s		≥240	90~239	10~89	0~9
肺活量占预计值/%		≥80	65~79	50~64	0~49
右手握力/kg	男	≥45	15~44	5~14	0~4
	女	≥30	10~29	5~9	0~4
左手握力/kg	男	≥35	15~34	5~14	0~4
	女	≥25	10~34	5~9	0~4
抬头:平卧,头持续前屈 45°/s		≥120	31~119	1~30	0
右腿:平卧,持续外展 45°/s		≥100	31~99	1~30	0
左腿:平卧,持续外展 45°/s		≥100	31~99	1~30	0

量表使用说明:13 个条目;总分为 0~39 分;得分越高,提示病情越重。

二、肌无力肌肉量表

肌无力肌肉量表(MMS)由 Gajdos 等人研制,于 1997 年正式发表于《神经病学年鉴》杂志。需要注意的是,与其他量表相比,该量表无呼吸肌相关评估内容。该量表内容见附表 2。

附表 2　肌无力肌肉量表

检查项目	计分		
	0 分	5 分	10 分
仰卧抬头	无法做到	不能抵抗阻力	可抵抗阻力
仰卧坐起	无法做到	需要用手帮助	不需要用手帮助
眼外肌	复视	上睑下垂	正常
闭目	不完全闭合,角膜不覆盖	不完全闭合,角膜覆盖	完全闭合

续附表 2

检查项目	计分		
	0 分	5 分	10 分
咀嚼	无法咀嚼	力弱	正常
吞咽	异常,有吸入	异常,不伴吸入	正常
言语	含糊不清	有鼻音	正常
上肢侧平举	每 10 s 得 1 分,最多得 15 分,最少得 0 分		
仰卧抬腿	每 5 s 得 1 分,最多得 15 分,最少得 0 分		

量表使用说明:9 个条目;总分为 0 ~ 100 分;得分越高,提示病情越轻。

三、重症肌无力绝对和相对评分法

重症肌无力绝对和相对评分法(ARS–MG)为我国许贤豪教授设计,于 1997 年发表,现被用于《重症肌无力诊断和治疗中国专家共识》(2012 版),以及《中国重症肌无力诊断和治疗指南》(2015 版)。量表分为绝对评分和相对评分两部分,其中相对评分为通过公式计算得出。该量表内容见附表 3。

附表 3　重症肌无力绝对和相对评分法(ARS–MG)

检查项目	评分标准				
	0 分	1 分	2 分	3 分	4 分
上睑无力评分(平视正上方时上睑遮挡角膜水平;左、右眼分别计分)	11 点至 1 点	10 点至 2 点	9 点至 3 点	8 点至 4 点	7 点至 5 点
上睑疲劳试验评分(持续睁眼向上方注视,出现眼睑下垂时间,以上睑遮挡角膜 9 点至 3 点为标准,左、右眼分别计分)	>60 s	31 ~ 60 s	16 ~ 30 s	6 ~ 15 s	≤5 s

续附表3

检查项目	评分标准				
	0分	1分	2分	3分	4分
眼球水平活动评分(同侧眼外展加内收露白之和;左、右眼分别计分)	≤2 mm	3~4 mm	5~8 mm	9~12 mm	>12 mm
上肢疲劳试验评分(双臂侧平举出现上肢疲劳时间;左、右侧分别评分)	>120 s	61~120 s	31~60 s	11~30 s	0~10 s
下肢疲劳试验评分(仰卧位双下肢同时屈髋屈膝90次后,出现下肢疲劳的时间;左、右侧分别计分)	>120 s	61~120 s	31~60 s	11~30 s	0~10 s
面肌无力评分	正常	闭目力稍差,埋睫征不全	闭目力差,埋睫征消失	不能闭目,鼓腮漏气	不能噘嘴,面具样面容
咀嚼、吞咽功能评分	正常进食	进普食后疲劳,进食时间延长,不影响每次进食量	进普食后疲劳,进食时间延长,影响每次进食量	不能进普食,只能进半流食	鼻饲管进食
呼吸机功能评分	正常	轻微活动即出现气短	平地行走时即出现气短	静坐时即出现气短	需人工辅助呼吸

量表使用说明:共8个条目;绝对评分总分为0~60分;相对评分=(治疗前总分−治疗后总分)/治疗前总分;评分越高,提示病情越重。

四、重症肌无力复合量表

与其他量表相比,重症肌无力复合量表(MGC)较"年轻",由Burns等人于2010年提出。该量表的完成所需时间少于5 min,特点是需要医生的检查与患者病史相结合。该量表内容见附表4。

附表4 重症肌无力复合量表

检查项目	评分标准			
上睑下垂:向上凝视(出现下垂时间,医师检查)	0分:大于45 s	1分:11~45 s	2分:1~10 s	3分:立即
复视:左、右外侧凝视(出现复视时间,医师检查)	0分:大于45 s	1分:11~45 s	3分:1~10 s	4分:立即
闭目(医师检查)	0分:正常	0分:轻度乏力,用力后打开眼睑	1分:中度无力,眼睑可被轻易打开	2分:严重无力,无法保持眼睑闭合
言语交谈(患者病史)	0分:正常	2分:断续不清或鼻音	4分:持续发音不清或鼻音,但可以理解	6分:对话难以理解
咀嚼(患者病史)	0分:正常	2分:咀嚼固体食物疲劳	4分:咀嚼软质食物疲劳	6分:放置胃管
吞咽(患者病史)	0分:正常	2分:极少出现呛咳或吞咽困难	5分:频繁的吞咽困难,可迫使饮食习惯变化	6分:放置胃管
呼吸(与重症肌无力相关)	0分:正常	2分:劳累后呼吸短促	4分:休息时呼吸短促	9分:依赖呼吸机
颈部屈曲或伸直-最弱(医师检查)	0分:正常	1分:轻度无力	3分:中度无力(为预期的50%±15%)	4分:严重无力
肩关节外展(医师检查)	0分:正常	2分:轻度无力	4分:中度无力(为预期的50%±15%)	5分:严重无力
髋关节屈曲(医师检查)	0分:正常	2分:轻度无力	4分:中度无力(为预期的50%±15%)	5分:严重无力

量表使用说明:10个条目;总分为0~50分;得分越高,提示病情越重。

量表简评:目前已有多种工具用于评价重症肌无力的严重程度,临床应该选用信度和效度较好的量表,以期对该病做出客观有效的评价。

不同量表的特点和优势也不尽相同,ARS-MG为我国自主设计,更适用于我国患者群体,但国外的量表同样有许多值得借鉴之处,临床上可根据评价内容、量表详略程度及使用目的做出最佳选择。在重症肌无力的量表研制方面,国内仍然有待进一步研究,期待未来能够诞生出更加适合中国国情的相关量表。

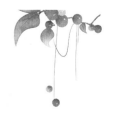

参考文献

[1]林海雄,王晓彤,杨伟钦,等.基于数据挖掘的国医大师邓铁涛治疗重症肌无力辨治规律探究[J].辽宁中医杂志,2017,44(12):2526-2529.

[2]黄子天.国医大师邓铁涛学术经验传承研究[D].广州:广州中医药大学,2016.

[3]肖勇洪,秦天楠,王鑫浩.彭江云辨治重症肌无力经验浅探[J].内蒙古中医药,2017,36(13):51.

[4]薛银萍,马梅,乞国艳.乞国艳教授诊疗重症肌无力经验[J].中华中医药学刊,2017,35(11):2921-2924.

[5]孙巍,张静生.张静生教授以痿证论治运动神经元病[J].辽宁中医药大学学报,2014,16(9):204-205.

[6]冉超,郭蓉娟,卢天戈,等.郭蓉娟教授治疗重症肌无力临床经验[J].中西医结合心脑血管病杂志,2020,18(17):2938-2940.

[7]代明龙,谢晶日.谢晶日运用自拟蠲痿汤治疗痿证经验[J].湖北中医杂志,2016,38(5):31-32.

[8]吴秋影.李鲤教授治疗痿证临床经验总结[D].郑州:河南中医药大学,2016.

[9]邓斌.邓毓漳治疗重症肌无力经验[J].江西中医药,2010,41(4):22-23.

[10]洪霞,郭春莉,宁侠,等.周绍华治疗重症肌无力经验[J].中医杂志,2016,57(13):1093-1095.

[11]颜学桔,何柳青,刘英哲,等.刘光宪辨治重症肌无力经验[J].上海中医药杂志,2013,47(12):16.

[12]彭洁,姚欣艳.国医大师熊继柏运用益气聪明汤治疗重症肌无力经验[J].湖南中医药大学学报,2018,38(7):721-724.

[13]冉宁晶,肖文,杨芳.陈卫银教授治疗重症肌无力经验采撷[J].光明中医,2019,34(19):2936-2938.

[14]刘少云.尚尔寿教授诊治重症肌无力经验撷拾[J].中医药学刊,2001,20(4):306.

[15]黎建海.推拿督脉治疗重症肌无力及肌萎缩侧索硬化的疗效观察[J].实用中西医结合临床,2018,18(10):107-108.

[16]谢忠祥.经络针灸、舒经活络推拿结合清燥汤剂治疗重症肌无力临床研究[J].亚太传统医药,2016,12(1):99-100.

[17]张子涵,柏久莲,钱玉良.符为民教授论治痿证经验[J].浙江中医药大学学报,2019,43(7):660-663.

[18]王敬卿,顾勤.周仲瑛教授治疗痿证经验[J].中国中医药信息杂志,2001,8(1):77-78.

[19]吴相春,来静.吴以岭诊治重症肌无力的学术思想及经验[J].江苏中医药,2009,41(3):25-26.

[20]肖艳红,李秋霞.陈宝贵教授治疗痿证经验采撷[J].天津中医药,2018,35(9):641-643.

[21]文颖娟.杜雨茂从脾肾辨治重症肌无力经验[J].上海中医药杂志,2014,48(7):1-3.

[22]周韩,邓奕辉,马钟丹妮,等.马培之辨治痿证的学术思想及临床经验[J].中医药学报,2019,47(1):113-116.

[23]邹文静,裘涛.裘昌林益疏并举治疗痿证经验撷菁[J].中国中医急症,2019,28(10):1845-1846,1850.

[24]陈益,蒋旭宏,丁阳阳,等.裘昌林教授治疗重症肌无力危象的中医经验总结[J].浙江中医药大学学报,2022,46(5):522-526.

[25]肖晨汐.穴位注射对重症肌无力危象机械通气患者的疗效观察[D].广州:广州中医药大学,2019.

[26]秦卫帅,顾锡镇.中医药治疗重症肌无力危象研究进展[J].医学综述,

2016,22(8):1558-1560.

[27]董秀娟,刘小斌,刘凤斌,等.中西医结合诊治重症肌无力危象临床经验介绍[J].中华中医药杂志,2013,28(2):426-430.

[28]谷银强,陈金亮,韩红伟.重症肌无力危象的中医治疗进展[J].河北中医,2001(2):159-160.

[29]欧志穗.强肌健力饮治疗重症肌无力的临床研究[D].广州:广州中医药大学,2005.

[30]刘小斌,刘友章.邓铁涛教授救治重症肌无力危象的方法与思路[J].河南中医,2004(1):18-19.

[31]高翔,张栩,杨欢,等.重症肌无力严重程度量表的评价[J].中华神经科杂志,2016,49(5):375-381.

[32]陈茉,文颖娟,杨俊超,等.基于网络药理学探究葛根治疗重症肌无力的潜在作用机制及实验验证[J].湖南中医药大学学报,2021,41(11):1717-1725.

[33]胡英华,王婷婷,王喜臣,等."温阳补气"针法对实验性自身免疫性重症肌无力大鼠神经肌肉接头处 AChR mRNA 表达的影响[J].吉林大学学报(医学版),2016,42(5):872-876.

[34]黄琳文,翁森辉,李景濠,等.基于网络药理学探讨补中益气汤治疗重症肌无力分子机制[J].辽宁中医药大学学报,2021,23(10):62-67.

[35]蒋荔,徐鹏,吕志国,等.芪参地黄颗粒对实验性自身免疫性重症肌无力大鼠 B 细胞介导的免疫机制研究[J].现代生物医学进展,2022,22(3):432-436.

[36]金迪,吕丹,乔文军.中药配合针灸对重症肌无力患者外周血 AChR-Ab、IL-6、IL-10 调节研究[J].辽宁中医药大学学报,2021,23(10):182-184.

[37]李春红,李衍滨.益筋方对实验性自身免疫性重症肌无力小鼠临床症状及 IL-2、Bcl-2 的影响[J].中国中医急症,2009,18(9):1487-1489.

[38]李开平,葛恒清.针刺对重症肌无力模型兔血清 IL-18 的影响[J].辽宁中医杂志,2014,41(10):2240-2241.

[39]李鹏杰,曼琼,邓毅,等.基于网络药理学分析甘草马钱子配伍治疗重症

肌无力潜在靶点与机制研究[J].中医临床研究,2020,12(28):1-6.

[40]梁玉华,李亦聪,邓太平,等.基于网络药理学的黄芪治疗重症肌无力的机制研究[J].广东药科大学学报,2020,36(2):242-248.

[41]廖运新,赵武能,姜东海,等.针刺理脾健胃穴位对重症肌无力患者免疫功能的影响[J].湖南中医学院学报,1995,15(2):60-62.

[42]刘兰涛,郭尚福,郎志芳,等.雷公藤多苷对实验性自身免疫性重症肌无力大鼠的治疗作用研究[J].中国医院用药评价与分析,2014,14(12):1067-1069.

[43]吕丹,金迪,乔文军,等.复方黄杞颗粒对实验性自身免疫性重症肌无力大鼠模型IL-6、IL-17、SI、AChR-Ab的影响[J].辽宁中医药大学学报,2022,24(7):22-25.

[44]王宝亮,郭亚萌,关运祥,等.基于网络药理学探讨益气温阳法治疗重症肌无力的机制[J].实用中医内科杂志,2021,35(6):4-7.

[45]王洪峰,李实,董理,等."温阳补气"针法对实验性自身免疫性重症肌无力大鼠血清IL-12和IL-18表达水平的影响及其作用机制[J].中国免疫学杂志,2014,30(7):909-912.

[46]王晓玲,范晓艳,赵鹏涛,等.针刺联合补脾强力方治疗对自身免疫性重症肌无力的免疫调控[J].针灸临床杂志,2022,38(1):76-81.

[47]王艳君,孟庆芳,王思,等.青蒿素对实验性自身免疫性重症肌无力大鼠R97-116抗体及细胞因子的影响[J].中国神经免疫学和神经病学杂志,2016,23(3):167-1871.

[48]吴以岭,许凤全,袁国强,等.重肌灵片对ⅡA型重症肌无力外周血T淋巴细胞亚群及细胞因子IFN-γ、IL-4、TGF-β水平的影响[J].中国免疫学杂志,2007,23(1):76-79.

[49]吴周烨,吴颢昕,何骁隽,等,益气升提法治疗实验性自身免疫性重症肌无力大鼠免疫机制研究[J].中华中医药杂志,2017,32(6):2746-2749.

[50]杨娅,刘建辉,李艳,等.益气解毒复方对Ⅰ、Ⅱ型重症肌无力患者的临床疗效及免疫调节作用[J].世界科学技术-中医药现代化,2022,24(1):338-344.

[51] 张新欣,李晓丽,庄珊,等.青蒿琥酯对实验性自身免疫性重症肌无力大鼠的免疫调节作用[J].济宁医学院学报,2014,37(3):65-168.

[52] 张艺缤,王百通,吕志国,等.基于网络药理学和分子对接探讨升陷汤治疗重症肌无力的作用机制[J].中国实验方剂学杂志,2022,28(6):142-150.

[53] 赵馥,林新锋,陈伟泰,等.强肌健力方治疗 ICU 获得性肌无力的疗效观察与机制探讨[J].广州中医药大学学报,2019,36(4):481-486.

[54] 周婷婷,张艺,樊展,等.补脾益肾方联合温针灸治疗重症肌无力疗效及对患者免疫功能的影响[J].陕西中医,2020,41(11):1665-1668.

[55] 朱洁,程杨,许骏尧,等.升陷汤对实验性自身免疫性重症肌无力大鼠免疫机制研究[J].中华中医药学刊,2017,35(3):717-720.

[56] 邹莹,裘涛,杨峰.炙马钱子对实验性自身免疫性重症肌无力大鼠免疫调节机制研究[J].中华中医药杂志,2015,30(8):2994-2998.

[57] 马铮,蒋耀光,王如文,等.重症肌无力协会临床分型及定量评分的应用体会[J].中华胸心血管外科杂志,2004,20(2):89-92.

[58] 王秀云,许贤豪,孙宏,等.重症肌无力病人的临床绝对评分法和相对评分法[J].中华神经科杂志,1997,30(2):87-90.

[59] 罗迪,刘凤斌,侯政昆.国内外重症肌无力临床结局评价常用量表介绍与评价[J].中国神经精神疾病杂志,2013,39(4):249-253.

[60] 康丽萍,杨云英,崔晓演,等.中医外治法干预重症肌无力患者的临床结局评价研究[J].广州中医药大学学报,2020,37(5):833-837.

[61] 王文同,刘竹丽.中医外治法治疗重症肌无力 30 例临床观察[J].中医临床研究,2017,9(2):85-86.

[62] 张建立,曹建西,高峰,等.胸腺手术切除联合隔姜灸治疗重症肌无力疗效观察[J].中医学报,2018,33(2):232-235.

[63] 王勤鹰,余敏,姜嘟嘟,等.重症肌无力中医证治与进展[J].中国医药导刊,2017,19(12):1328-1332.

[64] 王养富.扶正胶囊灌肠疗法治疗重症肌无力的体会[J].海南医学,2000,11(5):58-59.

[65]田景全,胡正晖,何芳.神阙穴外贴强力散治疗重症肌无力的体会[J].中国民族民间医药杂志,2007(3):155-156.

[66]姜建勇,杨禾欣.隔药饼灸治疗眼肌型重症肌无力30例[J].针灸临床杂志,2001,17(3):38.

[67]钟鸿.针灸推拿治痿心得[J].针灸临床杂志,2004,20(10):40-41.

[68]黄锦军,靳晓娟,唐宏亮.气功点穴配合中药治疗眼睑下垂1例[J].广西中医药,2010,33(6):24-25.

[69]王春丽,陈天安.针药按摩综合治疗重症肌无力疗效观察[J].中医药学刊,2005,23(11):2092.

[70]PENN A S,SANDERS D B,JARETZKI A,et al. Myasthenia gravis:recommendations for clinical research standards[J]. Annals of Thoracic Surgery,2000,55(1):16-23.

[71]GAJDOS P,CHEVRET S,CLAIR B,et al. Clinical trial of plasma exchange and high-dose intravenous immunoglobulin in myasthenia gravis[J]. Annals of Neurology,1997,41(6):789-796.

[72]BURNS T M,CONAWAY M,SANDERS D B. The MG composite:a valid and reliable outcome measure for myasthenia gravis[J]. Neurology,2010,74(18):1434-1440.